Hans Purrmann 1880–1966

Im Raum der Farbe

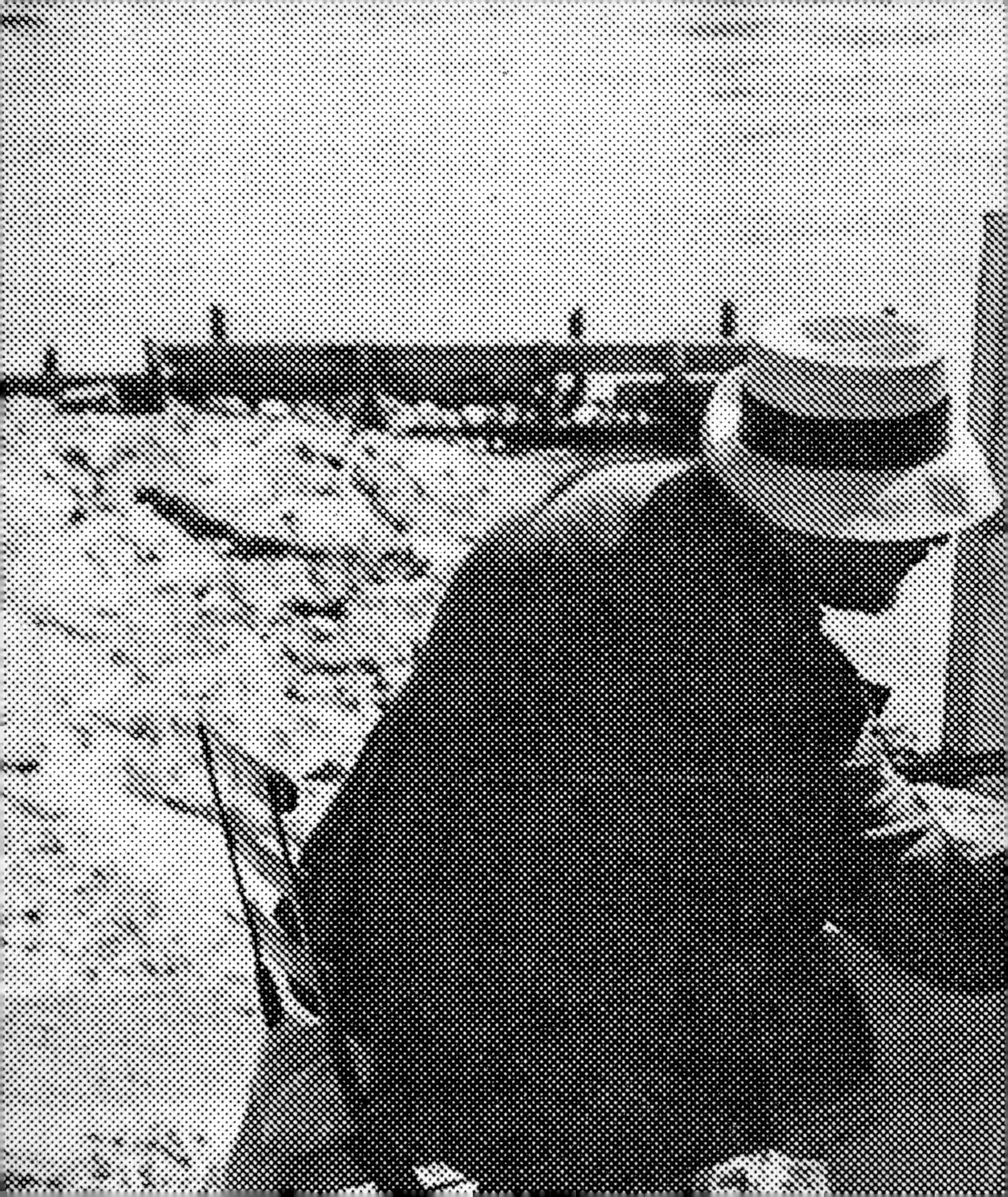

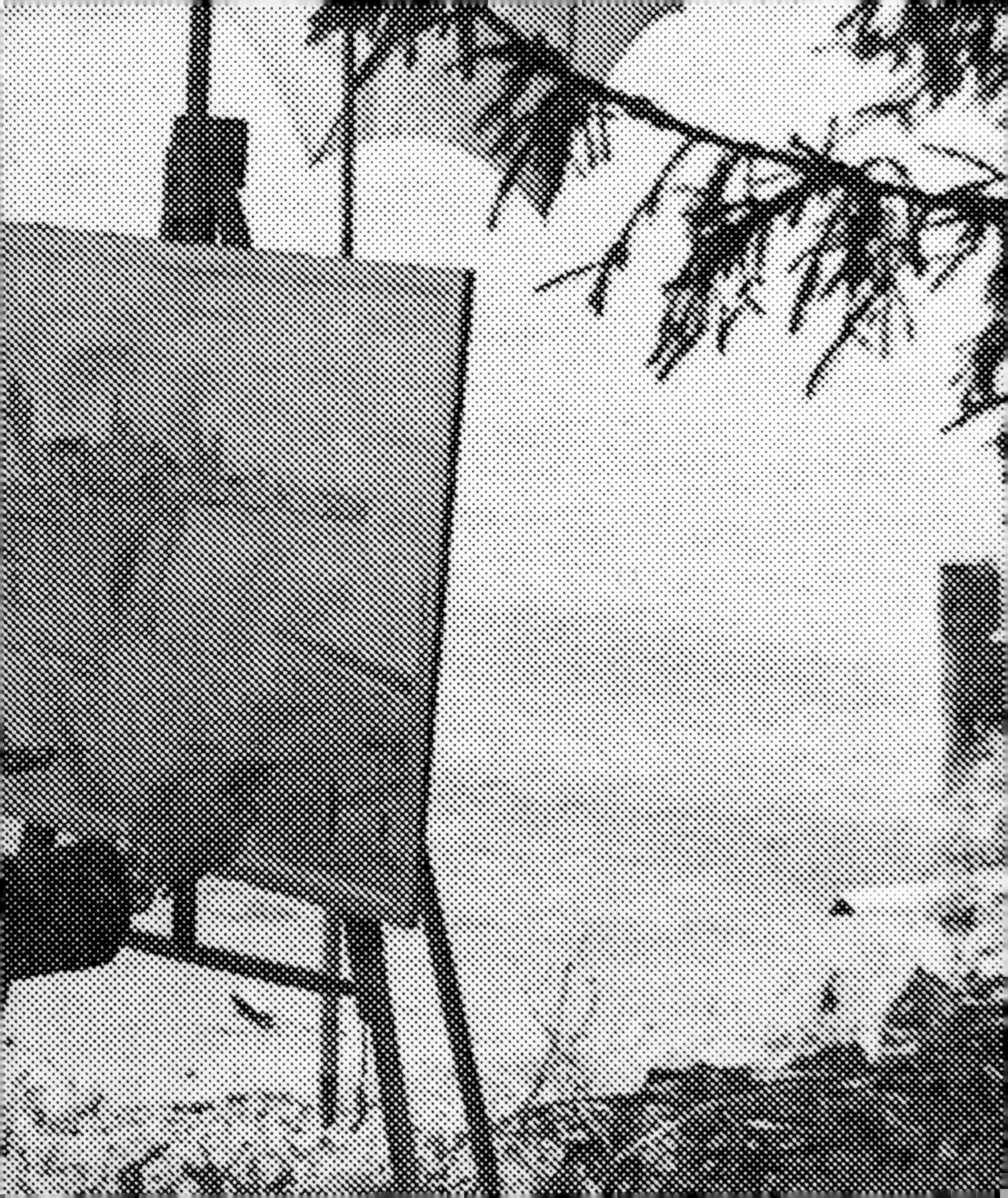

# Hans Purrmann 1880–1966
## Im Raum der Farbe

herausgegeben von Meinrad Maria Grewenig

mit Beiträgen von
Lorenz Dittmann
Meinrad Maria Grewenig
Maria Härich
Sabine Kaufmann
Berthold Roland

mit Texten von Hans Purrmann

Verlag Gerd Hatje

Dieses Katalogbuch erscheint anläßlich der Ausstellung
Hans Purrmann 1880–1966
Im Raum der Farbe
im Historischen Museum der Pfalz Speyer
vom 1. Dezember 1996 bis zum 6. April 1997

Herausgegeben von Meinrad Maria Grewenig

Ausstellung und Katalog
Meinrad Maria Grewenig, Maria Härich

Redaktion
Meinrad Maria Grewenig, Maria Härich

Texte
Lorenz Dittmann
Meinrad Maria Grewenig
Maria Härich
Hermann Hesse
Sabine Kaufmann
Helmut Kohl
Berthold Roland

Katalogumschlag
Design-Büro Glas

Kataloggestaltung
Gabriele Sabolewski



Gesamtherstellung
Dr. Cantz'sche Druckerei
Ostfildern-Ruit bei Stuttgart

Erschienen im Verlag Gerd Hatje
Senefelderstraße 9
D-73760 Ostfildern-Ruit

ISBN 3-7757-0653-4

Printed in Germany

Photos, s. Abbildungsnachweis Seite 173

Abbildung Katalogtitel
Atelierakt stehend, Paris 1907, Privatbesitz
Abbildung Katalogrückseite
Wochenmarkt in Speyer, 1903
Historisches Museum der Pfalz Speyer
Abbildung Seite 2/3
Hans Purrmann in Langenargen am Bodensee, um 1925
Abbildung Seite 7
Hans Purrmann, nach 1910
Abbildung Seite 174/175
Hans Purrmann in der Casa Camuzzi, Montagnola, um 1960

Ausstellung mit freundlicher Unterstützung der
Landesbank Rheinland-Pfalz, Mainz

Gefördert von der KulturStiftung der Länder
aus Mitteln des
Bundesministeriums des Innern

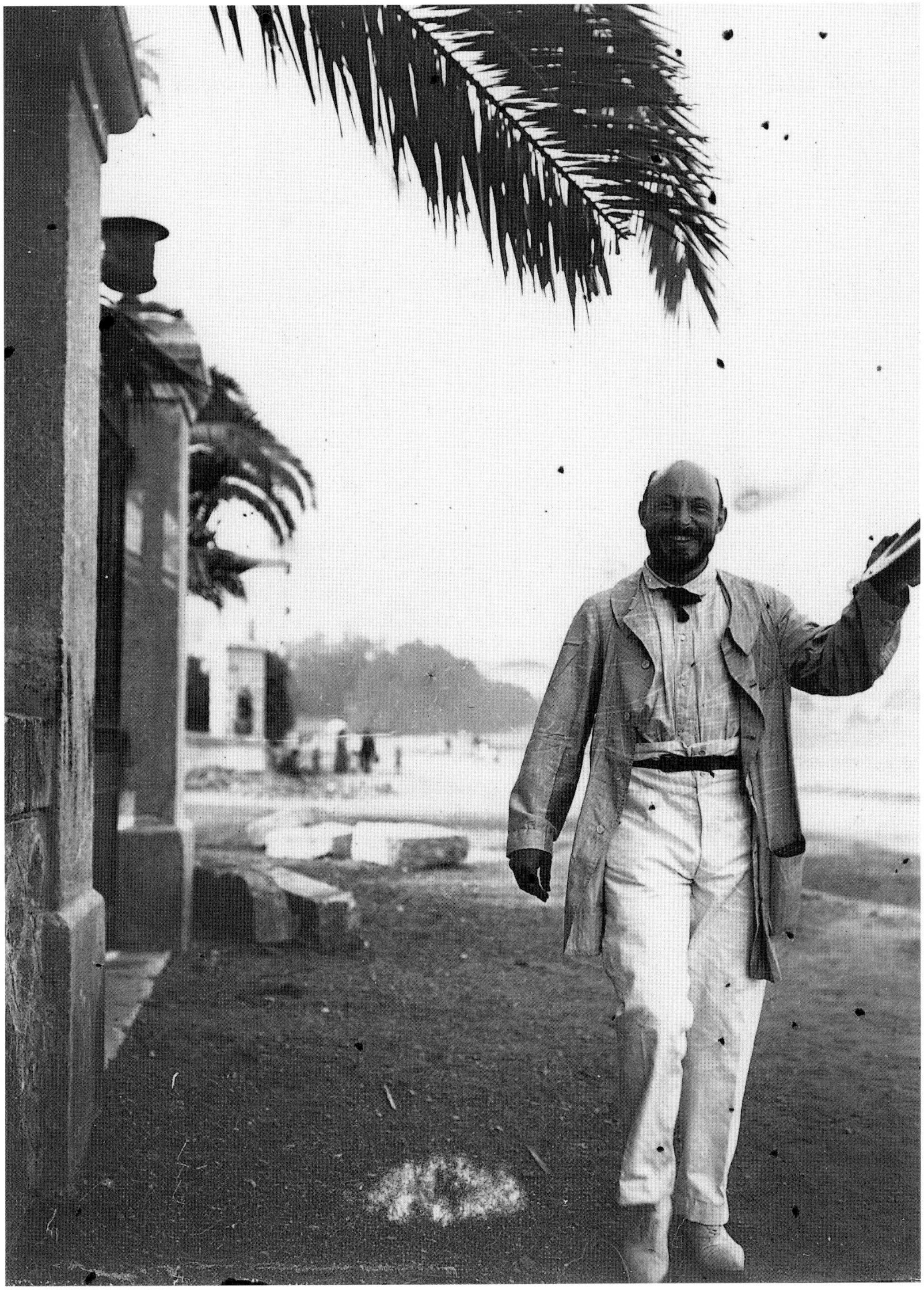

## Leihgeber

Staatliche Museen zu Berlin, Nationalgalerie
Direktor Prof. Dr. Dieter Honisch

Museum Bochum
Direktor Dr. Peter Spielmann

Kunsthalle Bremen
Direktor Prof. Dr. Wulf Herzogenrath

Kunstmuseum Düsseldorf
Direktor Dr. Helmut Ricke

Wilhelm Lehmbruck Museum Duisburg
Direktor Dr. Christoph Brockhaus

Pfalzgalerie Kaiserslautern
Direktorin Dr. Britta E. Buhlmann

Staatliche Museen Kassel, Neue Galerie
Direktorin Dr. Marianne Heinz

Museum der bildenden Künste Leipzig
Direktor Dr. Herwig Guratzsch

Wilhelm-Hack-Museum
Ludwigshafen a. Rh.
Direktor Dr. Richard W. Gassen

Landesmuseum Mainz
Direktorin Dr. Gisela Fiedler-Bender

Saarland Museum Saarbrücken
Stiftung Saarländischer Kulturbesitz
Direktor Dr. Ernst-Gerhardt Güse

Purrmann-Haus – Stadt Speyer
Kustos Dr. Friedrich Seel

Staatsgalerie Stuttgart
Direktor Dr. Christian von Holst

Städtische Galerie Würzburg
Direktorin Dr. Marlene Lauter

Bundeskanzleramt Bonn
Bundeskanzler Dr. Helmut Kohl

BfG Bank AG
Vorstandsvorsitzender Dr. Paul Wieandt

Sammlung Landesbank Rheinland-Pfalz
Vorstandsvorsitzender Klaus Adam

Kunstbesitz der Stadt Speyer
Oberbürgermeister Werner Schineller

Zweckverband Oberschwäbische Elektrizitätswerke

Sammlung Rolf Deyhle, Stuttgart

Wolf Spitzer, Speyer

Privatbesitz und Leihgeber, die im Katalog nicht genannt sein wollen.

## Dank

Besonderer Dank für Hinweise und Unterstützung gilt:

Bernd Barde, Dr. Cantz'sche Druckerei, Ostfildern
Gabriele Braun, Hauswedell & Nolte, Hamburg
Bürgermeister Hans Peter Brohm, Speyer
Bruno Cloer, Kulturamt Speyer
Margit Diefenthal, Kuhn und Bülow, Berlin
Carl-Heinz Endres, Speyer
Stephanie Flinsch, Saarland Museum Saarbrücken
Daphne Focht, Darmstadt
Thomas Glas, Darmstadt
Minister a. D. Dr. Georg Gölter, Dudenhofen
Dr. Barbara Hartmann, Verlag Gerd Hatje, Ostfildern
Eduard Hindelang, Museum Langenargen, Langenargen
Clemens Jöckle, Speyer
Sabine Karle, Kaiserslautern
Gerhard Kayser, Speyer
Peter Krecek, Dr. Cantz'sche Druckerei, Ostfildern
Michael Kuhn, Kuhn und Bülow, Berlin
Dr. Volkhard Laitenberger, Bundeskanzleramt Bonn
Hans-Georg Merkel, Landau
Andreas Metz, Speyer
Wilhelm Randerath, Bundeskanzleramt Bonn
Thomas Rauth, Hasenkamp, Kelsterbach
Gundolf Reitmaier, Landesbank Rheinland-Pfalz, Mainz
Gabriele Sabolewski, Dr. Cantz'sche Druckerei, Ostfildern
Dr. Friedrich Seel, Purrmann-Haus Speyer
Oberbürgermeister Werner Schineller, Speyer
Dr. Harry Schlichtenmaier, Galerie Schlichtenmaier, Grafenau
Hans-Ewald Schneider, Hasenkamp, Frechen
Katrin Stoll, Kunstauktionshaus Neumeister, München
Hans Urban, BfG Bank AG, Frankfurt am Main
Prof. Wilhelm Weber, Nieder-Olm
Bernd Wittmann, Speyer

Inhalt

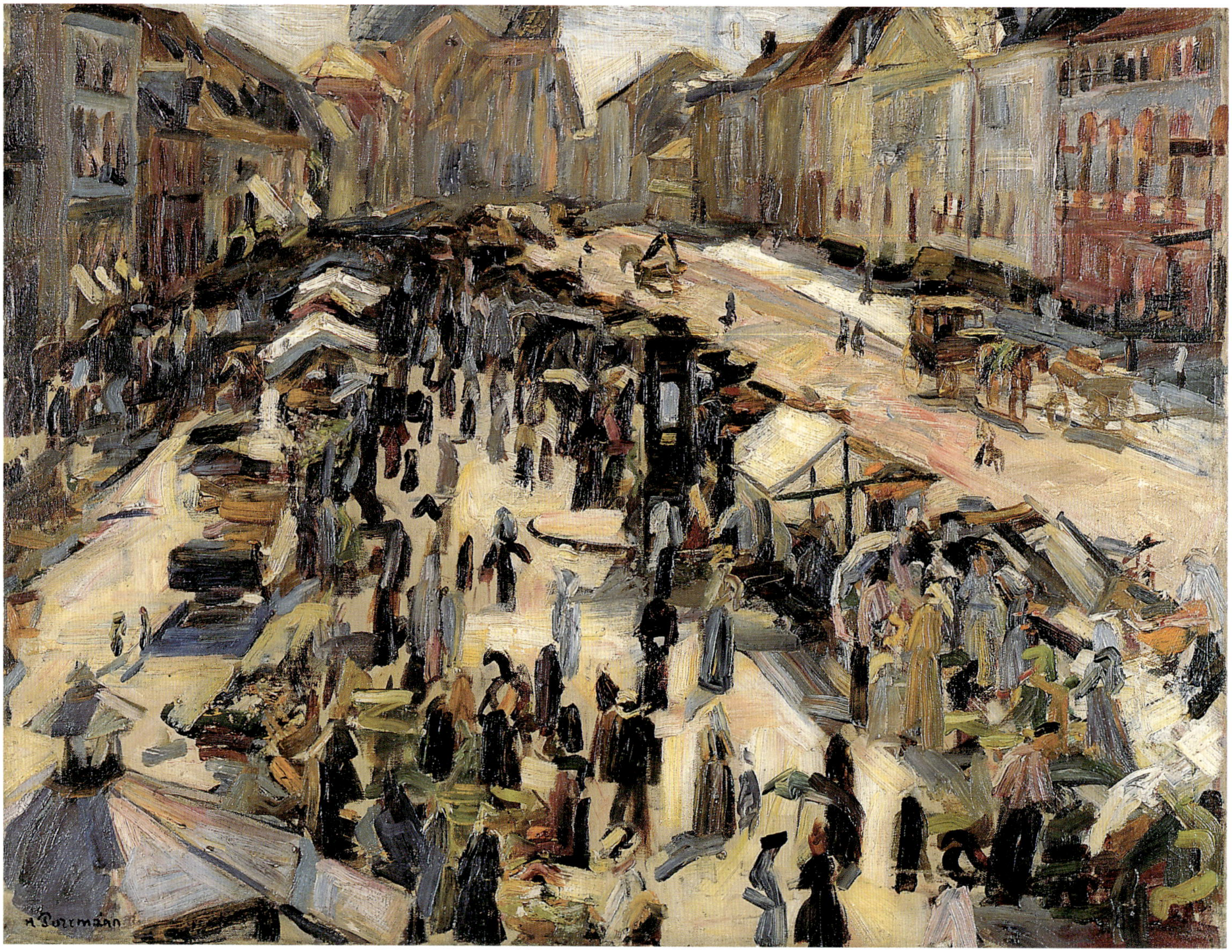

Wochenmarkt in Speyer, 1903

Öl/Lw, 66,5 x 85,5 cm

Historisches Museum der Pfalz Speyer

## Hans Purrmann und Speyer

### Vorwort und Dank

Das Verhältnis der Stadt Speyer und seiner Menschen zu Hans Purrmann, dem wichtigsten Künstler dieser Stadt am Anfang des 20. Jahrhunderts, war zu seinen Lebzeiten zwiespältig, so zwiespältig wie das Purrmanns zu seiner Vaterstadt. Hans Purrmann liebte seine Heimatstadt, aber er ließ sich von ihr und ihren Menschen nicht vereinnahmen. Auch wenn einzelne wenige Speyerer Hans Purrmann immer wieder ins Gespräch brachten und förderten, herrschte zwischen Purrmann und Speyer eine große Distanz. Die Stationen des Schaffens von Hans Purrmann verdeutlichen, daß Speyer nur zu Beginn Zentrum seines Lebens war.

70 Jahre alt sollte der »Ausnahmespeyerer« Purrmann werden, bis erstmals im Juni 1950 im Historischen Museum der Pfalz in Speyer, seiner Vaterstadt, eine große Werkschau seiner Arbeiten gezeigt wurde. Diese Ausstellung wurde von Kaiserslautern übernommen und hatte nach Speyer weitere illustre Stationen. An der Eröffnung am 28. Juni 1950 im Speyerer Museum konnte Hans Purrmann wegen Krankheit persönlich nicht teilnehmen. Der damalige Oberbürgermeister der Stadt teilte mit, daß der Rat der Stadt Hans Purrmann die Ehrenbürgerwürde zuerkannt hatte. Die Verleihung wurde im März des folgenden Jahres nachgeholt. Hans Purrmann kam kurz vor Beginn der abendlichen Veranstaltung aus Montagnola ins Speyerer Museum. Telegrafisch hatte er eine ganze Reihe alter Freunde und Arbeitskollegen aus seiner früheren Speyerer Zeit eingeladen. Einer der Gäste war vor der Feier schon betrunken und hatte der Kellnerin auf den Hintern geschlagen. Bei den anwesenden Stadträten und Würdenträgern sorgte der Auftritt der Freunde Purrmanns für einige Verlegenheit. »Ich wirkte wohl, als sei ich gekommen die Dreigroschenoper aufzuführen«, schrieb Purrmann später in einem Brief an einen Freund. In seinem Dankbrief für die Ehrenbürgerwürde an den Oberbürgermeister betonte Hans Purrmann: »In meiner Jugend hatten die meisten Künstler meiner Generation jede Art Ehrung abgelehnt, auf Titel und Auszeichnungen, ja sogar auf Verleihung von Medaillen verzichtet... Nicht, daß wir besonders revolutionär gewesen wären, aber man hat uns als Rinnsteinkünstler bezeichnet.« Am Ende des Briefes setzte Purrmann hinzu: »Mein Herz schlägt für die Bürger der Stadt und meine Grüße entbiete ich allen, die dort zu leben das Glück haben.«

46 Jahre zuvor stand Hans Purrmann an einem sonnigen Vormittag auf einem großen Gerüst in der Speyerer Maximilianstraße, die den Dom und das Altpörtel, ein hohes mittelalterliches Stadttor, verbindet. Der damals 24 Jahre alte Tüncher Hans Purrmann malte das Ladenschild eines Tabakgeschäftes. »Herr Purrmann kommen Sie herunter, Sie stehen heute groß in der ›Frankfurter Zeitung‹«, ein Zeitungsverkäufer, ein stadtbekanntes Original, verkündigte freudig den Speyerern und Hans Purrmann das »große Ereignis«. In der Zeitung war die Besprechung des Kunstkritikers Julius Meier-Graefe einer neueröffneten Ausstellung der Berliner Sezession abgedruckt. Der Berliner Kunsthändler Ernst Cassirer hatte, ohne Zutun und Kenntnis des Speyerer Malers, vier seiner Bilder zu dieser Ausstellung gesandt. Purrmann hatte diese zuvor an den Kunsthändler geschickt, um sich damit bei ihm vorzustellen. Meier-Graefe bezeichnete Purrmann in der »Frankfurter Zeitung« als ein »neues Talent«. Die Speyerer nahmen dies belustigt und ungläubig auf. Kurz darauf teilte Max Liebermann, das Haupt der moder-

nen Kunst in Deutschland und Präsident der Berliner Secession, Hans Purrmann mit, daß er, der Speyerer Maler, in den illustren Kreis der Berliner Secession, der fortschrittlichsten Künstler Deutschlands, aufgenommen wird. Andere Maler benötigten mindestens drei Einladungen zur Secession oder wurden gar nicht aufgenommen. Dieses Schreiben Liebermanns markierte letztendlich auch den Beginn des Durchbruchs von Hans Purrmann in der modernen Kunst, den selbst die Nationalsozialisten mit ihrer gegen Purrmann gerichteten Agitation nicht aufhalten konnten.

Die Gerüstszene in der Maximilianstraße wirft schlagartig einen Blick auf diesen 1880 in Speyer geborenen Ausnahmekünstler, den seine kleinstädtische Heimat auch später nur sehr schwer angenommen hat. Als »Tüncher« und »schwacher Schüler« verspottet, ist er neben dem 1878 in St. Ingbert geborenen Albert Weisgerber und dem 1868 in Landshut geborenen Max Slevogt der hervorragendste Künstler der Pfalz im 20. Jahrhundert. Die deutsche Moderne wurde durch Purrmann wesentlich mitgeformt.

Heute, fast fünfzig Jahre nach der Verleihung der Ehrenbürgerwürde ist Hans Purrmann in Speyer hochanerkannt. Die Stadt besitzt mit dem Purrmannhaus, das in seinem Geburtshaus eingerichtet wurde, schon seit Jahren eine vielbeachtete Gedenkstätte des Künstlers. Ein Speyerer Gymnasium wurde zu seiner Ehre nach ihm benannt. Wichtige Purrmann-Werke befinden sich in öffentlichem und privatem Besitz Speyers.

1996 stellt das Historische Museum der Pfalz, 46 Jahre nach der ersten Ausstellung 1950 und 30 Jahre nach dem Tod des Künstlers, das Werk des Speyerer Malers Hans Purrmann in einer großen Werkschau erneut vor. Mehr als 100 Ölgemälde aller Schaffensperioden belegen die nie erlahmende Kraft dieser Kunst. Mit diesem Umfang an Ölgemälden ist die Ausstellung im Historischen Museum der Pfalz Speyer eine der umfänglichsten Darstellungen dieses Malers. Kurz vor der Jahrhundertwende zum 21. Jahrhundert und vor dem Aufbruch einer »Zweiten Moderne«, wie Heinrich Klotz den jüngsten Aufbruch in der Kunst genannt hat, macht es Sinn diesen wichtigen Maler der (ersten) Moderne vom Anfang des 20. Jahrhunderts wieder intensiv in den Blick zu nehmen. Ursprünglich dachten wir an eine Werkschau der Landschaftsbilder von Hans Purrmann. Bei der Beschäftigung mit diesem Thema zeigte sich jedoch, daß die Konzentration auf die Landschaftsdarstellungen allein nur eine theoretisch begrenzte Position Purrmanns verdeutlicht hätte. Hans Purrmann ist ein Künstler der Farbe, nicht der Motive oder Gattungen, deshalb macht es Sinn, die zahlreichen Landschaften, die den Stationen seines Schaffens folgen, durch andere Themen seiner Kunst zu ergänzen und das Konzept auch im Zusammenwirken verschiedener Themen zu überprüfen. In diesem Sinn ist das Speyerer Projekt auch eine Ergänzung und Erweiterung zu der 1995 im Marcks Haus in Bremen dargestellten Sicht auf Hans Purrmanns Werk. Wir hoffen sehr, daß wir damit einen Beitrag liefern, den außergewöhnlichen Rang dieses Malers, auch für die Entwicklung der modernen Kunst in Deutschland, vielen Menschen bewußt zu machen.

Das Ausstellungsunterfangen »Hans Purrmann 1880–1966. Im Raum der Farbe« im Historischen Museum der Pfalz Speyer ist das Werk Vieler. An erster Stelle gilt mein ausdrücklicher und herzlicher Dank der Familie Purrmann, Frau Mechthild Purrmann,

Frau Regina Purrmann-Hesselberger, Frau Annette Wieland und Herrn Marsilius Purrmann, die mit ihrer großartigen Unterstützung zu unserem Ausstellungsvorhaben den Grundstock gelegt haben. Besonderer Dank gilt allen privaten und öffentlichen Leihgebern, die sich für die Ausstellungszeit von ihren wertvollen Purrmann-Gemälden getrennt haben, um sie nach Speyer zu geben. Herzlicher Dank gilt besonders dem ehemaligen Direktor des Landesmuseums Mainz Herrn Dr. Berthold Roland, der von Anfang an das Purrmann-Projekt in Speyer begleitend unterstützte und mit neuen Erkenntnissen aus seiner Forschung, die Basis des entstehenden Purrmann-Werkverzeichnisses sind, speiste. Mein Dank gilt Prof. Dr. Lorenz Dittmann, der mit einer Analyse der Farbe im Werk Purrmanns dieses neu bewertet hat. Im Historischen Museum der Pfalz hat Frau Maria Härich M.A. die Ausstellung und den Katalog vorbereitet. Zusammen mit Frau Sabine Kaufmann M.A. hat Frau Härich auch Beiträge zum Katalogbuch beigesteuert. Dafür gilt ihr mein besonderer Dank. In den Dank einbeziehen möchte ich alle meine Mitarbeiterinnen und Mitarbeiter, die sehr engagiert daran gearbeitet haben, die Ausstellung im Historischen Museum der Pfalz Speyer einzurichten.
Die Ausstellung wurde wesentlich gefördert durch die Landesbank Rheinland-Pfalz. Ihrem Vorstandsvorsitzenden Herrn Klaus Adam danke ich für die großzügige und weitgehende Unterstützung sehr herzlich. Die Kulturstiftung der Länder in Berlin fördert aus Mitteln des Bundesinnenministeriums das Ausstellungsprojekt des Historischen Museums der Pfalz Speyer. Besonderer und ausdrücklicher Dank gilt dem Generalsekretär der Kulturstiftung der Länder Herrn Dr. Klaus Maurice.

Meinrad Maria Grewenig

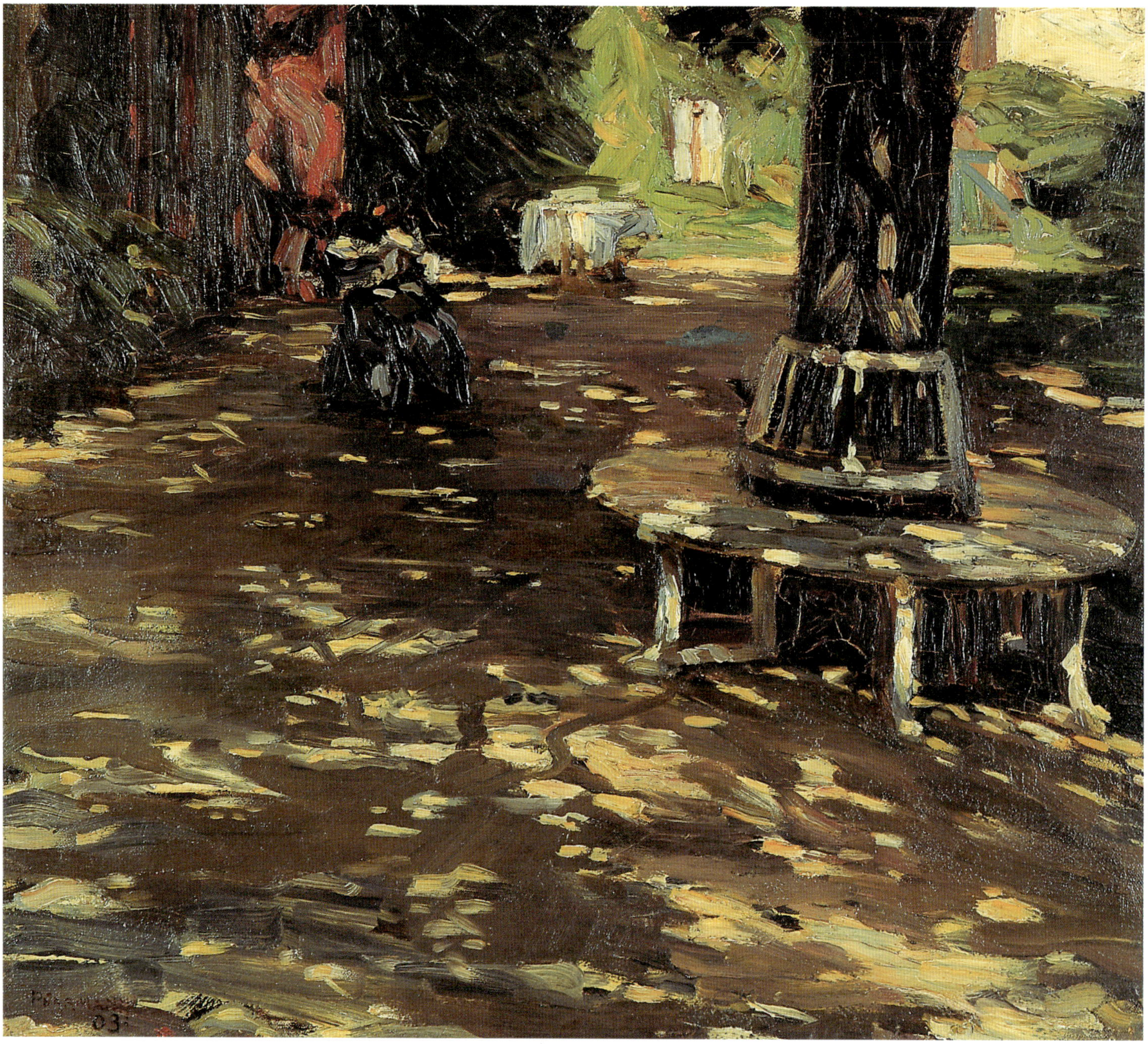

Park in Svinar bei Prag, 1903

Öl/Lw, 56 x 61 cm

Privatbesitz

# Hans Purrmann –
# Ein exemplarisches Künstlerleben

Berthold Roland

»Ein exemplarisches Künstlerleben«, so war die Rezension zum Goepelschen Buch »Leben und Meinung des Malers Hans Purrmann«, 1961, von Günter Busch überschrieben.[1] Dieses Prädikat wird wohl immer Gültigkeit haben. Drei Jahrzehnte nach dem Tod des Künstlers dürfen wir, ja müssen wir freilich fragen, wie sehen wir heute den Künstler, welchen Stellenwert nimmt er heute in der Geschichte der deutschen Malerei des 20. Jahrhunderts ein? Trotz aller Ehrungen, aller guten Ausstellungen, besonders seit dem 100. Geburtstag im Jahre 1980, erscheint Purrmann für die Öffentlichkeit allzuoft unter dem Schlagwort »Matisse-Schüler« und Vertreter des Café du Dôme subsummiert und hinreichend eingeordnet. Aber wußten wir das mit Karl Scheffler, Gotthard Jedlicka, Erhard Göpel, Georg Meistermann und Werner Haftmann nicht schon richtiger? Man sieht mit dieser Etikettierung weniger die Selbständigkeit des künstlerischen Werks, sieht weniger, was Purrmann eigenständig in die europäische Malerei des Jahrhunderts eingebracht hat.

Purrmann mußte einen sehr weiten Weg gehen: vom elterlichen Maler- und Tünchergeschäft in der bayerischen Kreisstadt Speyer bis zur herausgehobenen internationalen Stellung. Nur der unbändige Wille, gegen alle Widerstände und in aller Wahrhaftigkeit ein wirklicher Maler zu werden, läßt diesen Weg verstehen.

Die ersten künstlerischen Anfänge sind mit Speyerer Postkarten-Aquarellen um 1895 und mit Dekorationsmalereien der Zeit in Speyerer Häusern zu kennzeichnen. Purrmann kommt uns in der Ausstellung, in seinem 1897 entstandenen Selbstbildnis – so vermerkt er es selbst auf dem Bild! – nahezu enface entgegen (s. Seite 156), mit dem ernsten Blick des 17jährigen jungen Mannes, der damals im väterlichen Geschäft ausgelernt hatte und nun die Kunstgewerbeschule in Karlsruhe besuchte. Bilder dieser Zeit sind dunkle, realistisch-romantisch gemeinte oder naturalistische Gemälde. Dann setzen – während der Münchner Akademiezeit – die Speyer-Landschaften ein, eine erste geschlossene Bildgruppe der Jahre 1902 bis 1906.[2]

Sie sind immer wieder eine Überraschung: gekonnte impressionistische Gemälde, farblich aufgehellte, lichtvolle Landschaften mit wild hingehauenen Strichlagen. Man denke nur an die beiden Bilder vom Alten Hafen mit der Ziegelei im Hintergrund von 1902 und 1905 oder an die beiden Hauptstraßenbilder von 1903 und 1905. Weisgerbers St. Ingberter Jahrmarkt von 1906 steht da ganz nahe. Heute hängt die »Hauptstraße im Fahnenschmuck« im Oberen Belvedere der Österreichischen Galerie Wien neben Gemälden von Kokoschka in der Abteilung »Kunst der Jahrhundertwende«. Und sie hält sich in dieser Umgebung hervorragend.

In dieselbe Zeit gehört die Folge von Bildern aus Svinar bei Prag. Purrmann hat sich zweimal, 1903 und 1904, bei seinem Münchner Malerfreund Eugen von Kahler (1882–1911), Sohn des österreichischen Industriellen Max von Kahler, auf dem böhmischen Schloß und Landgut Svinar aufgehalten. Es entstanden Parklandschaften, Landschaftsbilder, bei denen die »Sonnenflecken« zum Thema werden. Es sind bravourös, unbekümmert gemalte Bilder. Mit den Speyer- und Svinar-Landschaften kann man von der impressionistischen Periode im Schaffen Purrmanns sprechen. Dieser junge Mann konnte bei dem Malerfürsten Franz von Stuck an der Münchner Akademie,

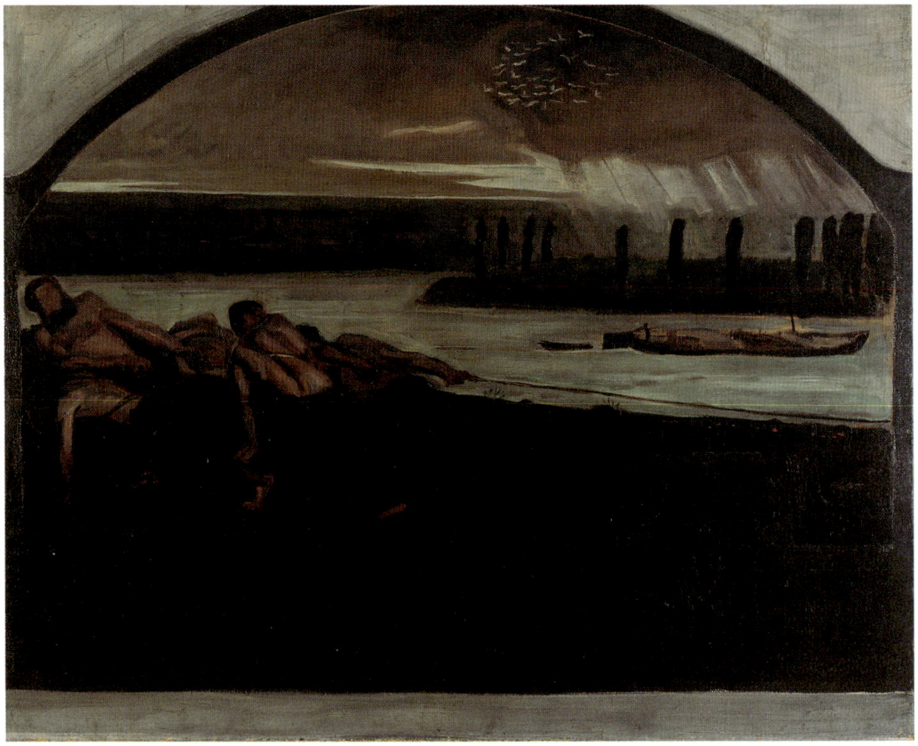

Treidler am Rhein, München gegen 1897
Öl/Lw, 111,5 x 134,5 cm
Historisches Museum der Pfalz Speyer

ebensowenig wie Kandinsky und Klee, die in der selben Klasse waren, nichts lernen. Stuck wußte mit Purrmann, der sich zu dieser Zeit als freier Künstler schon sehr wohl behaupten konnte, nichts anzufangen. Im Herbst 1905 kam, nur scheinbar abrupt, der Übergang von München nach Paris. Zuvor, im Winter 1904/05, hatte sich Purrmann in Berlin umgeschaut.

Eine erste große Anerkennung fand Purrmann bei der Beteiligung an den Ausstellungen der Berliner Secession 1905/06. Vertreten war er u. a. mit dem 1905 in Berlin gemalten »Sitzenden Akt« (s. Seite 65). Gleich 1907 wurde er wie Beckmann als ordentliches Mitglied in die Secession aufgenommen; eine ungewöhnliche Auszeichnung für den 27jährigen Künstler. Damit gehörte er bereits in den Kreis der avantgardistischen deutschen Maler.[3]

Natürlich gab es auch Kritik, so von Alfred Rosenhagen in seiner Besprechung der Secessionsausstellung von 1906: »Es hätte vielleicht auch nicht geschadet, wenn Hans Purrmann vom Ausstellen solange zurückgehalten worden wäre, bis seine augenscheinliche Begabung für farbliches Sehen sich ein wenig ausgeglichener zeigen würde. Jedoch sein Sitzender weiblicher Akt verrät trotz der starken gelben Farbe viel Talent...«[4] Aber der pfälzische Freund Willi Wittmann jubelt: »Unser Landsmann Hans Purrmann, der seit zwei Jahren in Paris lebt, hat sich auf der Ausstellung der Berliner ›Sezession‹ einen außerordentlichen Erfolg errungen. Die Berliner ›Sezession‹, die angesehenste Künstlergenossenschaft Deutschlands, an deren Spitze Max Liebermann steht und die unter ihren etwa 80 Mitgliedern Künstler wie Thoma, Slevogt, Trübner und Corinth zählt, erwies Purrmann, wie aus dem Ausstellungskatalog hervorgeht, trotz seiner Jugend bereits die von den meisten Malern erfolglos angestrebte Ehre, ihn zum ordentlichen Mitglied zu wählen. Nun bringt die ›Sezession‹ vier Bilder von Purrmann, welche von dem Teil des Publikums und der Presse, der allem großen Neuen ratlos und verständnislos gegenübersteht, mit einem erfreulichen Wutgeschrei begrüßt, von den besten Kennern und den bedeutendsten Kritikern aber aufs höchste bewundert und eifrig besprochen werden. Es befindet sich unter den Gemälden auch ein Bild der Speyerer Rheinbrücke im Schnee; es ist schade, daß auch dieses Bild nicht in Speyer bleiben konnte, sondern gleich der prächtigen ›Rheinallee‹ in norddeutsche Hände kam. Ein großer Akt einer liegenden Frau wurde, wie wir in der Ausstellung hörten, um 1000 Mk an Professor Emil Orlik vom Kgl. Kunstgewerbemuseum verkauft, was für Purrmann eine schmeichelhafte Anerkennung bedeutet. Auch die beiden anderen Gemälde, der ›Pont Neuf‹ in Paris mit dem Getriebe der Wagen und Menschen, und eine ›Landstraße‹ fanden bereits ihren Käufer.«[5]

Hans Purrmann, der doch gerade zu diesem Zeitpunkt in Berlin zu reussieren begann, der im Trend des in Deutschland als modern geltenden Impressionismus lag, ging mit instinktivem Empfinden, neue Impulse aufnehmen zu können, in die Kunstmetropole Paris. Er wollte Manet sehen, und unversehens landete er in einer neuen Strömung von Malerei, sah Bilder der »Fauves«, die als Gruppe 1905 erstmals in Erscheinung traten, die wegen ihrer totalen Freiheit der autonomen Farbe die »Wilden«, die »wilden Tiere« genannt wurden. Purrmann muß vor diesen Bildern ungemein betroffen gewesen sein, denn er hatte in der vorangegangenen Zeit einige Landschaften gemalt, die in ihrer vitalen Unbekümmertheit durchaus Anklänge an die »Wilden« zeigten, nur nicht in der Farbe. Schicksalhaft-folgerichtig ist er auf Matisse, den geistigen Führer der »Fauves« gestoßen. Purrmann, der so großartig schreiben konnte, erzählt: »Eine Manet-Ausstellung im Herbstsalon 1905 lockte mich nach Paris zu meinen bereits vorausgeeilten Malerfreunden Albert Weisgerber, Rudolf Levy, Eugen von Kahler, Georg Kars und Walter Bondy. In einem unscheinbaren, kleinbürgerlichen Café, in einer fast ländlich anmutenden, bescheidenen Umgebung hatten sie sich niedergelassen, um sich in Ruhestunden über Kunst und Lebenseindrücke aussprechen zu können, wie das jedem angehenden Künstler vonnöten erscheint. Zu ihnen gesellten sich bald andere deutschsprechende Maler wie Pascin, mit einigen Hamburgern auch Hestermann, der Bildhauer Lehmbruck; und auch die Schriftsteller Max Dauthendey, Wilhelm Uhde, Bernhard Kellermann, Franz Hessel und Erich Klossowsky stellten sich nach und nach ein. Bald folgten einige amerikanische Künstler... Noch nach Jahren glich dieses Café mit seiner Nachbarschaft eines offenen Holz- und Kohlenlagers nicht dem beängstigenden Sammelpunkt aller Kunst- und Sensationsbeflissenen der internationalen Welt. Es war das Café du Dôme.

Manets Kunst war für meine damalige Einstellung zu museumshaft und zu sehr auf Hell-Dunkel-Gegensätze gestellt, als daß ich sie ohne Widerstände und auch ohne leichte Enttäuschung hätte aufnehmen können. Vielleicht war ich, wie die damalige

Malerjugend, in einer impressionistischen Weltanschauung befangen und schon in ihre Gefahrenzone gelangt, die der Helligkeit alles zu opfern bereit war und schon die von Zola angesagte Verwirrung und Verbreiterung zeigte. Es war als nur natürlich und zu erwarten, daß sich eine andersgeartete Kunst vorbereitete, die für mich in diesem Herbstsalon in Erscheinung trat, auch den Franzosen zur Aufregung wurde und sie zu ihrer Erkenntnis zwang. Als Verkünder dieser Entwicklung präsentierte sich ein großes Bild von Henri Rousseau, einen wütenden Löwen in düsterer Urwaldlandschaft darstellend, dazu ferner eine Jugend, die zum erstenmal gemeinsam einen Saal mit ihren Werken behängt hatte, aus dem man gelegentlich helles Lachen und Wutschreie vernehmen konnte. Es war eine Malergruppe, der Vauxcelles sogleich den Namen ›les Fauves‹ beilegte, der ihnen auch blieb.

Meine Freunde, die mir den Salon zeigten, erwarteten auch für mich den gereizten Effekt der Erheiterung und zeigten sich verwundert, daß mich die wilden und neuartigen Bilder in ihren Bann zu ziehen vermochten. Vor allem waren es zwei Werke: ein kleines Bild, das ein auf das Meer bei Collioure geöffnetes Balkonfenster darstellte und ein größeres: eine Frau mit Hut, die vor ihrer Brust einen Fächer ausgebreitet hielt. Breitfleckig gemalt, ohne den Eindruck neoimpressionistischer Technik zu vermitteln, mit fast rein den Tuben entnommener Farben... das Ganze aber einer expressiven Zeichnung untergeordnet, die in schärfsten Achsen alle Volumen sicher und harmonisch ausbalancierte. Wohl schienen diese Bilder in einer Ordnung, aber in keiner die Augen springenden Theorie befangen zu sein. Das waren die ersten Bilder von Henri Matisse, die ich sah...

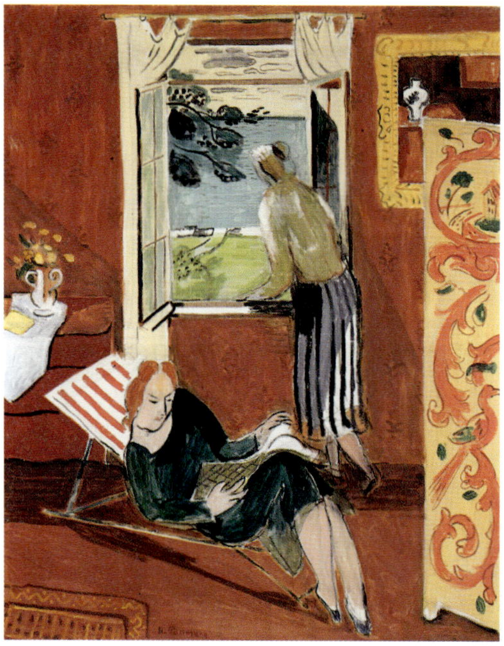

Interieur mit zwei Frauen, Langenargen 1928
Tempera/Lw, 92,5 x 74 cm
Privatbesitz

Noch einmal muß ich auf den Herbstsalon zurückkommen, der mir mit seinen Extremen Manet und Matisse so viel zu schaffen machte. Sah ich Manet, so vergaß ich Matisse, und umgekehrt. Und doch kam mir nicht der Gedanke, daß einmal die ›Fauves‹ und ihr Führer, den man in Matisse erkennen dürfte, für die französische Kunst so viel Wichtigkeit und Bedeutung bekommen könnten. Bis mir einmal nach leidenschaftlichen Kunstdebatten der jetzt sehr bekannt gewordene amerikanische Maler und Bildhauer Maurice Sterne in Aussicht stellte, mich bei Leo Stein einzuführen, der in einem Parterre-Atelier in der Rue Fleurus die allermodernsten Bilder vereinigt habe, die zu sehen mir eine Ergänzung zu dem Herbstsalon bieten könnte...«

Sarah Stein, die Schwägerin Leo Steins, vermittelte den Kontakt zu Matisse. Purrmann fährt fort: »Sie ließ Matisse meine Arbeiten sehen, der inzwischen auf diesen Deutschen neugierig geworden war. Angeblich soll er sie aufmerksam betrachtet und interessant, jedoch ohne eigentliche Schönheit und Freiheit, gefunden haben. Er sagte, daß er sich berufen fühlen könnte, ihm die Hemmungen zu nehmen. Jungen Leuten, die sich Matisse zu nähern suchten und ihn um sein Urteil angingen, schlug er vor, sich mit mir zu verständigen, Modell und Atelier zu nehmen, er würde bereitwillig korrigieren. So entstand die Matisseschule, der ich als Massier vorgestanden habe und die großen Zustrom von Polen, Ungarn und Deutschen fand.«[6]

Purrmann war, als er nach Paris kam, mit seinen 25 Jahren bereits ein anerkannter, avantgardistischer deutscher Maler. In seinen ersten beiden Paris-Jahren ist kaum

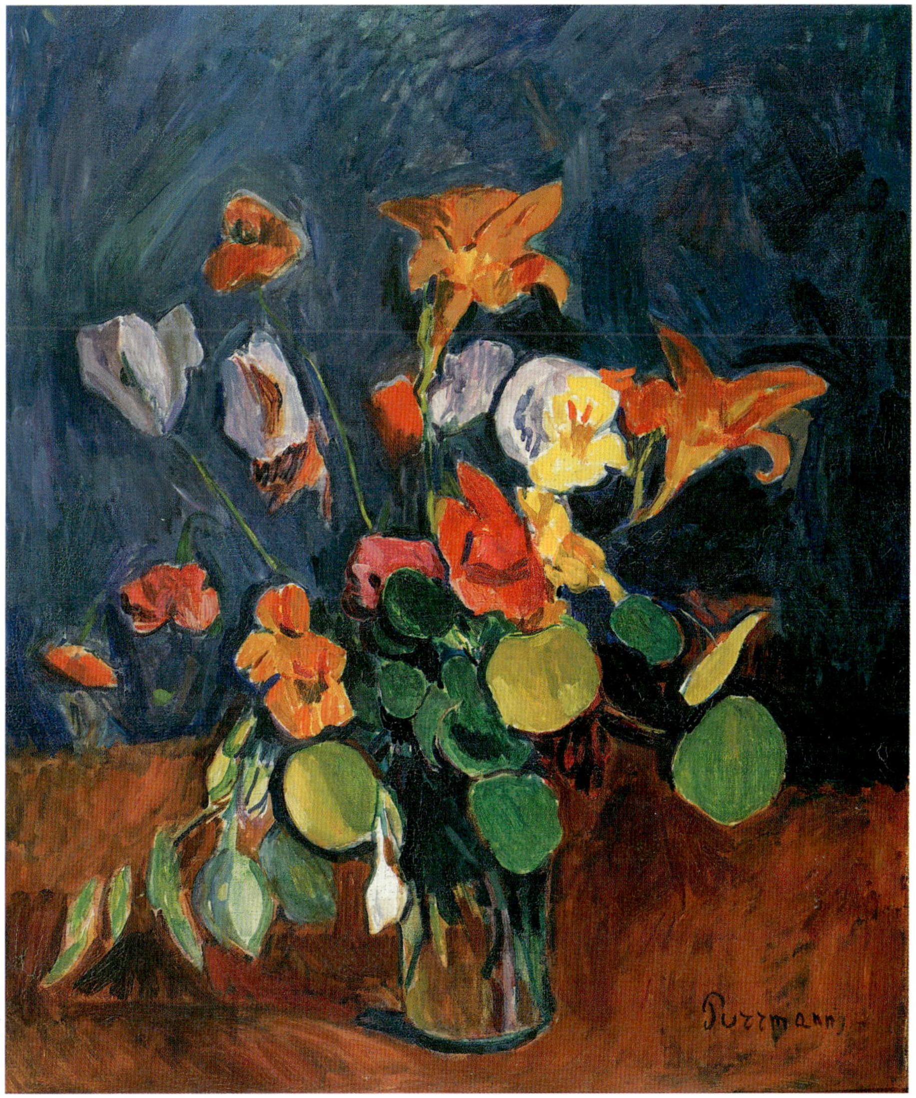

Glas mit Kresse, Beilstein 1914
Öl/Lw, 65 x 54 cm
Privatbesitz

eine Veränderung seiner Malerei zu erkennen. Das erweist der Vergleich der beiden Aktbilder, der 1905 in Berlin gemalte »Sitzende Akt« (s. Seite 65) und der 1907 in Paris entstandene, vielleicht etwas gewagtere, farblich giftigere »Liegende Akt« (s. Seite 48).

Das kleine Straßenbild mit dem Vorortpark von 1907 schließt sich den Speyer- und Svinar-Landschaften an. Erst 1908, mit der Begründung der Académie Matisse, die nur drei Jahre, bis 1911, bestand und den gemeinsamen Reisen mit dem um gut zehn Jahre älteren Matisse beginnt die Auseinandersetzung mit Matisse und der Malerei der Fauves. Sie muß wie eine Befreiung von Überkommenen gewirkt haben. In der Schule wurde das Aktstudium betrieben. In der mediterranen Welt von Cassis, dem kleinen Fischerhafen bei Marseille, von Collioure, an der französisch-spanischen Mittelmeergrenze, von wo Matisse 1905 eine so reichte Ernte eingebracht hatte, und in Ajaccio auf Korsika, auf der Hochzeitsreise, lernte Purrmann in den Jahren 1909–1912 Land-

schaft neu sehen. Die neue Sehweise muß ihm wie zugefallen sein. Es ist überliefert, daß Matisse einmal das Bild, das Purrmann neben ihm malte, seinem eigenen vorgezogen hat. Über allem stand die Farbe, vereinfachend grob, flächig-skizzenhaft angelegt oder koloristisch intensiv, heftig vorgetragen. Purrmann konnte an Matisse die Grundsätze traditioneller französischer Malkultur und den radikalen Schritt zur autonomen Farbe erfahren. Er lernte die »Unité«, die Einheit, die »Ensemble«-Wirkung des Kunstwerks, die »Rapports«, die Beziehung, das Nebeneinander von Formen und Farben, deren reine Klänge und Akkorde beachten.
Es bestand nicht nur das Meister-Schüler-Verhältnis zwischen Matisse und Purrmann, es entstand sehr rasch eine Malerfreundschaft. Die für Purrmann so fruchtbaren Jahre in Paris blieben – bei aller Kritik der Freunde des Café du Dôme – in Deutschland zunächst weitgehend unbemerkt. Aufsehen erregte er hingegen mit seinem Matisse-Engagement. Im Winter 1908/09 kam er mit Matisse auf der zweiten gemeinsamen Deutschland-Reise nach Berlin, um ihn der deutschen Kunstmetropole vorzustellen, um ihm eine Ausstellung zu ermöglichen. Es kam in der Galerie Cassirer dazu, aber Liebermann soll die Matisse-Bilder eigenhändig wieder abgehängt haben, sobald die beiden – Liebermann nannte sie Don Quichote und Sancho Pansa – abgereist waren. Kein Verständnis für den »Fauve«. Ein Kritiker bezeichnete die Gemälde als »Wahnsinn«. Nach Meinung Corinths, neuer Vorsitzender der Secession, hatten die Gemälde »nichts mehr mit der freien und edlen Kunst gemein«. Beckmann warnte vor einer Überschätzung »intelligenter Epigonentalente wie Matisse«, er nannte ihn einen »Kunstgewerbler«. Soweit ging die Kluft. Es muß um diesen Matisse-Purrmann-Besuch noch vor dem alsbaldigen Auftauchen der Brücke-Maler, der Expressionisten – oft parallel zu den »Fauves« gesehen –, heftige Auseinandersetzungen bei der Berliner Secession gegeben haben. Auch Purrmann geriet als Matisse-Anhänger in ein schiefes Licht. Erst in den folgenden Jahren vollzog sich eine tiefgreifende Wandlung, eine positivere Einstellung zu einer neuen Kunst. Erst 1912 stellte Purrmann wieder bei der Berliner Secession aus.[7] Es bleibt Purrmanns Verdienst, Matisse in Deutschland bekanntgemacht und die deutschen Museen zu Ankäufen animiert zu haben.
Mit dem Ausbruch des Weltkriegs trat in Purrmanns Leben und Werk eine Zäsur ein. Die Grundlage zum großen Koloristen war für immer geschaffen. Aber Purrmann führte auch seine Paris vorangegangene Entwicklung weiter. An dem zur modernen Malerei des 20. Jahrhunderts weit vorstoßenden Werk von Matisse, das ihn, unter den ganz Großen, neben Picasso stellt, hat Purrmann nicht teilgenommen. Purrmann konnte und wollte nicht folgen. Primär hat das nichts mit dem jähen Abbruch der Paris-Zeit zu tun. Der französische Impressionismus, vor allem Renoir, und der den Impressionismus überwindende Cézanne haben bis in das Spätwerk Purrmanns nachgewirkt. Matisse hat keine Nachahmer gewollt, er wollte die Eigenständigkeit der Künstler, ihre freie, eigene Entwicklung.
Beilstein, Langenargen und Berlin, die Reisen an die italienischen und französischen Küsten sind nächste Lebensstationen, die bei Purrmann immer zugleich auch Abschnitte des malerischen Tuns bedeuten. Beim Wiedereintritt in die Berliner Kunst-

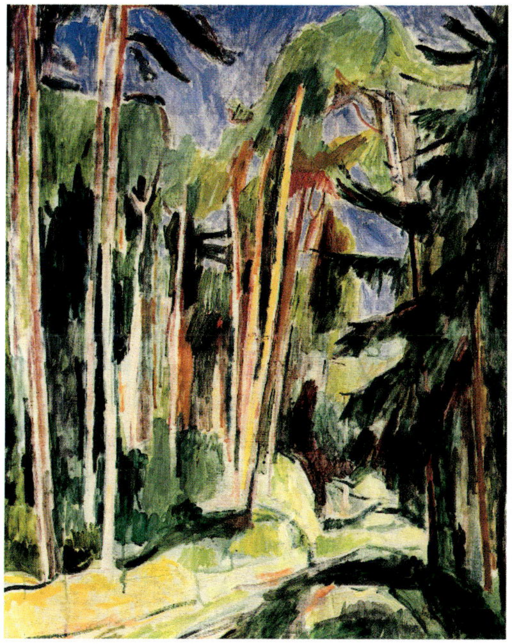

Waldweg in Beilstein, 1915
Öl/Lw., 81 x 65,5 cm
Sammlung Landesbank Rheinland-Pfalz

szene wurde ihm sogleich eine hohe Wertschätzung entgegengebracht. 1916 erfolgte die Berufung in den Vorstand der Secession.

1919 erfolgte die Berufung in die Preußische Akademie der Künste auf Vorschlag von Liebermann und Slevogt. »Kunst und Künstler«, das unter der Leitung von Karl Scheffler stehende führende deutsche Kunstblatt, nahm ihn glänzend auf. Scheffler schrieb 1921 über Purrmann: »Es war ihm bestimmt, ein Schüler der Franzosen mehr als der Deutschen zu werden und den französischen Kolorismus so zu verarbeiten, wie andere vor ihm die Kunst Millets, Courbets, Manets verarbeitet und übertragen haben. Darum ist er notwendig auch einer der Begründer jenes Kreises deutscher Maler geworden, die in Paris im Café du Dôme zusammen kamen... Man begegnete sich in der Verehrung für Renoir und Cézanne. Die Maler dieses Kreises... sind 1914 nach Deutschland zurückgekehrt und nahmen nun, sowie sie der Krieg verschont hat, im deutschen Kunstleben einen bestimmten Platz ein. An der Spitze dieser Gruppe steht Purrmann, ... weil er der freieste und strengste Ordner der überlieferten Kunstwerte ist.«[8]

Zwei Ereignisse von 1931/32 und 1935 sollten Purrmann spüren lassen, wie sich das Leben unter politischem Aspekt auch für einen Künstler veränderte. Da war das Geschehen 1931/32 um das Triptychon Purrmanns für den Kreisratssaal in Speyer, als die pfälzischen Künstlerkollegen, angetrieben von politischen Provokateuren, gegen seine Bilder loszogen, was er nie vergessen konnte.[9] Da waren die Vorgänge bei der Beerdigung Max Liebermanns 1935. Von den Künstlern wagten nur Käthe Kollwitz, Konrad von Kardorff und Purrmann, dem über Jahrzehnte führenden Berliner Künstler die letzte Ehre zu erweisen. Als Purrmann 1935 zum Leiter der Stiftung Villa Romana berufen wurde und hoffte, aus der vergifteten Atmosphäre herauszukommen und ruhig arbeiten zu können, wurde er auch dort mit Haß verfolgt und sollte abgelöst werden.[10]

Vom Auswärtigen Amt Berlin ging am 16. Mai 1939 ein als vertraulich bezeichnetes Schreiben an die Deutsche Botschaft in Rom: »Wie der Botschaft bekannt sein dürfte, besteht die Absicht, den öffentlichen Verwalter der Villa Romana in Florenz Professor Purrmann durch eine andere Persönlichkeit zu ersetzen...« Am 1. August 1939 schrieb der Landesgruppenleiter der NSDAP, Auslandsorganisation, Landesgruppe Italien, an die Deutsche Botschaft in Rom: »In Sachen Purrmann/Florenz hat der Stellvertreter des Führers sich an den Beauftragten des Führers für die Überwachung der gesamten geistigen und weltanschaulichen Erziehung der NSDAP gewandt. Die genannte Dienststelle hat sich auf die Anfrage wie folgt geäußert: Die Auffassung des Reichserziehungsministeriums, daß der Maler P. als ein Repräsentant der Verfallskunst anzusehen ist, ist absolut zutreffend, wenn P. auch nicht in der ersten Reihe der Prominenten dieser Verfallsperiode gestanden hat. P. hat in Paris dem sogenannten ›Du Dôme-Kreis‹ angehört, einer Gruppe aus Deutschland stammender meist jüdischer Maler, die sich als Schüler des Franzosen Matisse bekannten. P. hat sich im Kreis der Berliner Sezession als Vertreter einer an Matisse angelehnten Malweise in der Systemzeit einen Namen gemacht. Der besondere Protektor der Kunst P. waren die jüdischen Kunsthändler Cassirer und Flechtheim. Es kann gar kein Zweifel darüber bestehen,

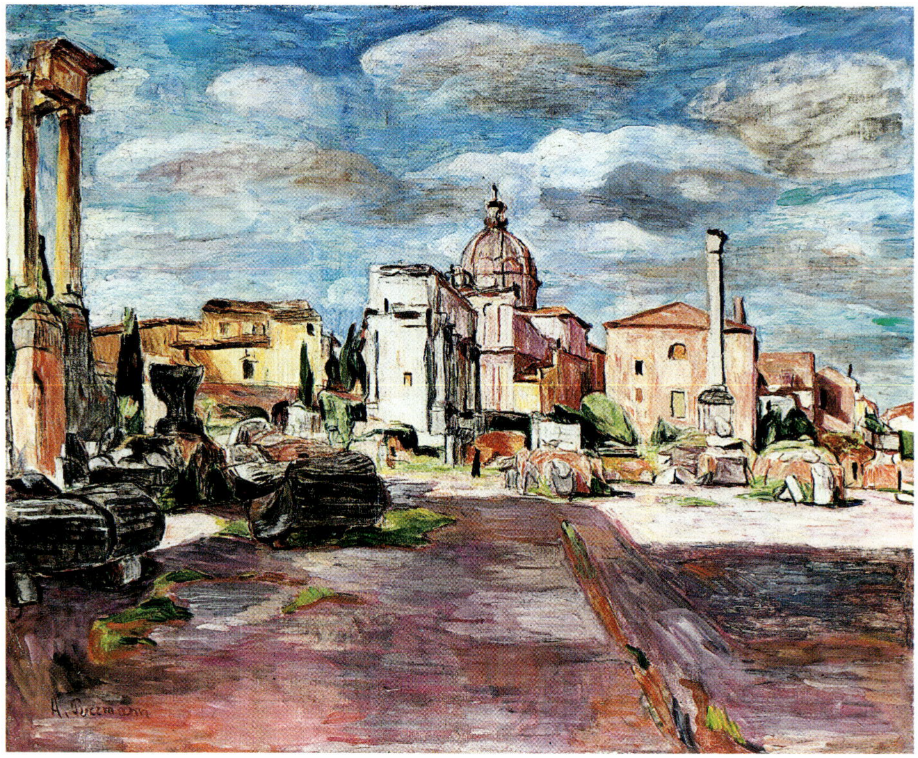

Forum Romanum, um 1925
Öl/Lw, 45 x 55 cm
Staatliche Museen Kassel

daß P. Vertreter einer durch und durch undeutschen Kunstauffassung war. Als eindeutiger Beweis seiner Zugehörigkeit zur entarteten Kunst sind seine Wandmalereien anzusehen, die P. im Jahre 1931 im Kreisratssaal in Speyer a. Rh. geschaffen hat. Diese Wandmalereien sind ein Schulbeispiel einer aus Elementen des Kubismus im Sinne Picassos und aus expressionisten (sic!) Elementen zusammengetragenen, eindeutig destruktionen (sic!) Kunstauffassung. Auf Grund dieser ungünstigen Beurteilung hat der Stellvertreter des Führers erklärt, daß er nicht beabsichtigt, beim Reichsminister für Wissenschaft, Erziehung und Volksbildung sich für die weitere Belassung P. als Verwalter der Villa Romana einzusetzen.«

Natürlich wußte Purrmann von der Gefährdung seiner ehrenamtlichen Position in Florenz. Sicherlich wäre er abgelöst worden, wenn es nicht alsbald Krieg gegeben hätte. Der Säuberung der Museen von Entarteter Kunst 1937 fielen 36 Gemälde Purrmanns zum Opfer. Auch wurde er während des Hitler-Besuchs in Florenz 1938 verhaftet, was, wie heute vermutet werden muß, vom Stellvertreter des Führers selbst angeordnet worden war. Man hatte wohl beobachtet, daß die Villa Romana unter Purrmann und seiner Frau, die als die Seele des Hauses geschildert wird, für zahlreiche Künstler zu einem Ort der Zuflucht geworden war. Im faschistischen Italien gab es im Gegensatz zum Nazi-Deutschland immer noch weitgehend Freizügigkeit.

Dennoch erfolgte 1942 ein Ausstellungsverbot für Purrmann in Mailand. Gerechtigkeitshalber muß aber auch festgehalten werden, daß er noch während des Krieges, durch Vermittlung seines Bruders, in der Pfalz ausstellen und Bilder verkaufen

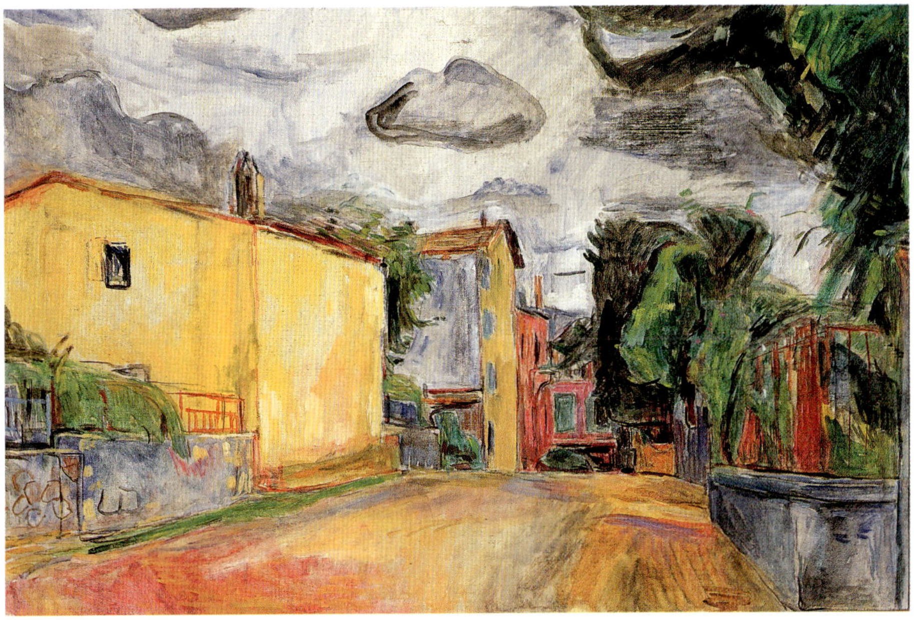

Dorfstraße in Trient, unvollendet, um 1939
Öl/Lw, 37 x 55 cm
Privatbesitz

konnte.[11] Als 1995 in Mailand und bei der Akademie der Künste in Berlin die Ausstellung »Zuflucht auf Widerruf, Deutsche Künstler und Wissenschaftler in Italien 1933–1945« gezeigt wurde und auch eine Abteilung Purrmann gewidmet war, staunte, ja verwunderte sich insbesondere die italienische Öffentlichkeit, daß diese in Florenz entstandenen Bilder zur »Entarteten Kunst« gezählt haben sollen.
Purrmann hat immer so gemalt, wie er es in der erreichten Mal- und Farbkultur vor der jeweiligen lokalen Situation empfand und tun mußte. Die ersten Jahre in Paris, in Beilstein, Berlin und Langenargen malt er dominierend expressiv koloristisch. Bald ist aber auch zu spüren, wie die Strukturen ruhiger und harmonischer, die Farben ausgewogener, an Nuancierungen reicher und sublimer werden. Man denke nur an die verschiedenen Versionen des Lützowufers der Zeit um 1930. 1921/22 entstanden Purrmanns erste Ischia- und Sorrent-Landschaften in der Nachfolge seiner Collioure-Malereien. Von 1930 kennen wir die Folge von Sanary-Landschaften, von denen einige einen aquarellartigen, atmosphärisch weichen, farblich zurückhaltenden, höchst sensiblen Ausdruck annehmen – eine Sonderstellung innerhalb der Purrmannschen Malerei. Die Florenz-Zeit bringt den weiten, tiefen, vom dunklen Grün der Bäume im Vordergrund nach dem fernen Blau der Berge gestuften Blick von der Villa Romana aus über die Stadt, Bilder aus der unmittelbaren Umgebung der Villa, auch kräftige, farbig saftige Stilleben und Aktdarstellungen. Und Purrmann nutzte diese Zeit für viele Studienaufenthalte in Italien. Er hatte längst seinen eigenen Kolorismus, seine eigene, ihn weiterführende Bildwelt gefunden.
Ein tiefer Einschnitt im Leben Hans Purrmanns folgte 1943. Seine Frau Mathilde, geb. Vollmoeller, selbst eine hochbegabte Malerin, die mit ihrem Mann die vielen Kämpfe durchgestanden hatte, vielen Künstlern und Freunden in der Villa Romana eine kluge

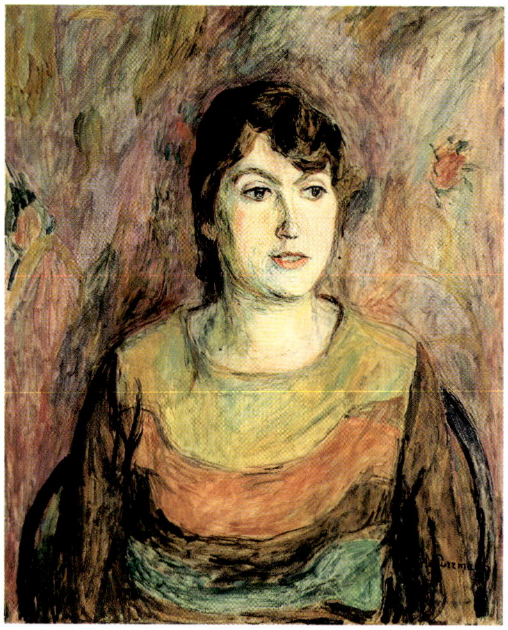

Bildnis Frau Alice Eberlein, Langenargen 1929
Öl/Lw, 73 x 59 cm
Staatsgalerie Stuttgart

und herzensgute Gastgeberin gewesen ist, starb. Die beibehaltene Berliner Wohnung wurde durch Bomben zerstört. Und Purrmann muß vor den nun einsetzenden Kriegswirren unter weitgehender Preisgabe seiner privaten Kunstsammlung Florenz verlassen, muß in die Schweiz flüchten, wo er sich zunächst in Castagnola/Lugano, dann bald darauf, 1944, im wenig entfernten Montagnola/Tessin niederließ. Es waren schwere Jahre, in denen er sich auch von seinem geliebten Matisse-Bild »Goldfischglas mit Skulptur« von 1912, heute im Museum of Modern Art, New York, trennen mußte.
Mit der ihn in Castognola und Montagnola umgebenden Landschaft setzt er wieder mit seiner Malerei ein. Aus Castognola kennen wir den Blick auf die kubisch aufragende Kirche in Fortsetzung der Florenz-Landschaften, von Montagnola die Landschaften, die zunächst vom Hotel Bellevue (Rotes Haus), dann bald von der Casa Camuzzi, die bis zum Lebensende Purrmanns Domizil bleiben sollte, gesehen sind. Hier, wo vor ihm Hermann Hesse gewohnt hatte, schaut man mit dem Künstler in immer wieder neuen Bildern über die Bäume im darunterliegenden Garten nach Lugano hin. Stilleben entstehen – besonders liebte er die Anemonen in Barockvasen. Gelb-licht erstrahlt das Hesse-Zimmer. Purrmann war mit diesen Bildern wieder da.
1950, zum 70. Geburtstag, wird ihm eine Einzelausstellung der Bayerischen Staatsgemäldesammlungen gewidmet, und von da an ist er jedes Jahr in der Münchner Großen Kunstausstellung vertreten. Und selbstverständlich ist er an der ersten Ausstellung des nach dem Krieg wiedergegründeten Deutschen Künstlerbunds 1951 in Berlin beteiligt; seit 1955 gehört er dem Vorstand und der Jury an. Das war eine Art Wiedergutmachung, auch die 1950 von der Vaterstadt Speyer verliehene Ehrenbürgerwürde und all die folgenden vielen Ehrungen.
Purrmann meldete sich künstlerisch wieder zurück. Er überraschte mit der Reihe von Selbstbildnissen der Jahre 1950 bis 1957. Sie kamen einer Sensation gleich, sie waren Bild-Sensationen auch im Purrmannschen Sinne. Wie schaut uns dieser Mensch in seiner ganzen Leiblichkeit und Geistigkeit an! Der Wucht des Kopfes und des Oberkörpers entspricht die koloristische Kraft dieser Bildnisse. Verwundert blickte man nach dem »Alten von Montagnola«, dem »Herrn auf der Collina d'oro«.
Und Purrmann konnte wieder reisen, so 1951/52 nach Sorrent (Villa Gorki), von 1953 bis 1958 auf die Insel Ischia, nach Porto und Lacco Ameno. In diesen Ischia-Landschaften erreichte Purrmanns Landschaftsmalerei ihren reifen Altersstil. Göpel ist der Auffassung, daß er über die Selbstportraits dahin gefunden hat. Grüne Hügel, Ölbäume, Steinmauern, kubische Häuser, aufleuchtende Landschaftsausschnitte, ganz Farbe, ganz in der Farbe gesättigt. Sonnen- und farbüberflutet sind die Hafenbilder mit den schweren Fischerbooten.
Bei dem zwangsweisen Krankenhausaufenthalt in Rom 1959 malte Purrmann Bilder im Park der Villa Massimo: kleinste Bilder von höchster Farbintensität. Wieviele Grüns, wieviele Rots? Man kann ablesen, wie Farbtupfen zu Farbtupfen gesetzt ist. Fast möchte man von einem neuen Divisionismus sprechen. Diese Maltechnik hängt bei Purrmann zweifellos auch mit der zunehmenden Behinderung im Bewegen der Arme zusammen, die ihm nur einen kleinen Bereich bei den Pinselstrichen erlaubten. Aber er

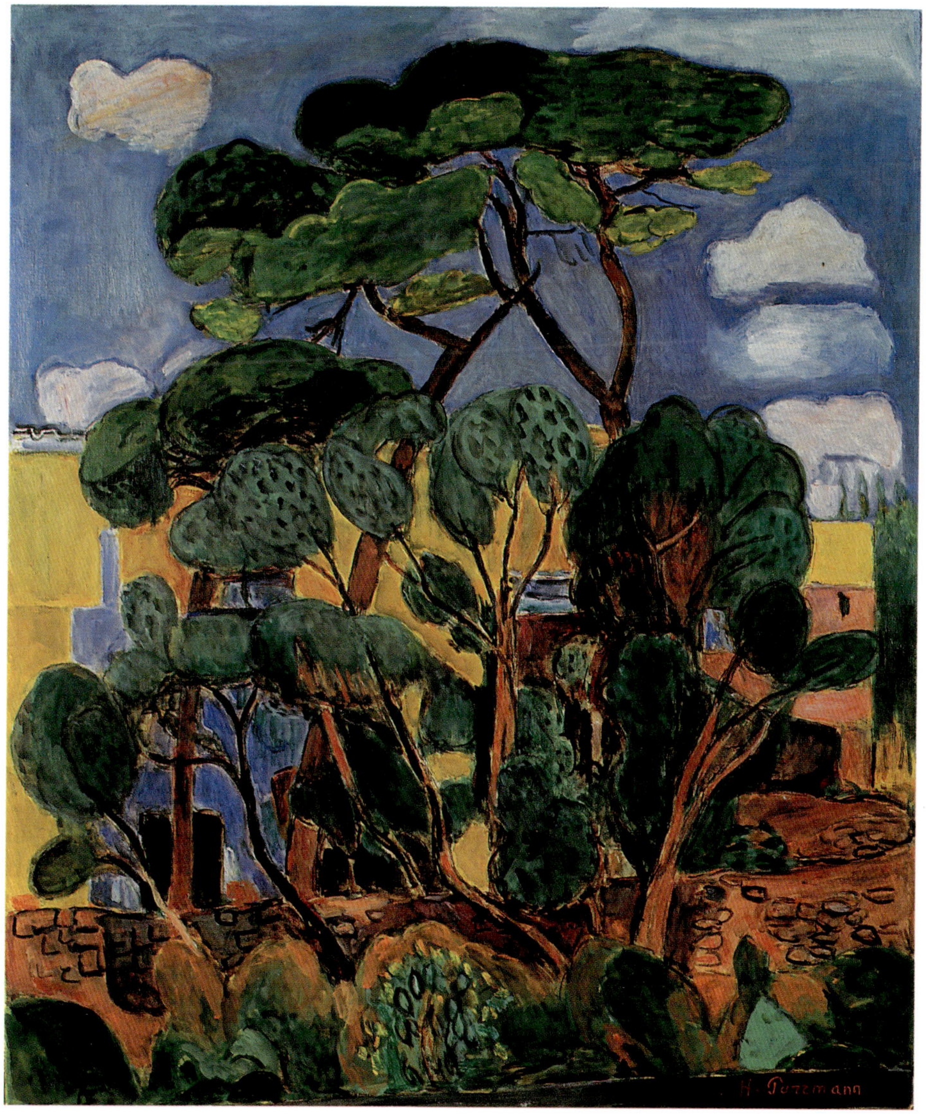

Süditalienische Landschaft mit Bäumen, Porto d'Ischia 1957
Öl/Lw, 73 x 61 cm
Pfalzgalerie Kaiserslautern

erzielte dadurch auch ein Höchstmaß an farblicher Sensibilität. Die Sommeraufenthalte in Levanto nahe Genua von 1962 bis 1965 schließen sich an. Hier in der Villa Le Lagore über dem Meer hat Purrmann in dunkel kontrastierten leuchtenden Farben immer wieder den Hof mit den Bänken, die Kapelle, den Brunnen und den Blick zur Ausfahrt gemalt. Es ist, als wenn er, bevor es dunkel wird, noch einmal die ganze Kraft der Farben habe erleben, habe ins Bild bringen wollen.

Es ist abzulesen, wie Purrmann insbesondere seine späten Bilder malt, wie er sie zunächst in Form und Farbe umschreibt, andeutend, tastend, ganz allmählich das Bild in Erscheinung treten läßt, einen ersten Zustand erreicht, ihn vielleicht beläßt oder Stufe um Stufe weitertreibt, selbst nach vielen Jahren. Immer ist eine Bild-Situation insgesamt ausgeführt. Der Betrachter spürt den Vorgang des Bildwerdens, wird in diesen Vorgang hineingenommen. Und doch steht schließlich das Bild wie ein Stück koloristischer Zauberei vor ihm. Die Einheit, das Ensemble, die Rapports, die Klänge und

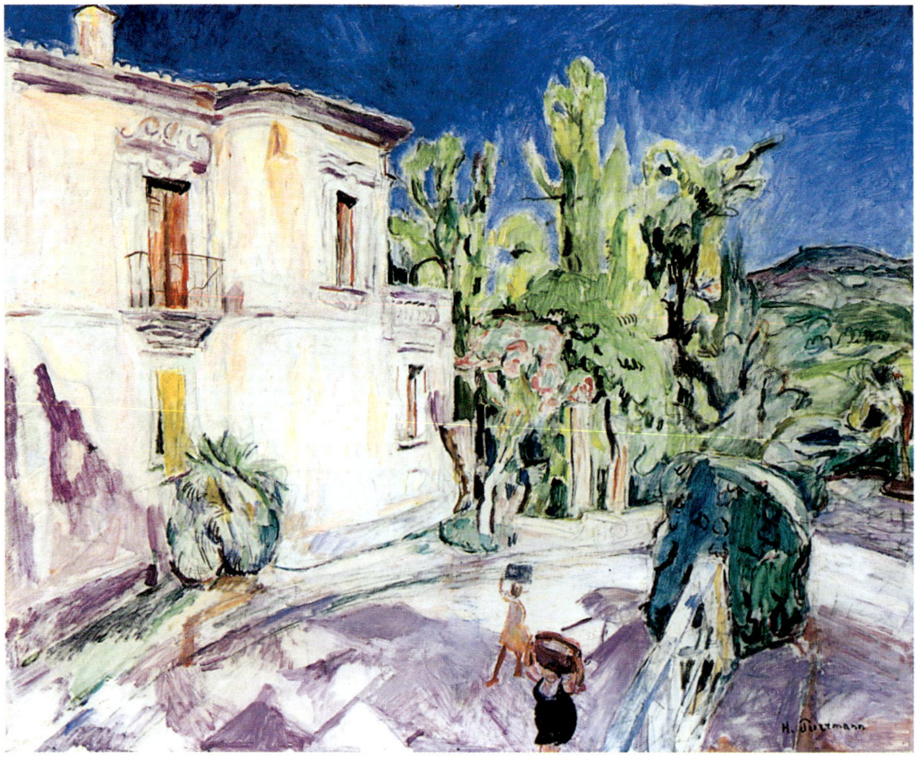

Villa Gorki in Sorrent
Öl/Lw, 86 x 74 cm
Privatbesitz

Akkorde der Farben werden zum Genuß. »Je älter Hans Purrmann wird, um so mehr verwandelt er seine Malerei in einen einzigen Dank an das Leben. Seine Bilder beglücken nicht nur das Auge, sondern durch dieses den Geist.«[12]

In jedem Bild, das Purrmann malte – sein Œuvre umfaßt gut 1250 Gemälde – wollte er dem selbst gestellten hohen Anspruch genügen. Um die Verwirklichung seiner Kunst hat er ein Leben lang, selbst noch im Rollstuhl, gerungen. Theodor Heuss schrieb 1961 an ihn: »Als ich in Sils Maria Hermann Hesse besuchte und mich nach Ihnen erkundigte, erzählte er mir voll Liebe das, was Sie mir selber mitgeteilt haben: daß Sie bei körperlicher Behinderung sich tapfer ins Atelier fahren lassen und dann mit ungebrochener Zähigkeit dem Pinsel treu bleiben.«[13] Das ist das exemplarische Künstlerleben, von dem man bei Purrmann sprechen muß. Mit jedem Bild versuchte er seine Vorstellungen von Kunst auszudrücken. Dabei ist er oft in Zweifel am Gelingen, in Melancholie verfallen und von Fieberanfällen überkommen worden. Die Zweifel am eigenen Werk gehören zu Purrmann und seinem Ausgeliefertsein an die Kunst. In einem Brief an die pfälzische Dichterin Martha Saalfeld schrieb er: »So oft ich in Künstlergesellschaft komme und sprechen höre von all ihren Richtungen und Absichten, dann bin ich voller Zweifel an mir selbst. Aber eine Stunde Arbeit genügt, um mich wieder in meine Welt zurückzufinden.«[14] Es ist keine Floskel, wenn Matisse am Ende seines Lebens gegenüber Jedlicka bei höchster Anerkennung und Zuneigung für Purrmann

herausstellt: »Purrmann ist zu bescheiden.« Noch im Februar 1966 schrieb Purrmann: »Ich will ein einfacher Maler sein, und man soll nicht mehr aus mir machen wollen.«[15]
Was ist Purrmann? Er hatte keine Schüler, gab nie Unterricht. Und doch war und ist er ein Präzeptor mit seinem Malen, mit seinen Gedanken, seinen Erfahrungen, seinem konsequenten Künstlerleben. Und doch wirkt er nach, auf alle, die seine Bilder auf sich wirken lassen, die erkennen, wie er die ihn umgebende Welt in Farbe umzusetzen wußte. Was ist uns Purrmann? Die Antwort eines Malers, die Antwort von Georg Meistermann: »Viele können nicht schätzen, was an diesem Werk einzigartig ist: daß Purrmann, wie heute kein Maler außer ihm und auf ganze andere Weise als der viel-zitierte Matisse, die Natur als farbigen Gegenstand durchfahren hat, bis er sie zur reinen, farbigen Poesie, in eine reine unnaturalistische Bildwelt verwandelt hat. Er hat nie parallel zur Natur gemalt, er hat der Natur die Farbe entgegengesetzt...«[16] Die Antwort des Kunsthistorikers Werner Haftmann: »Von den schlimmen geschichtlichen Zeitläufen her gesehen gehört Purrmann zu den wenigen Künstlern, die die Malerei noch einmal über die Abgründe der Zeit hinweggerettet haben.«[17]
Purrmann hat im Laufe eines langen Künstlerlebens in verschiedenen Stationen und Perioden eine Malerei erreicht, die Lebenswillen ausstrahlt und sich zugleich einer hohen Malkultur, disziplinierten Bildordnungen und vielstimmigem Kolorismus verpflichtet weiß. Er schuf mit seinen Bildern über den lokalen Bezug und die momentane Situation hinaus Sinnbilder für ein Lebensgefühl, das Sinnesfreude und Geistigkeit vereint. Das ist das Einmalige seiner Kunst. Es ist an der Zeit, diese Einmaligkeit wieder neu sehen zu lernen.
Was ist Purrmann kunstgeschichtlich? Er war für seine Zeit ein Neuerer, ein Moderner, ein Vertreter eines »modernen Kolorismus«[23], später ein Fels in der Brandung des Kunstgeschehens, ein Monolith in der aufgewühlten Kunstlandschaft.
Purrmann ist uns einer der großen deutschen Malerpersönlichkeiten des 20. Jahrhunderts, ein deutscher Maler des 20. Jahrhunderts von europäischer Dimension, ein Maler mit einem unverwechselbaren, unvergänglichen Werk.
»Porta mi i colori« – »Bring mir die Farben« waren Purrmanns letzte Worte.

1 G. Busch, in: Die Welt vom 24. Februar 1962.

2 Aufgelistet in Berthold Roland, Hans Purrmann und seine Vaterstadt, Vortrag anläßlich der Verleihung des Purrmann-Preises am 26. April 1969, Speyer 1969, Anm. 10; Neudruck in F. Seel (Hrsg.), Reden über H. Purrmann, Speyer 1996, S. 116ff.

3 W. Doede, Die Berliner Secession, Berlin als Zentrum der deutschen Kunst vor der Jahrhundertwende bis zum Ersten Weltkrieg, Frankfurt, Berlin, Wien 1977, S. 34ff.

4 A. Rosenhagen, in: Die Kunst, 1906, S. 433.

5 Der Pirmasenser Rechtsanwalt Willi Wittmann (1881–1910), selbst künstlerisch und schriftstellerisch hochbegabt, war Purrmann, der noch im hohen Alter seines früh verstorbenen Freundes in großer Dankbarkeit gedachte, sehr verbunden. Wie niemand sonst hat er Purrmanns frühes Werk genau verfolgt und regional wie überregional bekannt gemacht. W. Wittmann, Gesammelte Schriften, Speyer 1928, S. 416: Hans Purrmann 1907.

6 H. Purrmann, Über Henri Matisse, in: Das Werk, Schweizer Monatsschrift für Kunst, Architektur, künstlerisches Gewerbe, Winterthur, 33. Jg., Juni 1946, S. 185ff.; Neudruck bei B. u. E. Göpel, Leben und Meinungen des Malers Hans Purrmann, Wiesbaden 1961, S. 110ff.

7 W. Doede, s. Anm. 3, S. 45; L. Corinth und M. Beckmann in: Pan, 1911, S. 432, 1912, S. 501.

8 K. Scheffler, Hans Purrmann, in: Talente, Berlin 1921, S. 134, 136.

9 C. Jöckle, Hans Purrmanns Triptychon im Kreistagssaal zu Speyer, Speyer 1993. Zusammenfassende Darstellung des Geschehens.

10 Archiv Villa Romana Florenz, Politisches Archiv des Auswärtigen Amtes Bonn, Akten der Deutschen Botschaft am Quirinal Rom. J. Burmeister, Leiter der Künstlerstiftung Villa Romana berichtet über Purrmanns Zeit in Florenz in: F. Seel (Hrsg.), Reden über Hans Purrmann, Speyer 1996, S. 257ff.

11 Vgl. Kataloge Südpfälzische Kunstausstellung in der Soldatenstadt Landau, 1941, Kat.-Nr. 131–139. – Kunstschaffen der Westmark, Neustadt a.d.W. 1942, Kat.-Nr. 199–201. – B. Roland, Briefe Hans Purrmanns an seinen Bruder, in: F. Seel (Hrsg.), s. Anm. 10, S. 211, hier Briefe von 1941/42.

12 G. Jedlicka in seiner Eröffnungsrede der Purrmann-Ausstellung in München am 23. März 1962, in: Kleine Schriften der Gesellschaft für bildende Kunst in Mainz, Mainz 1964.

13 Brief Theodor Heuss vom 14. August 1961, von Purrmann an den Verf. übermittelt.

14 Purrmann-Brief vom 28. Oktober 1958.

15 G. Jedlicka, Henri Matisse, in: Neue Zürcher Zeitung vom 14. November 1954.

16 G. Meistermann, Vortrag anläßlich der Verleihung des Purrmann-Preises am 23. April 1966, Speyer 1966.

17 W. Haftmann, Vortrag anläßlich der Verleihung des Purrmann-Preises am 9. Mai 1981, in: Schriftenreihe der Stadt Speyer, Bd. 1, 1983.

18 K. Scheffler, Hans Purrmann und der moderne Kolorismus, in: Kunst und Künstler, 1921, 19. Jg., S. 3ff.

Torso mit Vase, Paris 1908

Öl/Lw, 45 x 55 cm

Privatbesitz

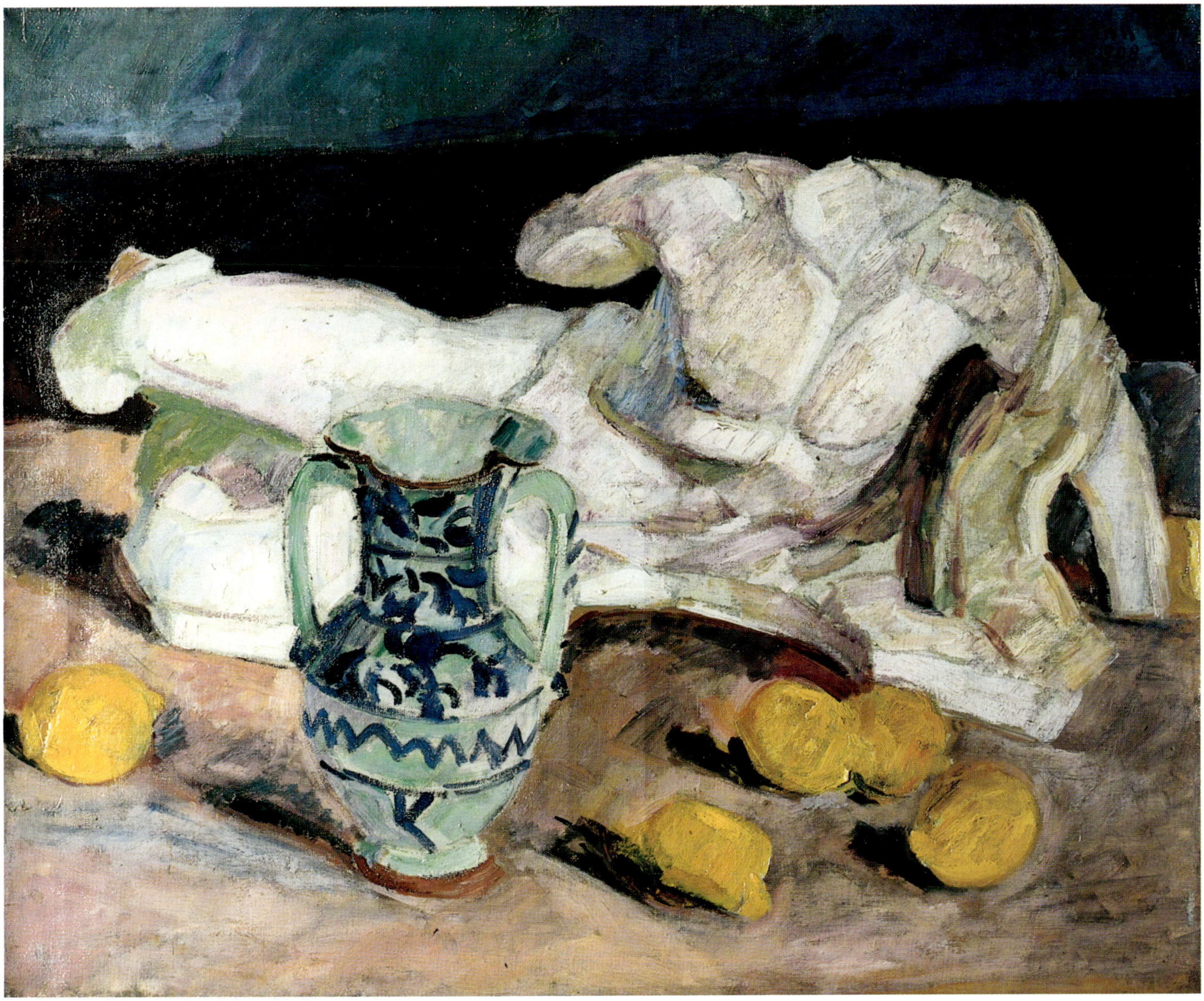

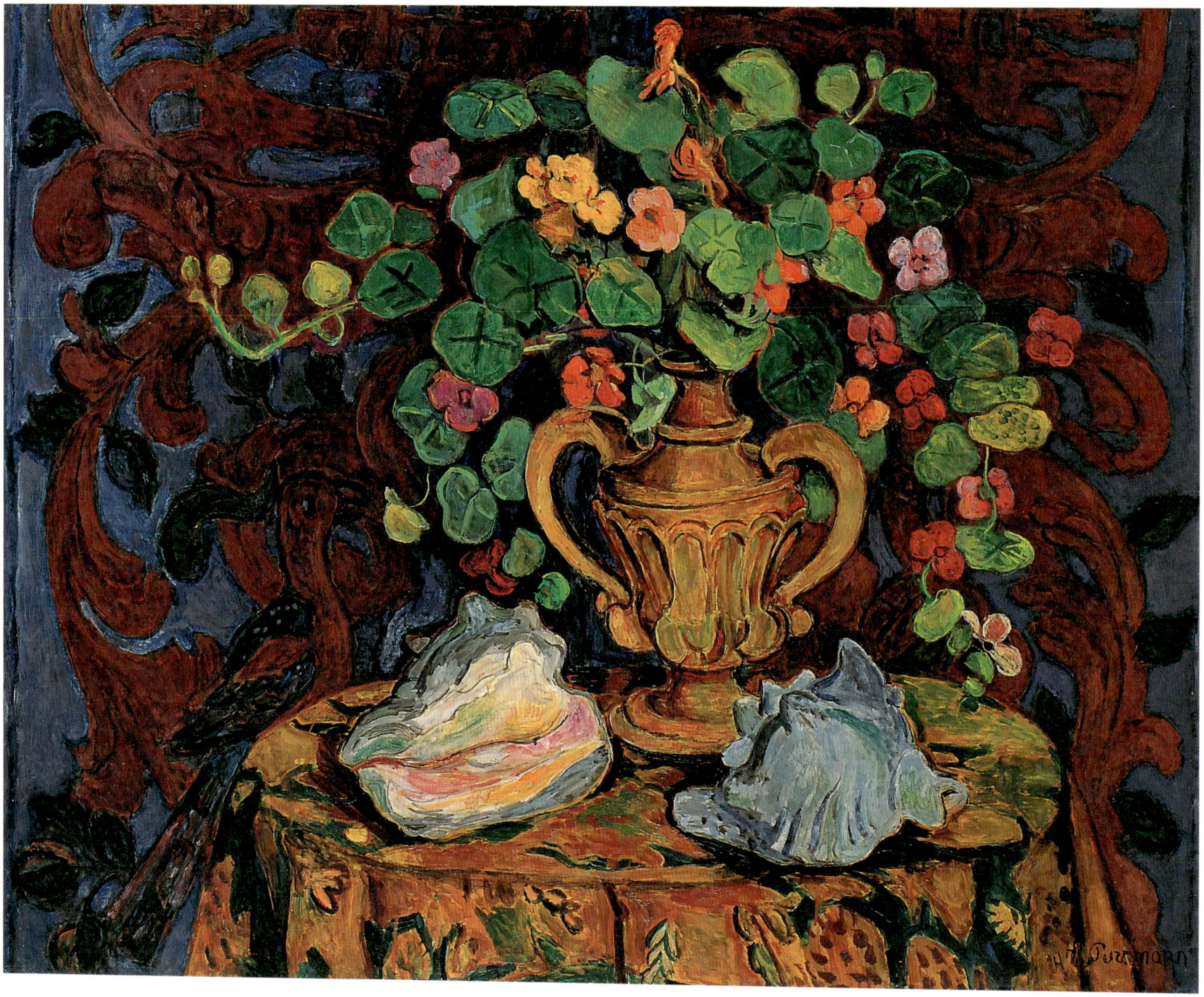

Kressestilleben mit zwei Muscheln,
Langenargen 1930, 1961 übermalt
Öl/Lw, 98 x 121 cm
Pfalzgalerie Kaiserslautern

# Hans Purrmanns farbige Bildgestaltung

Lorenz Dittmann

Hans Purrmann war Schüler von Henri Matisse. In Paul Cézanne sah er sein bewundertes Vorbild. So muß jede Betrachtung seiner Farbgestaltung von dieser Konstellation ihren Ausgang nehmen. Auch seine künstlerischen Begriffe übernahm Purrmann der Terminologie dieser Künstler.

Erhard Göpel faßte diese Begriffe in seinem Aufsatz »Purrmanns Kunsturteil« folgendermaßen zusammen: »›Peinture‹ steht für gut gemalte, sinnlich-durchgeistigte Oberfläche. ›Ensemble‹ heißt gut gefügter Bildaufbau. ›Rapport‹ meint Bezüge zwischen den Bildteilen, aber auch eines Bildteiles zum Ganzen. ›Valeur‹ ist der Tonwert. ›Sensibilité‹ ist die nervöse Gespanntheit, mit der ein Natureindruck aufgenommen und mit vibrierender Schwingung in Farbe und Form umgesetzt wird. Mit reinen Farben, kalt und warm, die ›sensation‹ vor der Natur auf die Leinwand zu übertragen, das ›moduler‹ Cézannes ist wichtig. Die ›unité‹, die Einheit des Bildes, gewinnt im visuellen Denken Purrmanns die Kraft des übergeordneten Begriffes ...«[1]

Purrmann schrieb des öfteren über Matisse und die »Académie Matisse«. Einige Zitate sollen einen Eindruck davon vermitteln: »Matisse lebte ... in einer immerwährenden Sorge um die Richtigkeit seiner Bildelemente, und wenn er ein unfertiges Bild zeigte, gingen seine Fragen immer dahin: das Rot ist vielleicht noch wenig voll, es erscheint hohl, ob ich es wohl durch ein Gelb ersetze? ... Matisse fand, daß Cézanne, den er unendlich liebte, nie die großen Rapports außer acht gelassen hat. Heute wird das leicht vergessen, die Künstler, die nach ihm kamen, schenken den kleinen Vergleichungen zu viel Beachtung. Matisse suchte wieder ein stärkeres Ensemble zu geben; ging er zum Beispiel auf die Silhouette einer Gestalt aus, so brachte er nicht nachträglich Muskeln unter, wollte er ein starkes Gelb in einem Bild, so erkannte er die Forderung einer genauen Gegenwirkung. In einer weisen Ökonomie liegt bei seiner Farbe das Geheimnis und ihre Wirkung. ... In der Verworrenheit der Konventionen hat sich Matisse immer reine Mittel gesucht und direkt und frei gesprochen, und gerade das war sein Vorzug, die Beschauer direkt vor eine Frischheit des Ausdrucks zu stellen. ›Man muß groß und klar disponieren, um drei oder vier Kontraste richtig setzen zu können, zwischen diesen spielt sich die weitere Bewegung der Farbe ab. Malerei ist nichts als die Beobachtung der farbigen Verhältnisse zueinander, man muß im Ensemble sehen, die Natur stellt sich mir so dar ...‹ Wenn man Matisse zuschreiben muß, daß er mit den Gradationen arbeitet, indem er die Farben nach einer bestimmten und gewollten Richtung hin provoziert, indem er mit der Wissenschaft von Chevreuil umgeht, wonach die Farben sich gegenseitig stärken oder abschwächen, je nachdem ihre Nachbarschaft diesen Einfluß möglich macht, so unterwirft er auch seine Zeichnung diesem Einfluß. Die Zeichnung aber wird in sich wieder mit der Erkenntnis angewandt, daß eine runde Linie schöner rund oder oval erscheint, wenn sie zur geraden und eckigen Linie in Kontrast gebracht wird. ... Die Arbeit von Matisse war immer auf die größtmöglichen Intervalle gestellt, entweder durch die Opposition von Schwarz und Weiß, mit der er Licht gab, durch Danebenstellen und nicht durch Lichtaufsetzen, oder durch die Opposition der reinen Farben ...«[2] etc.

Schon die Beobachtung über Matisse' Arbeit mit den »größtmöglichen Intervallen« läßt eine entscheidende Differenz zur Purrmannschen Farbgestaltung erkennen. Im übrigen erscheinen hier Matisse' Gedanken in einem eigentümlich gedämpften Licht – Folge seiner Lehre in der »Académie Matisse« oder ihrer Purrmannschen Rezeption?

Da Matisse' Farbgebung hier nicht erörtert werden kann,[3] sei durch einige sie betreffende Sätze von Matisse die Kühnheit und Stärke und Einfachheit seiner Farben in die Erinnerung zurückgerufen. Wichtige Matissesche Aussagen lauten: »Was ich vor allem zu erreichen suche, ist der Ausdruck. Bisweilen hat man mir gewisse Kenntnisse zugestanden, erklärte aber doch zugleich, daß mein malerischer Ehrgeiz beschränkt wäre und nicht über die Befriedigung durch eine rein anschauliche Ordnung hinausgehe, die der Anblick eines Bildes verschaffen kann. Aber die Idee eines Malers darf nicht losgelöst von seinen Ausdrucksmitteln betrachtet werden, denn sie taugt nur, soweit sie von Mitteln gestützt wird, die um so vollständiger sein müssen (und unter vollständig verstehe ich nicht kompliziert), je tiefer sein Gedanke ist. Ich kann einen Unterschied zwischen dem Gefühl, das ich vom Leben habe, und der Art und Weise, wie ich dieses Gefühl malerisch übersetze, nicht machen.

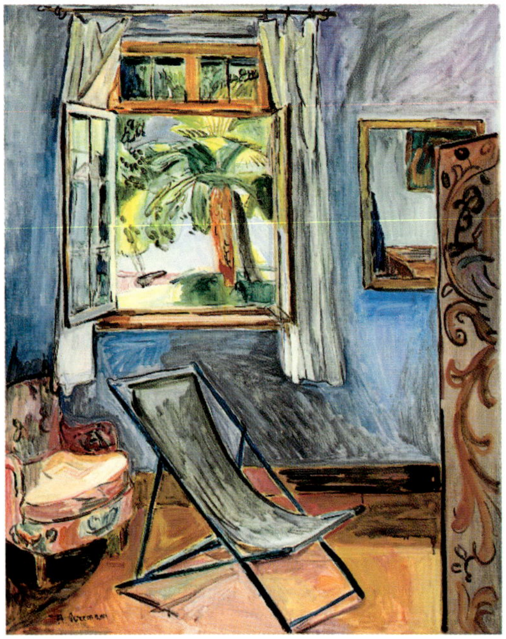

Interieur mit Liegestuhl,
Langenargen um 1928
Öl/Lw, 92 x 73 cm
Privatbesitz

Der Ausdruck steckt für mich nicht etwa in der Leidenschaft, die auf einem Gesicht losbricht oder sich durch eine heftige Bewegung kundgibt. Er ist vielmehr in der ganzen Anordnung meines Bildes: der Raum, den die Körper einnehmen, die leeren Partien um sie, die Proportionen: dies alles hat seinen Teil daran. Die Komposition ist die Kunst, in dekorativer Weise die verschiedenen Elemente anzuordnen, über die der Maler verfügt, um seine Gefühle auszudrücken ...«

»Die vornehmste Tendenz der Farbe muß sein, soviel als möglich dem Ausdruck zu dienen. Ich gebe die Farbtöne ohne Voreingenommenheit. Wenn mich am Anfang, und vielleicht ohne daß ich mir bewußt wurde, ein Ton gereizt oder gefesselt hat, so werde ich in den meisten Fällen nach beendeter Arbeit erst innewerden, daß ich diesen Ton besonders beachtet habe, dann erst, wenn ich nach der Reihe alle anderen Töne verändert und umgestaltet habe. Die Ausdruckswerte der Farben drängen sich mir in ganz instinktiver Weise auf. Um eine Herbstlandschaft wiederzugeben, werde ich nicht versuchen, mir ins Gedächtnis zu rufen, welche Färbungen zu dieser Jahreszeit gehören; ich werde mich nur durch die Empfindung inspirieren lassen, die sie mir erweckt: die eisige Klarheit des Himmels von herbem Blau wird die Jahreszeit ebensogut ausdrücken wie die Schattierungen des Laubes. Meine Empfindung selbst kann verschieden sein. Der Herbst kann milde und warm sein wie eine Verlängerung des Sommers oder im Gegenteil kühl mit kaltem Himmel und zitronengelben Bäumen, die einen Eindruck von Frost geben und schon den Winter ankündigen ...«

»Ein Werk muß in sich selbst seine ganze Bedeutung tragen und sie dem Beschauer aufzwingen, sogar noch ehe er das Sujet kennt. Wenn ich Giottos Fresken in Padua vor mir sehe, habe ich einige Schwierigkeiten, zu erkennen, welche Szene aus dem Leben Christi ich vor mir habe, aber ich empfinde das Gefühl, das davon ausgeht. Denn es steckt in den Linien, in der Komposition, in der Farbe, und die Benennung kann meinen Eindruck nur bestätigen ...« (Aus »Notizen eines Malers«, 1908[4])

Diese Aussagen lassen erkennen, daß Matisse' Denken und Kunst sich im »Ästhetischen« nicht erschöpfen. Sie kreisen um »Ausdruck«, um den »Ausdruck« des Bildes, der in sich den »Ausdruck« der Gefühle, der Empfindungen eint mit dem »Ausdruck« des dargestellten Bildthemas. Auch bei Purrmanns Bildern wird zu fragen sein nach ihrem »Ausdruck«, ihrem emotionalen Gehalt.
In der rückblickend 1929 formulierten Schilderung seiner Überwindung des Neoimpressionismus kam Matisse auf die Wirkung großflächig ausgebreiteter Farben von höchster Sättigung und Intensität zu sprechen: »Der Fauvismus erschüttert die Tyrannei des Divisionismus. Es läßt sich in einem allzu ordentlichen Haushalt, einem Haushalt von Tanten aus der Provinz, nicht leben. Also bricht man in die Wildnis auf, um sich einfachere Mittel zu schaffen, die den Geist nicht ersticken. Dann stößt man auch auf Gauguin und auf van Gogh. Hier sind ursprüngliche Ideen: Aufbau mit Farbflächen. Aufsuchen der stärksten Farbwirkung – der Stoff ist gleichgültig. Auflehnung gegen die Ausbreitung einer Lokalfarbe im Licht. Das Licht wird nicht unterdrückt, aber es findet sich im Zusammenklang von leuchtenden Farbflächen. Mein Bild ›La Musique‹ wurde mit einem schönen Blau für den Himmel, dem blauesten Blau (wobei ich die Fläche bis zur Sättigung färbte, das heißt bis zu dem Punkt, wo das Blau, die Idee des absolut Blauen, ganz in Erscheinung trat), dem Grün der Bäume und dem zuckenden Zinnober der Körper gemacht. Ich hatte mit diesen Farben meinen Lichtakkord und auch die Reinheit in der Färbung erreicht ...«[5] Diese Schilderung macht auch die Herkunft homogen ausgebreiteter Farben deutlich: Gauguin und auch van Gogh wurden genannt – nicht aber Cézanne, zu Recht, steht doch Cézannes Farbgestaltung nach einer gewissen Hinsicht in einem prinzipiellen Gegensatz zu der von Matisse.
Auch dafür ist es nötig, da Bilder Cézannes hier nicht betrachtet werden können, auf die sehr prägnanten Aussagen des Künstlers, Cézannes, zurückgehen. Sind doch die eingangs genannten Begriffe: »ensemble«, »rapport«, »valeur«, »modulation«, »unité«, zu allgemein, zu unspezifisch, als daß sie die Unterschiede der Farbgestaltung von Cézanne und Matisse erfassen könnten. Und Purrmanns Äußerungen über Cézanne sind zwar geprägt von seiner tiefen Verehrung dieses Künstlers, legen jedoch keinen Wert auf eine Durchdringung seiner Gedanken oder eine Analyse seiner Werke.[6]
Cézanne erhob die Farbe zum »bildkonstituierenden Element schlechthin« und änderte »durch diese entscheidende Rangerhöhung ... von Grund auf ihr Verhältnis zu den anderen bildnerischen Mitteln: sie erscheinen in seiner Malerei nicht mehr gleichwertig mit der Farbe, sondern als deren Funktion oder bedingt durch sie.«[7] Bildlicht und Bilddunkel, Bildraum, Zeichnung und Körperlichkeit der Bilddinge werden allein durch Farbe konstituiert. Möglich wird dies allein durch die Methode der Farbteilung, durch Stufung der Farben in genau bestimmte Töne und Tonfolgen, was also gerade keine homogene flächige Ausbreitung der Farben erlaubt – und darin besteht der grundsätzliche Unterschied zur Farbe bei Matisse: Der »koloristischen« Farbe von Matisse steht gegenüber die »chromatische« Farbe Cézannes, in der Terminologie von Ernst Strauss formuliert, dem grundlegende Beiträge zu einer phänomenologischen und begrifflich reflektierten kunsthistorischen Farbanalyse verdankt werden.[8]

Cézannes Aussagen hierzu lauten (nur wenige seien erwähnt): »Der Schatten ist eine Farbe wie das Licht, doch ist er weniger leuchtend. Licht und Schatten sind lediglich ein Verhältnis zweier Farbtöne.«
»Es gibt keine Linie, es gibt keine Modellierung, es gibt nur Farbkontraste. Wenn die Farbe zu ihrem höchsten Reichtum gelangt, erreicht die Form die größte Fülle.«
»Man sollte lieber sagen modulieren statt modellieren.«
»Zeichnung und Farbe sind niemals scharf getrennt. Im selben Grad wie man malt, zeichnet man. Je harmonischer die Farbe wird, desto bestimmter wird die Zeichnung. Wenn die Farbe den höchsten Reichtum zeigt, zeigt die Form die größte Fülle. Der Kontrast und die Beziehungen der Farbtöne: darin liegt das Geheimnis der Zeichnung und der Modellierung. Wenn die Töne harmonisch nebeneinander stehen und lückenlos vorhanden sind, modelliert sich das Bild von selbst...«
Wichtig ist »der Reflex, der umhüllt, das Licht durch den allgemeinen Reflex, ... die Umhüllung.«[9]
Schon aus diesen wenigen Aussagen lassen sich folgende grundsätzliche Verschiedenheiten der Bildgestaltung Cézannes und Matisse' ableiten: Cézanne bewahrt im Gegensatz zu Matisse die Körperlichkeit der Bilddinge. In Cézannes Bildern öffnen sich die Bilddinge in den Bildraum, durch das Medium des »umhüllenden Reflexes«. Matisse läßt den Bildraum aus homogenen Farbflächen entstehen. Cézanne hebt den Unterschied zwischen Farbe und Linie auf, Matisse dagegen betont die »Reinheit der Mittel«, »koloristische« Farben klingen zusammen mit »linearen« Linien: »Meine Auflehnung brachte mich so weit, daß ich jedes Konstruktionselement einzeln untersuchte: die Zeichnung, die Farbe, die Valeurs und die Komposition. Ich versuchte zu ergründen, wie sich diese Elemente zu einer Synthese verbinden ließen, ohne daß die Aussagekraft des einen Bestandteils durch die Gegenwart eines andern herabgemindert würde. Ich bemühte mich darum, wie man die einzelnen Bildelemente zu einem Ganzen vereinen könne, in dem die eingeborene Qualität jedes einzelnen voll zum Ausdruck käme«, so Matisse in seinem Text »La Chapelle du Rosaire« von 1951.[10]
Wie verhält sich innerhalb dieser Spannweite Purrmanns Farbgestaltung? Sie wurde charakterisiert als »im Bannkreis zwischen Cézanne und Matisse« stehend, seine künstlerische Arbeit als »eine von Matisses Lehre gefilterte Cézanne-Rezeption«.[11]
Wie wäre das zu verstehen? Müßte eine solche Rezeption nicht zu ganz widersprüchlichen Ergebnissen führen?
Aus der Betrachtung von acht Gemälden Purrmanns im Saarland Museum Saarbrücken seien Aussagen zur Farbgestaltung Purrmanns und ihrer Entwicklung gewonnen.
Nur einige Aspekte seiner vielfältigen Farbengebung werden damit benannt. Eine weiter gefaßte Untersuchung würde wohl eine Mehrzahl von »Farbstilen«, von »Modi« der Farbgestaltung im Œuvre Purrmanns bestimmen können, so, neben der Hauptlinie, Gestaltungsweisen, die sich stark an Cézanne orientieren, solche, die eine neo-impressionistische Farbteilung wiederaufleben lassen, andere, die an Renoir, wieder andere, die im Farbklang an Gauguin erinnern.[12]

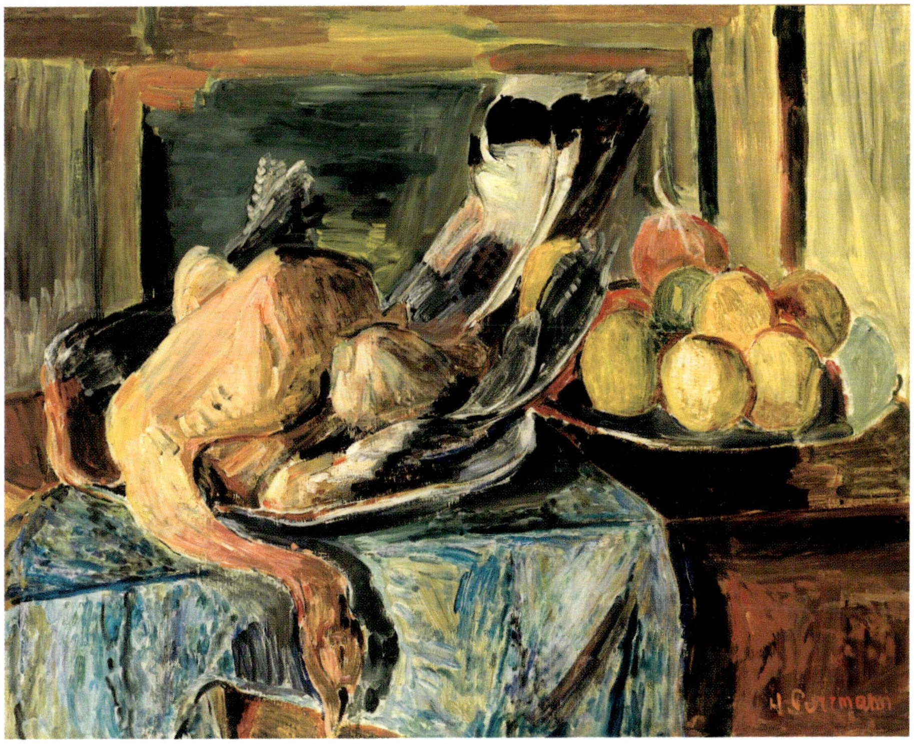

Stilleben mit Pute und Früchten, 1905
Öl/Lw, 52,9 x 72 cm
Saarland Museum Saarbrücken
Stiftung Saarländischer Kulturbesitz

Das früheste Bild unserer Reihe ist das wohl 1905 gemalte »Stilleben mit Pute und Früchten«. Es zeigt, wie schwer Purrmann die von ihm so hoch geschätzte »Einheit des Kunstwerkes« fiel – oder welch geringen Wert er anfänglich darauf legte. Die Pute auf ihrer Schale und das Tuch darunter trennen sich von der Fruchtschale, den Hintergrund bilden rahmenbegleitende Vertikale und Horizontale, die hart auf die Gegenstandsmotive treffen.

Die Bilddinge wechseln im Grad ihrer Körperlichkeit. Der Körper des toten Vogels erscheint stark plastisch herausgearbeitet, sein Hals aber flach wie ein Streifen Tuches. Die Früchte sind in einer milderen Verschattung wiedergegeben als der Putenkörper. Eine schwärzliche Dunkelzone läßt die Fruchtschale wie schwebend erscheinen.

Auch farbig mutet das Bild unausgeglichen an, gewinnt doch das Tuch mit seinem nach Grün, Türkis und Oliv abgestuften Blau einen Eigenwert, dem keine andere Bildpartie antwortet. Schimmernd fängt sich das Licht in ihm und läßt die anderen Bildfarben zurücktreten: das Gelb- und Graurosa der Pute, den von Graublau über Grau- und Grünweißtöne zu Schwarz geführten Aufstieg der Schwanzfedern, die Gelb-, Grün- und Rosavarianten in den Früchten.

Die Bilddinge definieren den Vordergrund, hart schließen sich an ihn die kulissenartig zurückgestuften Zonen des Hintergrundes, von Grüngelb und Braun über Oliv- und Grünviolett-Töne zu einem dunkleren, blautonigen Grün. Der ständig wechselnde Pinselstrich wirkt hier offen und expressiv, in den Bilddingen konstituiert er die Körperform.

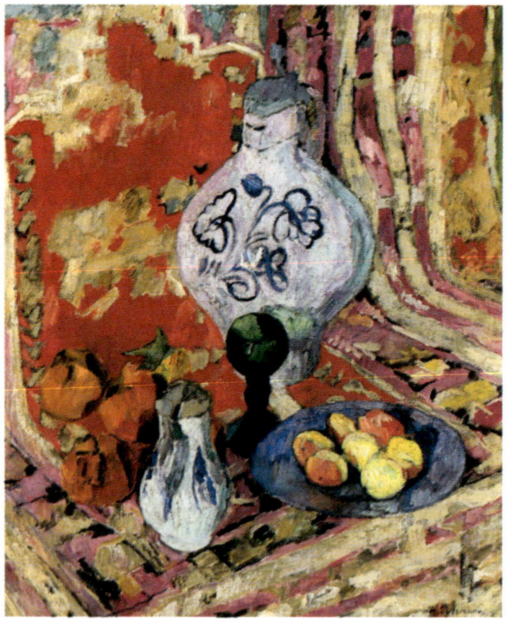

Stilleben mit Römer, 1910
Öl/Lw, 65 x 54 cm
Saarland Museum Saarbrücken
Stiftung Saarländischer Kulturbesitz

Beim »Stilleben mit Römer« von 1910 dagegen ist der Hintergrund den Bildgegenständen gleichgeordnet, ja er übertönt sie kraft seiner ornamentalen Vielfalt. Das Vorbild Matissescher Stilleben wirkt hier kräftig nach. Worin aber liegen die Unterschiede zur Kunst Matisse'?

Purrmann abstrahiert das Gegenständliche nicht in der Matisseschen Radikalität. Er stellt die Bilddinge körperillusionierend dar, wenn auch verschieden im Maß ihrer Plastizität. Kanne und Römer erscheinen runder als der große ornamentgeschmückte Krug. Dessen Reliefkörperlichkeit bedingt der plötzliche Farbwechsel von der hellila Vorderseite zum türkisgrünlichen Randstreifen rechts.

Den Bildgrund bedecken reich ornamentierte Stoffe, die, von oben nach rechts vorne sich erstreckend, einen Perspektivraum ungewisser Ausdehnung schaffen. Keine entschiedene Betonung der Bildfläche mithin wie bei Matisse, sondern zaghafte Reduktion von Bildkörpern und Bildraum auf eine »Ebene« unbestimmter Erstreckung.

Matisse-fremd ist auch die Arbeit mit kleinen Farbintervallen. In den Ornamentstoffen schließen sich gedämpfte Zinnoberrotpartien an Streifen in Lila-Rosa, weißlich gebrochene Gelbbezirke an Streifen in gelblich getöntem Weißgrau.

Davon hebt sich ab die Gruppe der Gefäße und des Fruchttellers als eine eigene Farbeinheit, die mit dem ornamentierten Grund in Rot- und Gelbweißtönen kaum Verbindung aufnimmt, sind ihre Farben doch vornehmlich Bläulich- und Grünwerte. Walten hier Komplementärkontraste? Am ehesten macht sich eine komplementäre Relation geltend zwischen dem Grün des Römers – das an zentraler Bildstelle steht – und dem Rot der Umgebung. Orange-Blau und Gelb-Violett-Kontraste aber können sich nicht entfalten, wegen der fast durchgängigen Brechung dieser Töne durch Weiß und der Verästelung der Farbbezüge in viele kleine Intervalle.

An einer Stelle verknüpft die Komposition Bildgegenstände und Bildgrund, links von der kleinen Kanne, in der Gruppe dreier orangeroter Früchte, die fast untergehen im nah benachbarten Zinnoberrot des Stoffes, getrennt von diesem durch dunkelrote und schwarze Eigenschatten.

Die Schatten wechseln von Bildstelle zu Bildstelle in ihrem Verhältnis zu den Lokalfarben: Schwarz zu Rot in den erwähnten Früchten, Türkisgrün zu Weißgrün in der Kanne und zu weißlich durchstimmtem Lila beim Krug, Schwärzlich und Dunkelgrün zu Grün im Römer. Uneinheitlich ist auch die Darstellung von Schlagschatten: Grünbläuliche Schlagschatten der Früchte finden sich im intensiven Blau der Schale, die Gefäße aber werfen keine Schatten! So scheint die Fruchtschale von einem stärkeren Licht getroffen als die übrigen Bildpartien, von einem Licht, das auch den Römer noch halb erfaßt und dessen hellen Türkisreflex auf der Oberfläche des Kruges bewirkt.

Etwas Drängendes, eine übergegenständliche Dynamik schwer faßbarer Art durchzieht das Bild, läßt einzelne Ornamente wie verwischt erscheinen, hebt andere klarer geformt heraus. Der Blick verliert sich im Labyrinth der Farbbezüge und in den Widersprüchen der Gegenstandsprojektionen.

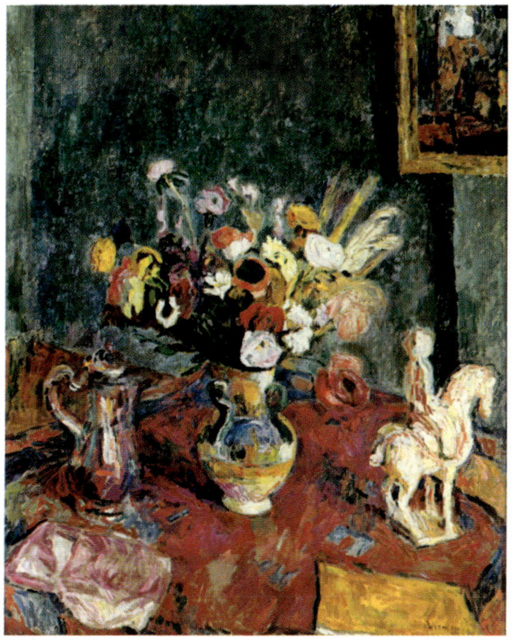

Stilleben mit Tang-Reiter, 1918
Öl/Lw, 91,6 x 73,9 cm
Saarland Museum Saarbrücken
Stiftung Saarländischer Kulturbesitz

Das farbig reichste und zugleich in seinem Aufbau klarste Bild der hier betrachteten Folge ist das »Stilleben mit Tang-Reiter« von 1918. Alle Bedingungen einer »Einheit des Kunstwerkes« sind hier erfüllt. Das Gemälde ruht farbig auf dem Kontrast von Rot und Grün, aber es ist dies hier der Kontrast eines dem Purpur zuneigenden, vielfältig in sich modifizierten Rot (im Tischtuch) zu einem sonoren, tiefen Grün (des »Grundes«, der »Wände« eines Innenraums). Er entläßt die Fülle der Farben in Blumen, Gefäßen, in Plastik und Buch. Sie gliedern sich in Gruppen, gemäß der Abfolge der Blumen vom Licht zur lichtabgewandten Seite, von Gelb- und Weißlich-Tönen, von Lila- und Rot-, Rot- und Grün-, Weiß- und Rot-Klängen zum Akkord von Rot, Weiß, Gelb, Rot, Gelb, Blau, über Dunkelgrün. Eine eigene Farbkomposition bildet die Vase mit Blau zu Orange und Gelb, begleitet von Weiß, Lila und Dunkelgrün. Aus ihr entwickelt sich im Licht die Stufung von Weißlich nach Rotbraun in der Reiterfigur und, im Schatten, die Farbigkeit der Kanne, aus Rotviolett über viele Farbstriche ins Immaterielle weißer Reflexe. Und aus den gelben Schattenpartien der Plastik leitet sich das Gelbbräunlich des Buches ab, aus dem Purpurrot der Kanne das Rosa und Weißlich des zarten Täschchens.
Ein meisterlicher Aufbau aus Farbrapporten bestimmt dieses Bild. Unmöglich, seinen farbigen Reichtum in einer Beschreibung auch nur annähernd zu erfassen!
Hinzu kommt eine Abstufung von Lichtgraden, die an Purrmanns Aussage über Corot denken läßt: »Corot hat den Malern ein System empfohlen, ein Motiv in seinen Helligkeits- und Dunkelheitswerten in Zahlen zwischen eins und zwanzig abzuschätzen und aufzuteilen, wobei eins als der dunkelste und zwanzig als der hellste Wert angenommen wird, zwischen denen alle anderen Werte festgesetzt werden müssen. Damit gibt er einen Hinweis zu einer gesicherten Bildordnung, die ja auch seine Bilder so großartig auszeichnet. Obwohl ich danach strebe, mein Bild in Kontrasten aufzubauen, bediene ich mich auch dieser Methode.«[13] In diesem Bild sind Farbkontraste und Helligkeitsstufung auf vollkommene Weise miteinander verbunden.
Neben Corot ist an Delacroix zu erinnern. Denn dieses Gemälde lebt aus dem farbgetragenen Helldunkel. Raumlicht entsteht aus der Dunkelheit des Grundes und der Konsequenz der Lichtführung (man beachte die Folgerichtigkeit der Schattenangaben!). Im Grün des Bildgrundes liegen dunkle Farbpartikel über einer helleren, bläulichen Unterschicht, die in kleinen Flecken durchscheint. Der Eindruck kann umschlagen, die Helligkeitspartikel erscheinen dann vor der Dunkelheit. Es entsteht eine Wirkung des Flimmerns, einer zarten atmosphärischen Bewegung.
Das Bild ist konsequent nach der Methode der Farbteilung, also gemäß dem »chromatischen Prinzip« gestaltet. Es setzt sich damit ab von Matisse und nähert sich dem Verfahren Cézannes – cézannisch wirkt die Landschaft als »Bild im Bild« –, mehr aber noch, in der Pracht und der schimmernden Vielfalt der Farben, an Delacroix' Farbgestaltung, auf der Cézannes Methode der Farbteilung aufbaut.[14]
Aber auch von der Matisseschen Kühnheit der Flächen-Raum-Verspannung[15] ist dieses Bild inspiriert: Das Landschaftsbild hängt über einer schwärzlich-dunkelgrünen vertikalen Schattenkante, also über einer Raumecke. Das Grün ist mithin zugleich flacher Grund und stellt eine Raumecke dar.[16]

Im Kontrast von farberfüllter Gegenstandsleere des Grundes zur farbig-formalen Vielfalt der Bilddinge, in der Freiheit der Farbbewegung, die gleichzeitig die Bilddinge modelliert, offenbart sich ein vollkommenes Gleichgewicht von Gegenstandsbindung und übergegenständlicher Bildeinheit.

Die um 1924 gemalte »Dorfstraße in Langenargen« kommt – im Rahmen der hier betrachteten Folge – einem Neuansatz gleich. Der pastose Farbauftrag in Flecken, die Mikrostruktur des »Stillebens mit Tang-Reiter« wird nun abgelöst von einer dünnen, transparenten Farberscheinung, welche die Helligkeit des Bildgrundes durchwirken läßt. Damit geht zusammen eine neue Bedeutung des Linearen – und dies in zweifacher Hinsicht: zum einen ist die Farbe nun in langgezogenen Strichen aufgetragen und wird so erfüllt von der Energie des Linearen, von Spannung und Dynamik, zum anderen treten nun eigenwertige Konturlinien auf.
Ein blauvioletter, in langer Kurve scharf begrenzter Schatten öffnet einen sogartig sich vertiefenden Bildraum, mit einer in Orange und Hellviolett aufleuchtenden Dorfstraße und sie begleitenden Häusern. Zwei Bäume stehen vor ihnen. Ihre linear betonten Zweige greifen wie verlangend zum Himmel aus. Der vordere wirft einen langen Schatten, dunkelblaugrün auf der Wiese, violett auf der Straße; der hintere bleibt ohne Schatten. Auch die Häuser werfen scharf begrenzte dunkle, violette Schatten. Ihre Eigenschatten aber sind eigentümlich hell gehalten. In dünnen, mit offenem Pinselstrich aufgetragenen Farben folgen hier einander Grau-, Braun-, Braungrau-, Bläulich-, Purpur-, Orangerot- und Graublautöne. Wie von innen heraus scheinen einzelne dieser einfachen Bauten zu erstrahlen. Hier nun greifen die linearen Konturen ein, in Schwarz, Braun und Rot.
Auf der linken Bildseite sind Figuren dargestellt: Ein Mann in Schwarz geht beziehungslos neben einer grauweißen, in das Grün der Wiese und das Lila der Straße fast sich auflösenden Frau. Dahinter wird ein zweites Paar sichtbar, eine Frau in Orangerot neben einer blauschwarzen Silhouette. Ein Mann, schwarz silhouettiert, die Hände auf dem Rücken, geht auf ein kleines graues Haus zu. Spannungen scheinen zu herrschen zwischen den Paaren, laden ein zu psychologischen Deutungen, wie ganz selten bei Purrmann.
Auch die Figuren werfen lange Schatten, violette auf die Straße, grüne auf die Wiese (doch ohne genaue Abgrenzung). Neben dem vorderen Paar tut sich, auf der Grenze zwischen der orangetonigen und der violetten Straßenhälfte, eine merkwürdige gelbe Ovalform auf. Der violette Baumschatten reicht in dieses Gelb hinein, die Schatten von Mann und Frau führen seinen Bewegungszug nach links weiter.
Der weite Himmel wird durch grünliche und blaue Farbstriche in gebrochenen Kurven strukturiert. Still steht in ihm eine grünlichweiße Wolke. Eine tiefstehende Sonne hellt rechts den Himmel weißlich auf. Sie ist Ursache der langen Schatten, aber diese treten mit eigenem Ausdruck, eigener Wirkkraft auf.
Was veranlaßt einen Künstler, der, so scheint es, ganz aus der Farbe heraus arbeitet, zu einer derartigen Betonung des Linearen im Bilde?

Dorfstraße in Langenargen, um 1924
Öl/Lw, 45,5 x 55,5 cm
Saarland Museum Saarbrücken
Stiftung Saarländischer Kulturbesitz

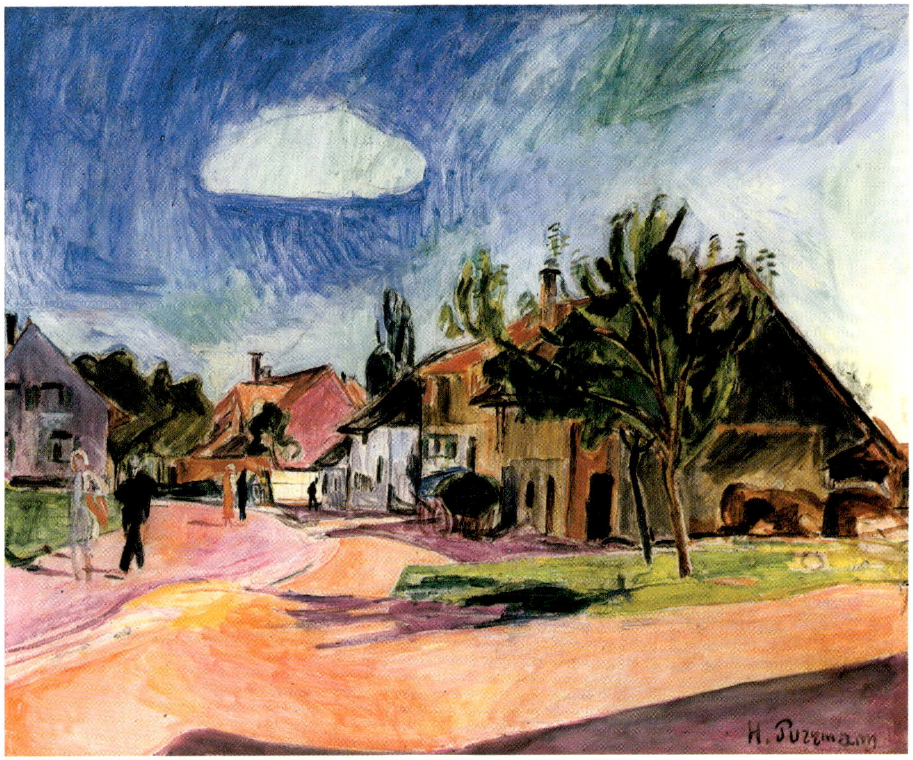


Purrmann geht es nicht, wie Matisse, um Trennung von Farbe und Linie, wegen einer »Reinheit der Mittel«. Auch sind bei ihm Schwarzkonturen nie Teile eigenwertiger Schwarzflächen wie bisweilen bei Matisse.[17] Noch dienen hier Schwarzkonturen als Dunkelsäume dem Leuchten der Farben, wie etwa bei Georges Rouault oder auch in einigen Bildern Gabriele Münters oder Alexej von Jawlenskys.

In Farbgebung, Raumgestaltung und psychischer Intensität erinnert dieses Bild Purrmanns an Werke Edvard Munchs. Munch (und Picasso) waren für Purrmann »graphische Künstler«: »Ausgesprochen graphische Künstler sind Munch und Picasso, auch wenn sie malen. Ich habe vor ihren Bildern nie einen anderen Eindruck gehabt. Ihre Ideenwelt und ihre Anschauung ist eine rein graphische, auch die Ölfarbe verwenden beide zu einem graphischen Element; was ein Maler zu geben hat und im Beschauer auszulösen wünscht, bleibt bei ihm stumm«, schrieb Purrmann 1922 in seinen »Formlosen Notizen über Graphik«.[18] Es ist dies ein, besonders für Munch, unangemessenes Urteil.[19] Purrmann hat sich, soweit ich sehe, nicht geäußert über die Verwendung graphischer, linearer Mittel in seiner eigenen Malerei. Ab den zwanziger Jahren läßt er in seinen Gemälden häufig farbige und lineare Elemente einander durchflechten. Es könnten auch hier, bei einer umfassenderen Untersuchung, unterschiedliche Wirkungen gefunden werden. In vorliegendem Bilde aber dient das lineare Element – als eigenwertige Kontur wie als graphische Strukturierung der Farbe – einer psychischen Intensivierung des Bildgefüges.

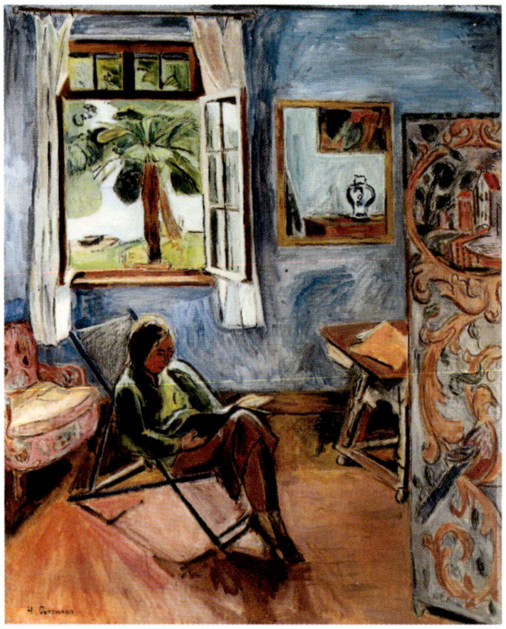

Interieur mit Mädchen im Liegestuhl, 1928
Öl/Lw, 101 x 81 cm
Saarland Museum Saarbrücken
Stiftung Saarländischer Kulturbesitz

Im »Interieur mit Mädchen im Liegestuhl« greift Purrmann 1928 erneut ein Matissesches Bildmotiv auf, und nicht nur im Motiv, sondern auch in der Bildanlage kommt er seinem ehemaligen Lehrer wiederum ganz nahe.

Aber wie anders ist die Farbigkeit! Anstelle ruhiger, kraftvoll ausgebreiteter, intensiver Farben wie bei Matisse erscheinen bei Purrmann eigentümlich dünne, entsubstanzialisierte Farben: ein wässriges Blau in der Zimmerwand, ähnlich entkörperlichte Brauntöne in der Bodenzone, und in der großornamentierten »Spanischen Wand« dünne Grau-, Graurosa-, Grauorangetöne und aquarellartige Bläulich-, Rot- und Grünbezirke.

Die Methode einer »graphischen Durchdringung« der Farbe, wie sie zuerst in der »Dorfstraße in Langenargen« begegnete, wird hier weitergeführt, wobei die Farbintensität gedämpft und die farbige Helldunkelspannung zugunsten einer einheitlichen mittleren Helligkeit zurückgenommen erscheint.

Ein offener, stellenweise heftiger Auftrag versetzt die Farben in Unruhe und zerreißt gegenständliche Einheiten. So wird die linke Hälfte des Bodens von erregten rosabraunen Farbstrichen durchzogen, die rechte dagegen mehr horizontal strukturiert und in einen braunen und gelbbräunlichen, schwärzlich verdunkelten »Schatten«-Bezirk gegliedert. Zwischen den Beinen des Liegestuhls scheint die Bodenfläche wie nach vorne ausgespannt. Es bildet sich eine eigenwertige Form mit Dunkelgrenzen links hinten und rechts vorne. Die Lesende ist darin eingebettet. Der Sessel hinter ihr variiert ihre Gestalt, sein Rosaton steht im Komplementärkontrast zum Grün ihrer Jacke. Alle Farb- und Formrapporte wirken hier inhaltlich, thematisch bestimmt.

Dem Fensterausblick antwortet, auf gleicher Bildhöhe, das oberste Motiv der Stellwand, und diesen Freiräumen entgegnet das »Bild im Bild«, das Stilleben mit seinem leeren, bläulichgrünen Grund, einer Wand, die im Farbton Wasser assoziieren läßt und so der Wasserfläche im Fensterausblick entspricht.

»Innen« und »Außen« können tauschen, gehen ineinander über, werden ambivalent in ihren Charakteren.

Eine derartige Irrealisierung der Raumunterscheidung ermöglicht die besondere Erscheinungsweise der Farben in diesem Bild, ihr Wässrig-Dünnes, aber auch Wässrig-Bewegtes, Flutendes.

Es herrscht keine warme, volle Beleuchtung, sondern ein in den Farben verborgenes und ihnen gleichwohl fremdes Licht, ein Licht, das die Farben aus dem Grunde her durchdringt und ihnen gerade damit ihr eigenes Licht, das spezifische Farblicht nimmt – das aber für Matisse die Grundlage seiner farbigen Bildgestaltung war: »Ich hatte mit diesen Farben meinen Lichtakkord und auch die Reinheit in der Färbung erreicht«, dieser Ausspruch Matisse' zu seinem Bild »La Musique« sei hier wiederholt.

Stille ist nur im Motivischen gegeben, in der Stimmung des Bildes aber wirkt diese Stille wie von Unruhe erfüllt, bedingt durch das Expressive des Farbauftrags, das stellenweise Fahle, ja Ausgebleichte der Farben, die Spannung zwischen Farbe und linearen Konturen.

Ihr Grün entrückt die Lesende in die Landschaft mit der Palme. Ihre Gedanken jedoch erscheinen in eine unbestimmte Ferne zu fliehen. Der Ort um sie gerät in eine ziellose Erregung, wird zur halb irrealen Dimension ihres schweifenden Träumens.
Aber es ist ein von Erinnerung an Gegenständliches erfülltes Träumen, kein Sichversenken in den Raum der Innerlichkeit selbst, in den »espace noir«, wie in Matisse' »Liseuse sur fond noir« von 1939, aufbewahrt im Pariser Musée National d'Art Moderne.[20]

Das Gemälde »Florenz, von der Villa Romana aus gesehen«, 1940 entstanden, zeigt über weite Strecken hin eine wiederum größere Dichte der Farbigkeit. Ihr entgegnen jedoch transparent-graphisch behandelte Partien. Das heißt, es herrscht ein Nebeneinander unterschiedlicher Darstellungsverfahren.
Zuerst macht sich ein Gegensatz in der Behandlung von Licht und Schatten bemerkbar. Den tiefen, ins Schwarzgrüne versinkenden, »unfarbigen« Schatten der Zypressen kontrastiert das fast Schattenlose der Baum- und Buschzonen ganz vorne links und rechts. Hier breiten sich helle Grüntöne aus, in warme und kühle Varianten differenziert, stellenweise über gelblichem Grund als Flecken aufgebracht oder im Wechsel mit hellem Orangerosa. Die Formgebung wird zumeist über Farbtönen schwebenden dünnen schwärzlichen Linien überlassen oder Farbflecken, die jedoch die insgesamt flächenhafte Erscheinung dieser Partien nicht beeinträchtigen.

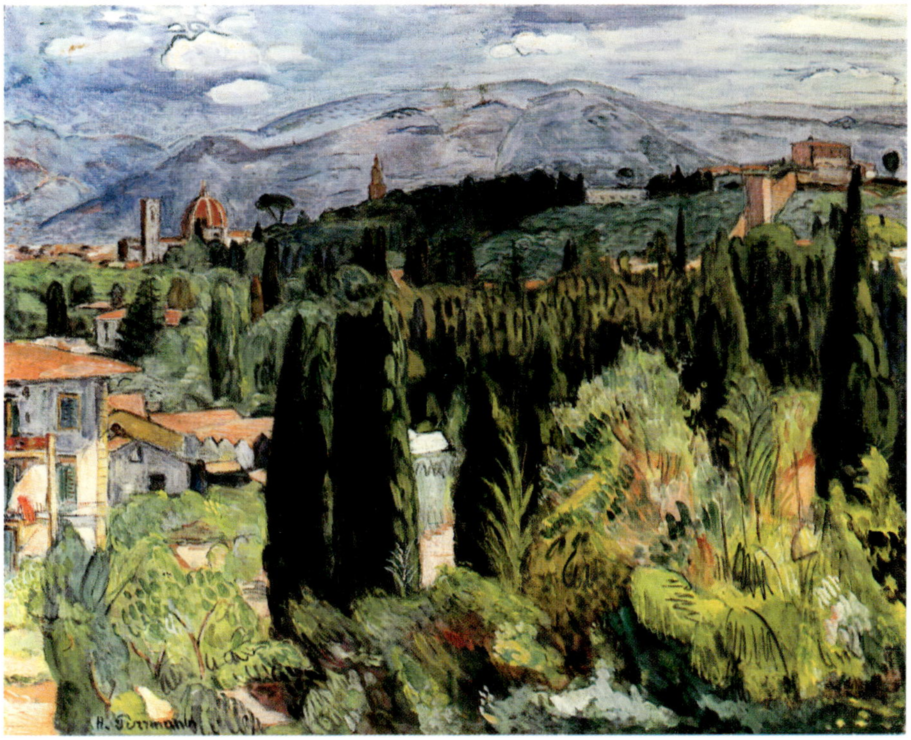

Florenz von der Villa Romana aus gesehen, 1940
Öl/Lw, 65,5 x 81,5 cm
Saarland Museum Saarbrücken
Stiftung Saarländischer Kulturbesitz

Die Zypressen aber wirken, dank ihrer ausgeprägten schwärzlichen Verschattung, als schwere, massige Gebilde. Die Gebäude links erscheinen in einem wiederum anderen Licht. Das Lineare ist hier zurückgenommen, graubläuliche Schatten mittlerer Helligkeit liegen auf dem transparenten Orange-Weiß der Mauern, das sich in den Orange-Zinnobertönen der Dächer und des Balkonmobiliars farbig verdichtet.
Es folgen Zonen abwechselnd wärmeren und kühleren Grüns für Bäume und Felder, mit einer Formbezeichnung weithin durch lineare Strukturen, Folgen flacher vertikaler und horizontaler Kurven. Durchsetzt wird das Grün vom gedämpften Braun, Violettbraun, Grau- und Rotbraun der Architekturen.
Und abschließend das Blau und Blauviolett der Berge, erneut gegliedert durch lineare flache Kurven. Im verhaltenen Blau des Himmels schweben linear begrenzte Wolken. Von atmosphärischer Wirkung mithin keine Spur!
Matisse ist nun fern, und noch ferner Cézanne mit der kristallinischen Farbmodulation seiner Landschaften.
Die »Einheit des Kunstwerkes« ist für Purrmann jetzt vereinbar mit der offenen Präsentation bildnerischer Gegensätze, ja Widersprüche.

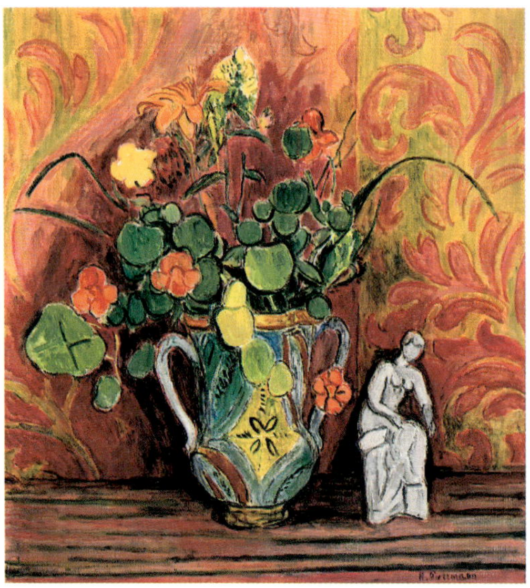

Kressestilleben mit Figur, um 1952
Öl/Lw, 79 x 71,5 cm
Saarland Museum Saarbrücken
Stiftung Saarländischer Kulturbesitz

Gebrochene, gedämpfte und linear begrenzte Farben herrschen im »Kressestilleben mit Figur«, das Purrmann um 1952 malte. Bräunliches Purpurrosa und gedämpftes Olivgelb und Olivgrün bestimmen den Bildgrund und die heftig ausgreifenden Ornamente darin (die eine Vertikale kaum merkbar teilt).
Dem linearen Element kommt eine bedeutende Rolle zu. Das Grün der Blätter wird umzogen, ja gefangen von Konturen in Schwarz und Schwarzgrün – im Kontrast dazu erscheint eine gelbe Blume als nahezu konturloser, ungegliederter Farbfleck. Die Vase umgrenzen rotbraune und schwarze Linien, die Ornamente des Bildgrundes rosatonige Konturen.
Die Linien werden häufig unterlegt und begleitet von Weißsäumen, von ganz schmalen hellen Linien, die den Konturen (wie auch dem ganzen Vasenkörper) etwas Unruhig-Glitzerndes verleihen.
Eine übergegenständliche Farbbewegung erfüllt das Bild, ein halb verborgenes Drängen und Pulsieren. Das Rot der Blumen scheint herauszuwachsen aus dem Bräunlichrosa des Ornamentgrundes. Das Grün der Blätter drängt zum Grüngelb im Mittelmotiv der grünlichblauen Vase. Die Farbtöne des Grundes bilden enge Intervalle verhaltener Expressivität. Der unbestimmten Farbdynamik kontrastiert die lineare Grenzsetzung. Die Abfolge der Horizontalen läßt die Bodenzone leicht gewölbt erscheinen. Unfest steht darauf die Vase, unfest die Frauenfigur.
Um die Vase breitet sich tiefrote, stellenweise schwärzliche Dunkelheit aus, die Figur umfaßt eine schwärzliche Schattenform. Deren linke Kontur bildet eine entschiedene Schräge, die Dunkelzone bricht links der Vase in annähernd gerade geführten Grenzen um. Ein Moment von Geometrisierung klingt an.
In den Dunkelzonen scheint sich der Bildgrund einzutiefen. Nicht in ruhiger, gelassener Flächenausbreitung stellen sich die farbigen Bildgegenstände hier dar, sondern unbe-

stimmt schwebend zwischen Fläche und Raum, erfüllt von den halb verborgenen Dissonanzen der Farbbewegung und der farbfremden Konturbegrenzung.

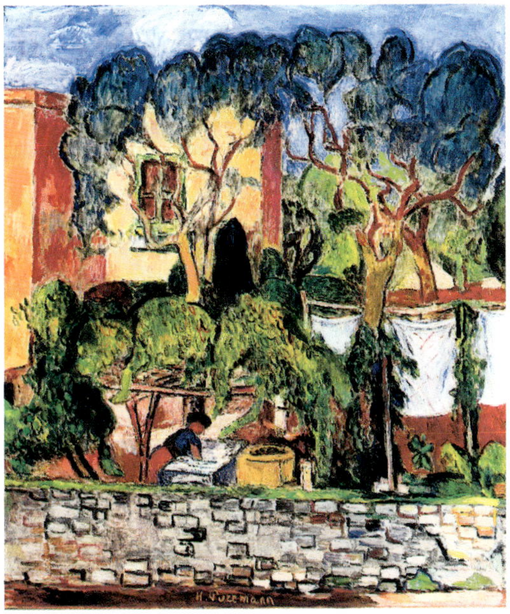

Wäscherinnen in Levanto, 1962
Öl/Lw, 67,6 x 56,6 cm
Saarland Museum Saarbrücken
Stiftung Saarländischer Kulturbesitz

Das letzte der hier betrachteten Gemälde, die »Wäscherinnen in Levanto« von 1962, ist gekennzeichnet durch eine gesteigerte Ornamentalisierung der Bildgestalt. Das Bild wirkt flächig, gleicht darin einer Tapisserie. Bildraum entsteht durch Überschneidung außen- und binnenkonturierter Farbflächen, durch Farbsilhouetten, wobei jedoch der Unterschied zwischen gegenstandsbezeichnendem »Muster« und »Grund« (als Restform zwischen den Gegenstandsformen) immer spürbar bleibt (selbst im aufflackernden Gelborange der Hauswand).

Zudem machen sich die Linien jetzt noch stärker als eine eigene Stimme geltend, und mit ihnen die andere Zeitlichkeit des Linearen. In der Linienstruktur überwiegen Kurven. Die Kurven scheinen erfüllt von Hast, Unruhe, Erregung. Die Farben, das Grün der Bäume und Büsche, das Ockergelb, Ockerrot und Grau der Wände und Mauern, das weißliche Blau der Wäsche und das dichte Blau des Himmels, wirken ruhiger. Zwar erscheinen auch sie in sich bewegt, jedoch in einem verhalteneren Rhythmus. Ihre Stufungen verdichten die Volumina auf das Maß des Flachreliefs, und niemals verwischt sich die Differenz zwischen Farbkontur und innerflächigem Farbwechsel. Schwärzliche Konturen, die den umgrenzten Farben fremd bleiben, stehen neben braunen und bläulichen, den farbigen Flächen verwandten.

Das Bildornament verschleiert Spannungen, ja Dissonanzen zur Gegenstandsprojektion nicht – so etwa beim Verhältnis des leicht von oben gesehenen, perspektivisch verkürzten Dachrostes (unter dem die Wäscherinnen arbeiten) zum Flächigen der darauf sich ausbreitenden Vegetation.

Das Bild kreist in sich selbst und schließt sich vom Betrachter ab. Eine hermetisch stilisierte Welt zeigt und verbirgt sich.

Werner Haftmann charakterisierte Purrmanns Kunst anläßlich des siebzigsten Geburtstages des Malers als »eine spürbar deutsche Interpretation der Kunst von Matisse, die das lyrische Moment in den Gegenständen der Natur stärker empfand. Sie war gegenständlicher als die Melodik Matisse', sie war deutscher. ... Für diese rein im Ästhetischen wurzelnde große geistige Leistung haben wir häufig nicht das genügend ausgebildete Organ der Wahrnehmung ...«[21]

Was ist das Ästhetische bei Purrmann? Zwei Momente seien herausgehoben: die Orientierung auf die Gegenstände der sichtbaren Natur und die Fundierung im »Geschmack«.

Kants »Analytik der ästhetischen Urteilskraft« setzt ein mit der Feststellung des Paragraphen 1: »Das Geschmacksurteil ist ästhetisch«, und erläutert diese Aussage folgendermaßen: »Um zu unterscheiden, ob etwas schön sei oder nicht, beziehen wir die Vorstellung nicht durch den Verstand auf das Objekt zum Erkenntnisse, sondern durch die Einbildungskraft ... auf das Subjekt und das Gefühl der Lust oder Unlust desselben. Das Geschmacksurteil ist also kein Erkenntnisurteil, mithin nicht logisch, sondern ästhetisch, worunter man dasjenige versteht, dessen Bestimmungsgrund nicht anders als subjektiv sein kann. ... Hier wird die Vorstellung gänzlich auf das Subjekt, und zwar auf das Lebensgefühl desselben, unter dem Namen des Gefühls der Lust oder Unlust, bezogen ...«[22]

Das »Ästhetische« gründet, kantisch verstanden, im »Lebensgefühl«, ist mithin nicht einzugrenzen auf das bloß »Geschmackvolle« im vordergründigen Sinne.

Purrmanns »Lebensgefühl«, zumindest eine aufschlußreiche Facette davon, äußert sich in einer eigentümlichen Passage seiner Abhandlung »Wandel ist der Künste Weg«. Hier heißt es: »Die ›Inquiétude‹, die hauptsächlich unser Schaffen bedrückt, wird einmal das Merkmal unserer Zeit sein. Ungewißheit ist es, das Mysterium des eigenen Schaffens, das jeden Künstler in eine Einsamkeit stellt und von ihm eine individuelle Arbeit fordert und einen gemeinsamen Stil nicht kennt, trotz der Nachfolge, die Cézanne, Matisse und Picasso fanden ...«[23]

Purrmann sprach hier von der »individuellen Arbeit« jedes einzelnen Künstlers, also von der Bedeutung der »Subjektivität«, und von »Inquiétude« als Merkmal »unserer Zeit«. Es scheint mir fraglich, ob »Inquiétude« in dieser Weise zu generalisieren sei – gewiß aber spricht sich hier Purrmanns eigene »Inquiétude« aus, seine eigene Unruhe, die seine Werke mitteilen in den Spannungen und verhaltenen Dissonanzen zwischen Farb- und Liniengestaltung, zwischen Gegenstandsdarstellung und Bildeinheit, in den Widersprüchen der Darstellungsmethoden einiger seiner Bilder.

Purrmanns Werke sind nicht, wie die von Matisse, bestimmt durch »Gleichgewicht, Reinheit und Ruhe«, sondern, in der Dimension des Ästhetischen, bewegt von »Inquiétude«, von einer Unruhe und einem Suchen, das die Motive der sichtbaren Natur verwandelt. Nicht in sich selbst gegründet erscheinen diese, sondern geschaffen aus der Vollmacht des Künstlers, wie umgekehrt der Maler bedingt bleibt durch die Phänomene der Wirklichkeit. In diesem nie zur Ruhe kommenden Wechselbezug erfüllt sich Purrmanns Kunst.

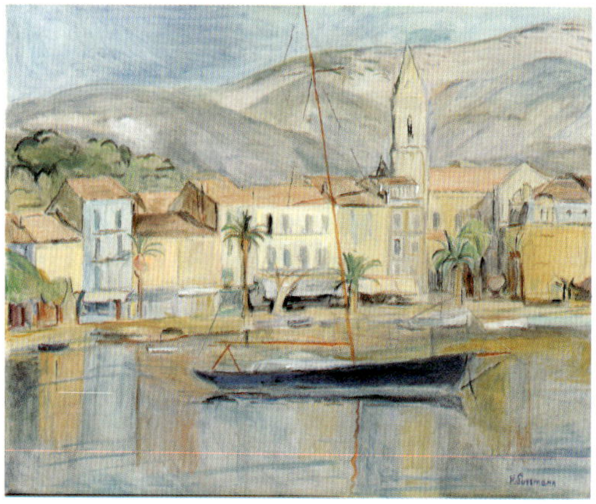

Hafen von Sanary, 1931
Öl/Lw, 54,7 x 66 cm
Museum der bildenden Künste Leipzig

1 In: Leben und Meinungen des Malers Hans Purrmann. An Hand seiner Erzählungen, Schriften und Briefe zusammengestellt von Barbara und Erhard Göpel, Wiesbaden 1961, S. 354f.

2 Ebenda, S. 97–99.

3 Vgl. dazu: Klaus Schrenk: Genauigkeit ist nicht Wahrheit. Ausführungen zur Farbtheorie von Henri Matisse, in: Henri Matisse, Ausstellungskatalog Kunsthaus Zürich, Städtische Kunsthalle Düsseldorf 1982/83, S. 20–25. – Lorenz Dittmann, Anmerkungen zur Farbe bei Matisse, in: Henri Matisse, Das Goldene Zeitalter, Ausstellungskatalog Kunsthalle Bielefeld 1981, S. 49–64. – Ders.: Arabeske und Farbe als Gestaltungselemente bei Matisse, in: Florilegium Artis. Beiträge zur Kunstwissenschaft und Denkmalpflege, Festschrift für Wolfgang Götz, Saarbrücken 1984, S. 28–34.

4 Zitiert nach: Henri Matisse, Farbe und Gleichnis. Gesammelte Schriften, hrsg. von Peter Schifferli, Frankfurt/M., Hamburg 1960, S. 12f., 22, 24. – Der französische Text in: Henri Matisse, Écrits et propos sur l'art. Texte, notes et index établis par Dominique Fourcade. Nouvelle édition revue et corrigée, Paris 1972, S. 42, 48, 49f.

5 Zitiert nach: Henri Matisse, Farbe und Gleichnis, S. 43f. – Henri Matisse: Écrits et propos sur l'art, S. 94, 96.

6 Vgl. Göpel 1961, S. 31, 143f., 145, 294, 329, 349, 350 u.ö.

7 Ernst Strauss, Koloritgeschichtliche Untersuchungen zur Malerei seit Giotto und andere Studien, hrsg. von Lorenz Dittmann, München, Berlin 1983, S. 170 (Nachbetrachtungen zur Pariser Cézanne-Retrospektive 1978, S. 163–183).

8 Vgl. Strauss, s. Anm. 7, S. 11–26, Zur Wesensbestimmung der Bildfarbe. Die Definition des »koloristischen Prinzips« lautet: »Dominiert im Gesamteindruck einer Malerei offensichtlich die Buntkomponente der Farben, so stehen diese, unabhängig von ihrem Buntheitsgrad, ihrer Anzahl, Ausbreitung und Lage, über das ganze Bild hin in Kontrasten zusammen, deren Stärkegrad sich nach Größe der Abstände zwischen den einzelnen Buntheiten bemißt, die selbst wiederum durch kleinere Stufen von Buntheiten unterteilt oder miteinander verbunden werden. Jeder dieser Buntheiten kommt ein durch Kontrastgrenze oder Konturlinie deutlich definierter Bezirk im Bildfeld zu. Das Bildlicht geht ... aus der Totalität der Eigenhelligkeit sämtlicher Bildfarben hervor.« (S. 24) Bei der Anwendung des »chromatischen Prinzips« dagegen »werden die kontrastierenden Buntwerte nicht als mehr oder weniger ausgebreitete einfarbige Flächen eingesetzt, ... sondern entweder als subtile Abstufungen, Nuancierungen eines vorgegebenen Farbwertes – oder aber auch als eine Mikrostruktur aus Partikeln und kleinsten Fleckenformen unterschiedlicher Farbe.« (S. 25)

9 Zitiert nach : Paul Cézanne, Über die Kunst. Gespräche mit Gasquet und Briefe. Mit einem Essay ›Zum Verständnis des Werkes‹ und einer Bibliographie, hrsg. von Walter Hess, Hamburg 1957, S. 75f., 79. – Der französische Text in: Conversations avec Cézanne. Edition critique presentée par P.M. Doran, Paris 1978, S. 16, 36, 63. – Paul Cézanne, Correspondance, recueillie, annotée et préfacée par John Rewald. Nouvelle édition revisée et augmentée, Paris 1978, S. 314. – Dazu auch Lorenz Dittmann, Farbgestaltung und Farbtheorie in der abendländischen Malerei. Eine Einführung, Darmstadt 1987, S. 299–305.

10 Matisse, Farbe und Gleichnis, S. 105. – Matisse, Écrits et propos sur l'art, S. 258. – Vgl. dort auch den Abschnitt: L'éternel conflit du dessin et de la couleur, S. 155–207.

11 Hans Purrmann: Im Licht der Farbe. Stilleben, Akte, Interieurs, hrsg. von der Gerhard-Marcks-Stiftung. Bremen 1995, S. 44 (Elke Hergert), S. 26 (Lisbeth Jans nach Susanne Thesing).

12 Bislang wurden Purrmanns Vorbilder nur im Motivischen genauer erforscht, vgl. etwa Heinz Höfchen, »Purrmann nach Matisse« – Bemerkungen zur Bilderfindung in der Druckgraphik Hans Purrmanns, in: Matisse und seine deutschen Schüler, Ausstellungskatalog Pfalzgalerie Kaiserslautern, Ostdeutsche Galerie Regensburg, Kaiserslautern 1988, S. 215–223. – Angela Heilmann: Bildgegenstände und Bildvorstellungen – Bemerkungen zur Motivwahl bei Hans Purrmann, in: Hans Purrmann. Stilleben, Akte, Interieurs, Ausstellungskatalog Kunstverein Speyer, Städtisches Museum Lindau, Heidelberg 1990, S. 11–23.

13 Göpel 1961, S. 328.

14 Hierzu: Ernst Strauss, Zur Frage des Helldunkels bei Delacroix, in: Koloritgeschichtliche Untersuchungen, S. 135–151. – Lorenz Dittmann, Farbgestaltung und Farbtheorie in der abendländischen Malerei (wie Anm. 9), S. 283–289.

15 Etwa in Matisse' Stilleben »Fleurs et céramique« von 1911 im Frankfurter Städel.

16 Die Raumsituation erhellt das den gleichen Ort, Purrmanns Berliner Wohn-Atelier am Lützow-Ufer, genauer darstellende »Interieur mit Tang-Reiter« von 1917 in Privatbesitz (abgebildet in: Hans Purrmann, Im Licht der Farbe, S. 87).

17 Etwa in dessen Bild »Le peintre dans son atelier« von 1917 im Musée National d'Art Moderne, Paris (abgebildet z. B. in: Henri Matisse, Das Goldene Zeitalter [wie Anm.3], S. 52).

18 Zitiert nach: Göpel 1961, S. 162.

19 Vgl. dazu: M.Barbara Schütz, Farbe und Licht bei Edvard Munch, Dissertation Saarbrücken 1985.

20 Abgebildet etwa in: Henri Matisse, Das Goldene Zeitalter (wie Anm.3), S. 56.

21 Zitiert nach: Edmund Hausen, Der Maler Hans Purrmann, Berlin 1950, S. 92 (aus Werner Haftmanns Artikel in der »Zeit« vom 20. 4. 1950).

22 Zitiert nach: Immanuel Kant, Werke in sechs Bänden, hrsg. von Wilhelm Weischedel, Band V, Darmstadt 1957, S. 279.

23 Göpel 1961, S. 338.

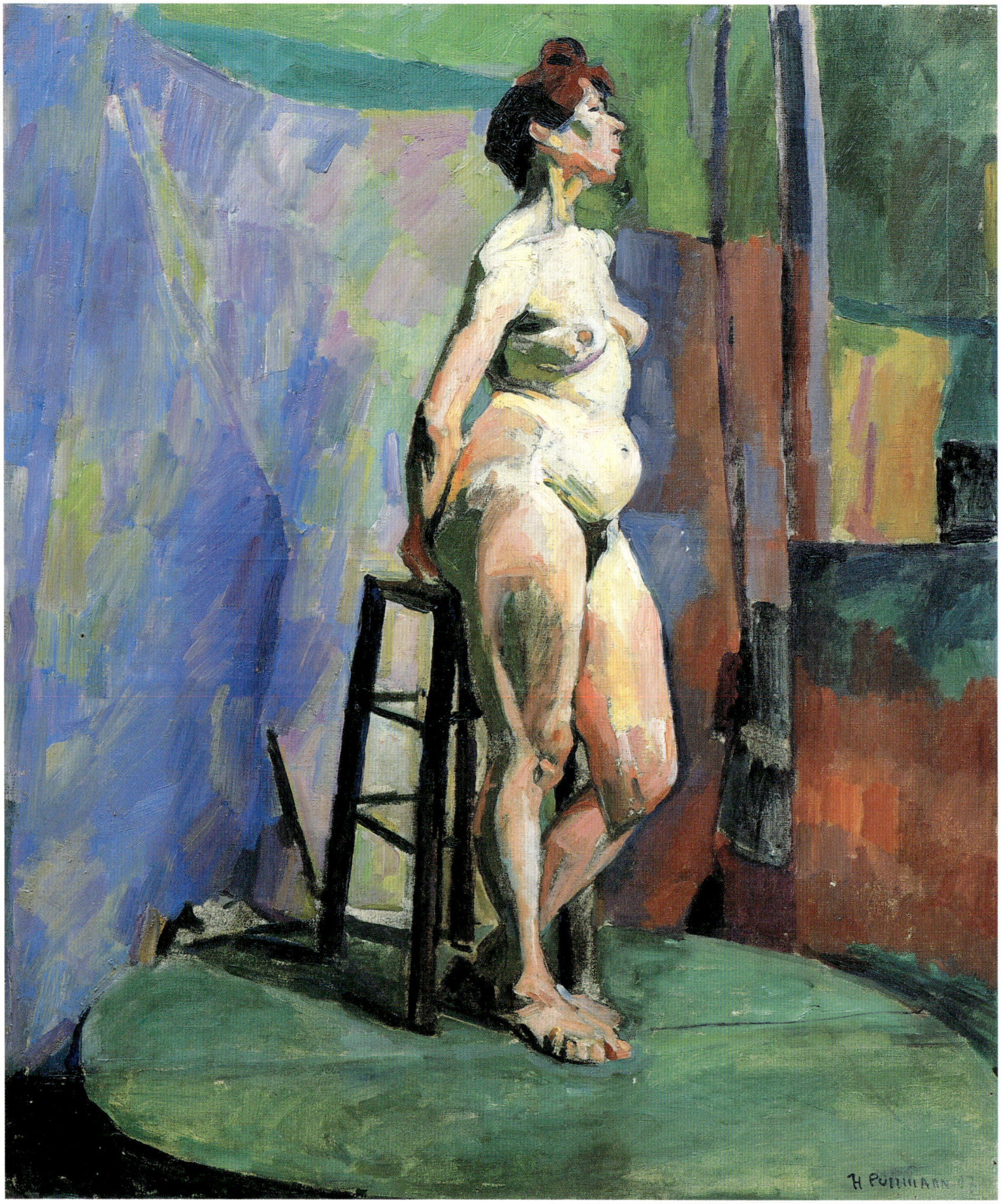

Atelierakt, stehend, Paris 1907

Öl/Lw, 65 x 54,5 cm

Privatbesitz

# Hans Purrmanns Bildkonzept

Meinrad Maria Grewenig

Ende 1907 malt Hans Purrmann im Atelier Colarossi in Paris den stehenden Akt (s. Seite 46). Obwohl die Kunst Purrmanns bereits vorher unverwechselbar und eindeutig ist, markiert dieses Gemälde die entscheidende Wende hin zu dem »Purrmann«, der uns allen geläufig ist und der seinen eigenen besonderen Weg zwischen Impressionismus und Fauvismus gefunden hat. Auch läßt er mit dem Bild »Stehender Akt« die vom deutschen Impressionismus beeinflußte »Pinselstrichtechnik« hinter sich.
Der »Liegende Akt« aus dem gleichen Jahr (s. Seite 48) verdeutlicht dies. Zwar schon in Paris entstanden, verbindet er sich – bei aller Dramatik der Bildanlage – immer noch sehr mit den in Berlin gemalten, mehr impressionistischen Gemälden Purrmanns, wie etwa der »Polnischen Kunstreiterin« (s. Seite 65). Die Oberfläche des Körpers ist ebenso wie die Wand, die rote Sofadecke und die Kissen aus vielen Pinselstrichen gebildet, in denen immer wieder das »Licht« als Blau durchscheint. Die Farbstriche sind dicht und kompakt neben- und übereinandergesetzt. Sie formieren das angeschnittene Bücherregal, die Wand, sie umformen den liegenden nackten Frauenkörper, die Kissen, das Sofa und das weiße Tischtuch vorne. In dem Augenblick, in dem der Blick des Betrachters ein körperhaftes Element im Bild erfaßt, wird dieser, vermittelt durch die farbig vibrierenden Striche, weitergeleitet und in Bewegung gesetzt. Die gegenständliche Präsenz des offen daliegenden, hellen Frauenkörpers auf dem tiefroten Untergrund entzieht sich dem Betrachter und läßt das Nebeneinander eines vielfältigen, unterschiedlich ausgerichteten, heftigen, simultanen Sinneindrucks zurück. Die Präsenz des Körperlichen und die überbordende, sinnliche Anwesenheit eines delikaten Farbkosmos findet sich bereits in den thematisch anderen früheren Gemälden. In dem Bild »Wochenmarkt in Speyer« 1903 (s. Seite 10), präsentiert sich, ganz in »buntes Braun« getaucht, die Speyerer Maximilianstraße mit Blick auf den Dom. Die Häuserzeilen links und rechts umfangen das »Gewimmel« der Menschen und Stände. Die grob und schnell gesetzten Pinselstriche formieren sich zu einem großen rhythmischen Zentrum, dem die Abfolge der Häuser antwortet. Was auf den ersten Blick wie eine planmäßig angelegte räumliche Stadtlandschaft erscheint, offenbart sich beim näheren Betrachten als ein in der Bildfläche organisierter Kosmos bewegter Klein- und Mikrozentren, die in der Komplexität ihrer offenen Anlage nicht zu überschauen sind. Hans Purrmann gibt in diesem Gemälde die topographische Situation des Wochenmarktes in Speyer, formuliert aber gleichzeitig auch ein bildliches Äquivalent für die lebendige Vielfalt dieses Speyerer Marktes. Geschehen, Lokalität und die Ereignisse dort sind nicht gleichzeitig zu erfassen. Die sinnliche Macht der Erscheinung übersteigt die Möglichkeiten menschlicher Abneigung durch das Sehen.
In dieser Konzeption verbindet sich der »Liegende Akt« aus der Pariser Zeit und die Stadtlandschaft des »Wochenmarkts« in Speyer. Hierauf scheinen auf den ersten Blick auch die Bildprinzipien zu gründen, die Purrmann noch näher an die Position des Impressionismus heranrückt. Die Auflösung des Bildes in einzelne, selbständige Farbflecken, die durch die Sehleistung des Betrachters synthetisiert werden, entspricht der impressionistischen Bildauffassung. Gerade in der Art der Zerlegung der Bildelemente offenbart sich Purrmanns unterschiedlicher Ansatz und seine Nähe zu den großflächi-

gen Formen der Fauvisten und Expressionisten. Gottfried Boehm hat in seiner Analyse der Landschaftsmalerei Claude Monets »doppelte Optik« der Bildkomposition aufgezeigt. Er spricht von »derjenigen des gemeinsamen Sujets und derjenigen des unscharfen Fleckenteppichs«. »›Doppelt‹ ist die Optik nicht insofern, als wir einerseits ›Dinge‹ sehen und andererseits unscharfe ›Bildelemente‹, sondern doppelt ist sie, insofern sich alles, was erscheint, unter Bedingungen der Unschärfe zeigt.«[1]

Hans Purrmann fordert vom Betrachter ebenfalls eine hohe Integrationsleistung des Sehens, sie unterscheidet sich jedoch grundlegend von der impressionistischen Sicht eines Claude Monet, aber auch der eines Paul Cézanne[2] sowie der Max Slevogts, eines Lovis Corinth und eines Max Liebermann[3]. Aus der Fernsicht erwecken der Akt und der Wochenmarkt den Eindruck einer von Licht, Transparenz und Atmosphäre geprägten Situation. Der Nahblick auf die Grundgegebenheiten der Malerei offenbart jedoch eine andere Stofflichkeit – nämlich die der Farbsubstanz. Die Farbflecken spannen ein überfigurales Bildnetz auf. Damit zeigt Hans Purrmann deutlich, daß seine Kunst nicht mit der Vorstellung operiert, daß die einzelne Partie des Bildes auch die Gesamterscheinung verkörpern muß. Die vielfältige, sinnliche Präsenz der gerichteten Farbstriche mit ihren dynamischen Impulsen entwickelt gegenüber der »gebauten« oder »atmosphärischen« Gesamterscheinung eine eigene, neue Bezugsqualität. An die Stelle des Faktischen und Greifbaren tritt bei Purrmann das im Bild Wirkende.

Der »Stehende Akt« von 1907 (s. Seite 46) ist gegenüber früheren Arbeiten in seiner Mikrostruktur beruhigter, Farbflecken bilden das Bildgerüst. Ohne den Raum in seiner Tiefe zu strukturieren, stellt Purrmann das pralle, nackte Modell ins Zentrum seines Bildes. Der helle Körper hebt sich vom farbigen Grund deutlich ab, ohne seine eigene Qualität als farblicher Leib[4] zu leugnen. Ähnlich wie bei den früheren Arbeiten wurde durch die Setzung der Farbflecken und ihre Einfügung in den Farbkosmos des Bildrau-

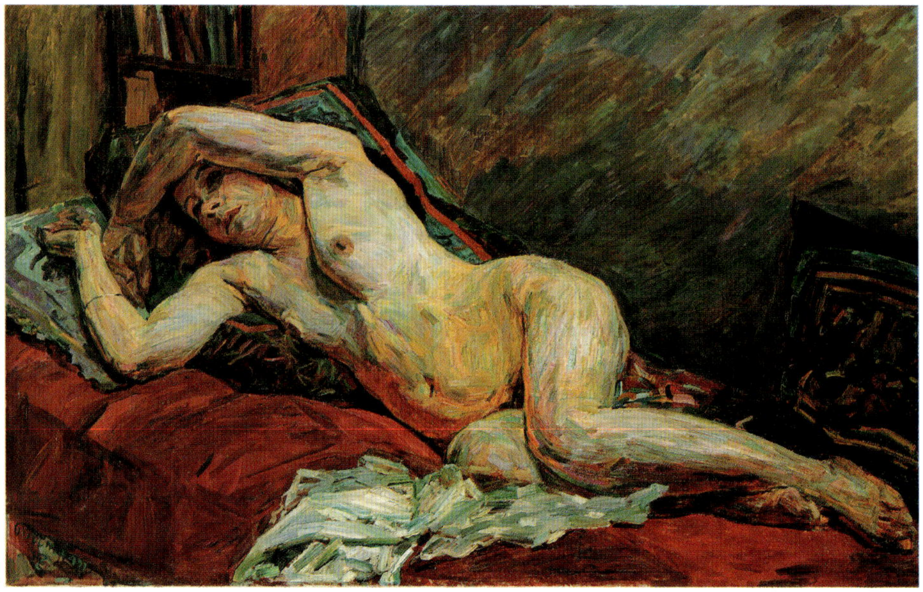

Liegender Akt nach links, den Arm über dem Kopf,
Paris 1907
Öl/Lw, 88,5 x 138 cm
Privatbesitz

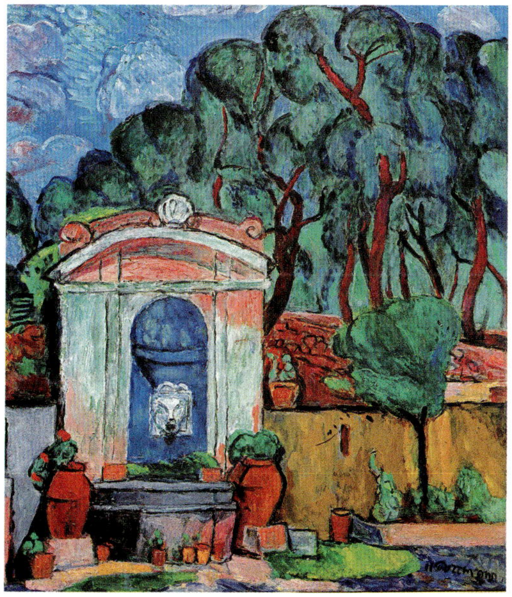

Brunnen in Levanto, 1962, bis 1965 in Montagnola geändert
Öl/Lw, 60,5 x 51,5 cm
Privatbesitz

mes der Blick des Betrachters in Bewegung gesetzt. Die Erfahrung des Gesamten entwickelt sich aus der sukzessiven Erfahrung des Einzelnen. Die Präsenz der Erscheinung, ihre sinnliche Macht, ist gegenüber früheren Werken noch gesteigert. Die zwischen weißen Spitzlichtern und tiefdunklen bis schwarzen Schattentälern sich entwickelnde Farbigkeit des Inkarnats der Frau ist durch den starken Farbkontrast der entsprechenden Komplementär- bzw. Gegenfarbe eingespannt in den Erscheinungsraum des Bildes. In der Figur liegen die größten Kontraste im Helldunkelgefüge, in der Verbindung zum farbigen Umfeld erfolgt ihre bildliche Stabilisierung. Das Bild ist für Hans Purrmann der Ort, an dem die Aspekte der dargestellten Dinge und Gestalten in einen Erscheinungszusammenhang gebracht werden. Das bewußte und geschärfte Sehen ist Instrument der Erfahrung dieses Zusammenhangs.

Dieses Bildkonzept zeitigt Konsequenzen für die Themen- und Motivwahl. Es findet sich neben den Akten, Portraits, Interieurs und Stilleben, die immer wieder die farbige Erscheinung der Dingwelt thematisieren, eine Vielzahl von Landschaften. Immer wieder und zu jeder Schaffensperiode entstehen Bilder von Landschaften, die von der dunklen Industrielandschaft der Frühzeit über die Stadtlandschaften und die lichtdurchfluteten Landschaften der Spätzeit reichen. Max Liebermann und Lovis Corinth, wie nahezu alle Impressionisten auch in Frankreich, legten einen Schwerpunkt ihrer Arbeit auf das Figurenbild. Auch wenn Max Slevogt eine große Anzahl von Landschaften gemalt hat[5], so begriff er sich selbst und seine Zeitgenossen als Historienmaler, als Maler figürlicher Darstellungen und Portraits.[6] Hans Purrmann hat sich Zeit seines Schaffens in nur einem Projekt dem allegorischen, historischen Bereich zugewandt, mit dem Speyerer Triptychon »Allegorie der Kunst und Wissenschaft« 1931/32. Diese besondere Auffassung von Realität bringt Fernand Léger schließlich zu Beginn des Jahrhunderts auf den Punkt: »In der modernen Kunst gibt es keine Landschaften mehr.«[7] Diese Krise der modernen Malerei, die schließlich in der ungegenständlichen Kunst eine neue Konkretisierung erfährt, erfordert eine wesentliche Voraussetzung, die bei Hans Purrmann durch sein Bildkonzept eine andere Basis besaß. Die Ausbildung einer Raumtotalität in der Landschaftsmalerei geht von der Lösung der Frage der Raumerschließung aus. Aus diesem Grund hat sich die Landschaftsdarstellung erst sehr spät, nämlich im 16. Jahrhundert, in der abendländischen Kunst entwickelt. Heinrich Lützeler hat die Voraussetzungen treffend formuliert: »Landschaftsmalerei kann sich erst dann entfalten, wenn der Mensch nicht mehr nur den Mitmenschen oder die Götter, sondern auch die Natur als sein Gegenüber erfährt... Wer in der Natur steht, malt keine Landschaften.«[8]

Hans Purrmann behandelt alle »seine« Bildgattungen gleich, fast wie Landschaften. Die furiose Fabriklandschaft auf Korsika, Ajaccio 1912 (s. Seite 50) baut sich, ähnlich wie der Akt von 1907, aus Farbflecken auf. Gegen- und Komplementärkontraste begrenzen sich gegenseitig und konturieren die Bildgestalten. Der Bildraum ist flächig geschichtet. Himmel, Boote und das Haus scheinen von gleichartiger, durchlichteter Substanz. Die Organisation des Purrmannschen Bildkosmos unterscheidet sich gerade in dieser themenübergreifenden Auffassung stark von der seiner Zeitgenossen. Purrmann ordnet eine besondere Art der Bildbehandlung nicht einem Themenkreis, einem

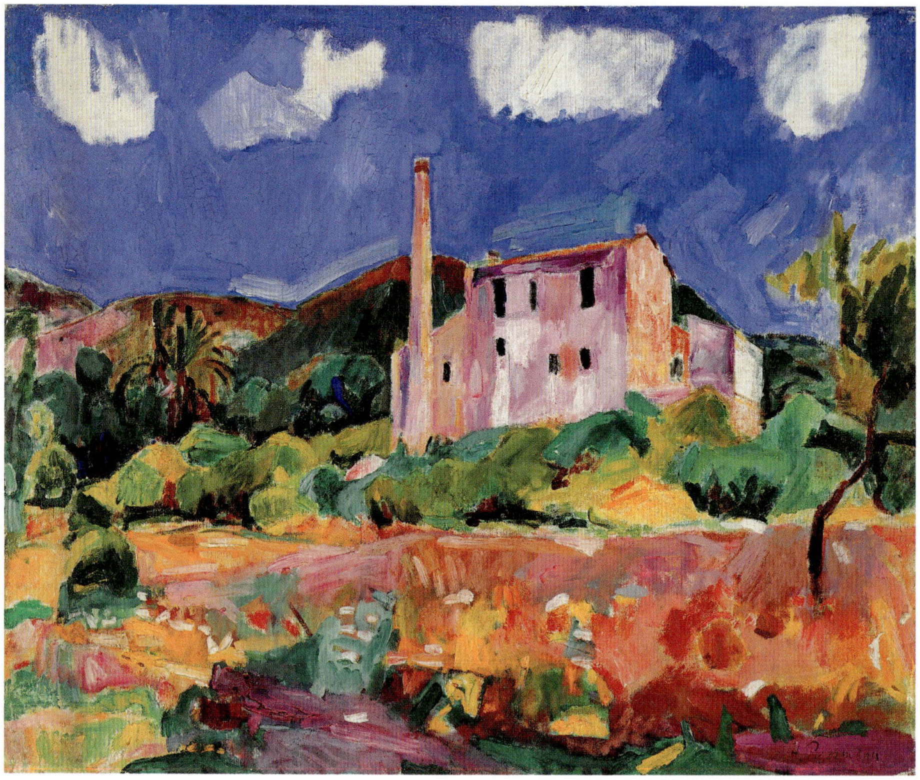

Fabriklandschaft auf Korsika, Ajaccio 1912
Öl/Lw, 50 x 60 cm
Wilhelm Lehmbruck Museum Duisburg
Ehemals Wallraf-Richartz-Museum, Köln
1937 beschlagnahmt

Bildmodus[9], zu. Er erschafft mit seinem Bildkonzept eine neue modale Lage der Welt und kleidet sie mit seinen Themen aus.

Das bereits beim Frühwerk angesprochene Bildkonzept bestimmt vierzig Jahre später die »Winterlandschaft im Tessin« 1949 (s. Seite 51). Die Bäume durchmessen den Bildraum bis zu den Gipfeln der Berge, die ganz nah an den oberen Bildrand heranreichen. Der Tiefenraum der Darstellung entwickelt sich in den Bildschichten übereinander. Das rostrote Braun des Bodens und der blaue See und Himmel kontrastieren. Die »linear« aufgefaßten Bäume dynamisieren das Bildgefüge. Raumanlagen, Farbigkeit und Darstellung werden in der Erscheinung eine Bildeinheit. Diese einheitliche Auffassung von Bilderscheinung behält bis zum Spätwerk seine Gültigkeit.

Auch der »Brunnen von Levanto« 1962 bis 1965 (s. Seite 49) ist von dieser gleichartigen licht- und körperhaften Erscheinungsmacht der Darstellung bestimmt. Brunnen, Bäume und Himmel scheinen von gleicher Substanz und Realität.

Hans Purrmann erschafft in seinen Werken eine Bildwelt, die durch eine besondere Suggestion der Erscheinung bestimmt ist. Die sinnliche Fülle seiner Bilder bringt den Betrachter an die Grenze seines Seh- und Erkenntnisvermögens. Hans Purrmann transponiert die Gestalten und Gegenstände seiner Bilder zu kräftigen Farberscheinungen. Sie konkretisieren sich durch ihr Dasein und ihr Wirken im Farbraum des Bildes. Gegenstandskonkretisierung und Gestaltbildung sind in die Schwebe gebracht. Hans Purrmann zielt immer wieder darauf, diesen Grenzbereich menschlichen Erkennens in seinen Bildern auszuloten.

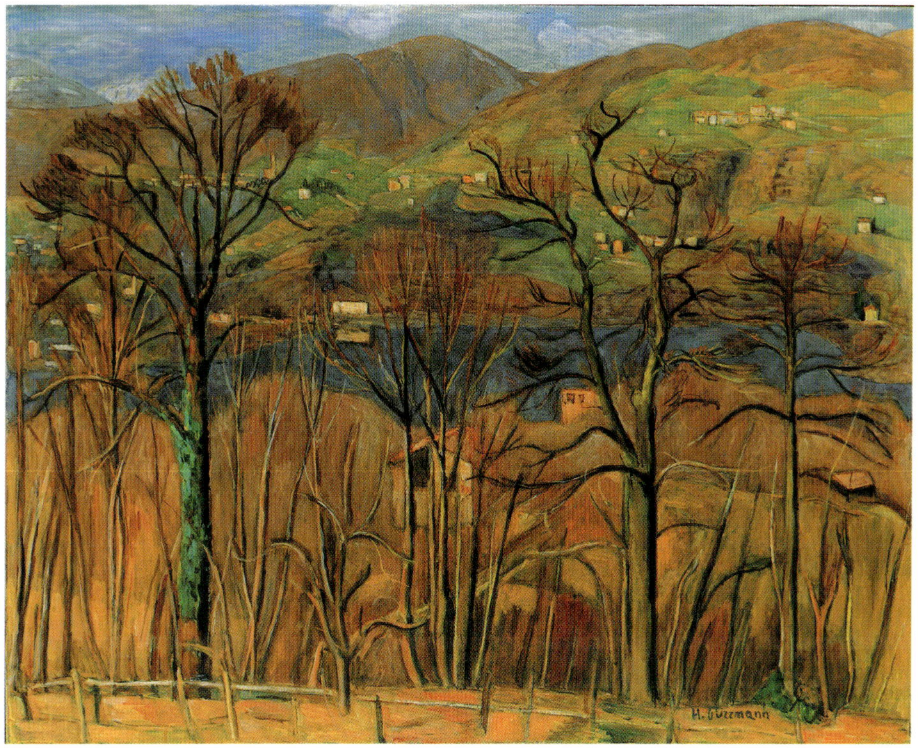

Winterlandschaft im Tessin, 1949
Öl/Lw, 79 x 98 cm
Privatbesitz

1 Gottfried Boehm, Das neue Bild der Natur. Nach dem Ende der Landschaftsmalerei, in: Manfred Smuda (Hrsg.), Landschaft, Frankfurt a. M. 1986, S. 87–110, hier S. 89f. – Vgl. dazu auch: Gottfried Boehm, Das neue Bild der Natur – Zum Naturverständnis der Moderne, in: 6 Beiträge zur kunsthistorischen Forschung, Vortragsreihe im Saarland Museum Saarbrücken 1991, Paper besorgt von der Fachzeitschrift Kunstgeschichte, Universität des Saarlandes, Saarbrücken 1991, S. 6–14.
2 Gottfried Boehm, Montagne Saint-Victoire, Frankfurt a. M. 1988.
3 Meinrad Maria Grewenig, Max Slevogts impressionistisches Bildkonzept, in: Güse, Imiela, Roland (Hrsg.), Max Slevogt, Gemälde Aquarelle Zeichnungen, Stuttgart 1992, S. 129–135.
4 Meinrad Maria Grewenig, Der Akt in der deutschen Renaissance, Die Einheit von Nacktheit und Leib in der Bildenden Kunst, Freren 1987.
5 Erst jüngst hat Berthold Roland mit seinem Buch Max Slevogt, Pfälzische Landschaften, München 1991, auf diesem bisher wenig beachteten und trotzdem eminent bedeutenden Komplex im Schaffen des Künstlers aufmerksam gemacht.
6 Hans-Jürgen Imiela, Max Slevogt, Karlsruhe 1968, S. 42f.
7 Zitiert nach Roland, Max Slevogt, Pfälzische Landschaften, S. 25.
8 Heinrich Lützeler, Vom Wesen der Landschaft, in: Studium Generale, Jg. 3, Heft 4/5, April 1950, S. 210–232, Zitat S. 215, Zitatschlußsatz, S. 217; siehe dazu auch: Mathias Eberle, Individuum und Landschaft. Zur Entstehung und Entwicklung der Landschaftsmalerei vom 14. bis ins 17. Jahrhundert, Passau 1984, Sonderausgabe 1986.
9 Jan Bialostocki, Das Modus-Problem in den bildenden Künsten, in: Zeitschrift für Kunstgeschichte, 14, 1961, S. 128ff., siehe auch: Wilhelm Messerer, Die »Modi« im Werk Poussins, Festschrift Luitpold Dussler, München 1972, S. 335–336.

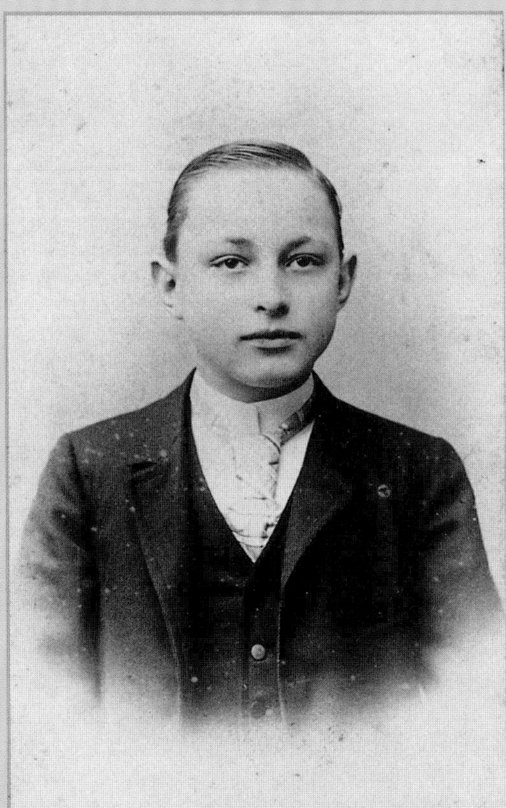

...Oft konnte ich mich an interessierter Teilnahme erfreuen, mit der meine Arbeit gewürdigt wurde, obwohl ich eine Befriedigung hauptsächlich darin finde, daß ich die Malerei ausüben kann und darf, ohne Erfolg und Richtungen nachzuhetzen...

Hans Purrmann

In Speyer am Rhein in der Kleinen Greifengasse 14 wird Hans Marsilius Purrmann am 10. April 1880 geboren. Nach einer kurzen Schulausbildung beginnt der Dreizehnjährige im Tünchergeschäft des Vaters seine Ausbildung. Anschließend geht Hans Purrmann an die Kunstgewerbeschule nach Karlsruhe. Bereits in dieser Zeit entfernt er sich innerlich weit von der handwerklichen Basis. Seit dem Jahre 1897 besucht Hans Purrmann die Münchner Kunstakademie, wo er 1901 in der Malklasse von Franz von Stuck Aufnahme findet.

Schon in dieser frühen Schaffensperiode spannt Purrmann den Rahmen vom Portrait über die Landschaft bis hin zum Stilleben und dem Akt. Das »Selbstportrait« (s. Seite 156) und »Die Treidler am Rhein« (s. Seite 16) aus dem Jahre 1897 oder der »Stehende Männerakt« (s. Seite 64) zeugen von dem dramatischen Hell-Dunkel, von der realistisch-naturalistischen Bildauffassung, die Purrmanns Werke bis kurz nach der Jahrhundertwende prägen. Hans Purrmann entfernt sich mehr und mehr vom Münchner Atelierstil. Es entstehen impressionistische Bilder wie »Der Hafen von Speyer«, um 1900 (s. Seite 63), oder der »Speyerer Wochenmarkt«, 1903 (s. Seite 10). Das beidseitig bemalte »Stilleben mit Töpfen« von 1902/03 (s. Seiten 60, 61) zeigt die Faszination, die von der Wirkung des Lichts auf Farbe und Gegenstände ausgeht und die Purrmann bis in sein Spätwerk begleiten wird.

In den Jahren 1903 und 1904 besucht Hans Purrmann seinen Münchner Künstlerfreund Eugen von Kahler (1882–1911) auf dessen elterlichem Schloß und Landsitz Svinar bei Prag. Wie Berthold Roland berichtet, blieben die dort entstandenen Bilder Purrmanns lange unentdeckt, bis drei Svinar-Landschaften 1967 bei einer Weinmüller-Versteigerung auftauchten. Eine Pragerin habe nachweisen können, daß sich die Bilder ehemals in Besitz des Prager Sammlers Striz befanden. Die Bilder »Park in Svinar bei Prag« (s. Seite 12) und »Sonnenflecken im Park« (s. Seite 55) gehören zu einer Reihe von sechs bekannten Parklandschaften aus Svinar.

In den Wintermonaten 1904/05 treibt es Purrmann nach Berlin, wo Max Liebermann, Max Slevogt und Lovis Corinth die Kunstszene entscheidend prägten. Der »Sitzende Akt« aus dem Jahre 1905 (s. Seite 65) wird mit großem Erfolg in der Ausstellung der Berliner Secession gezeigt. Obwohl man bemüht ist, Hans Purrmann in Berlin zu halten, begibt sich der Künstler in die französische Hauptstadt und Kunstmetropole Paris, wo er die schicksalshafte Begegnung mit Henri Matisse machen wird.

Maria Härich

Sonnenflecken im Park, Svinar 1903
Öl/Lw, 71 x 97 cm
Sammlung Rolf Deyhle, Stuttgart

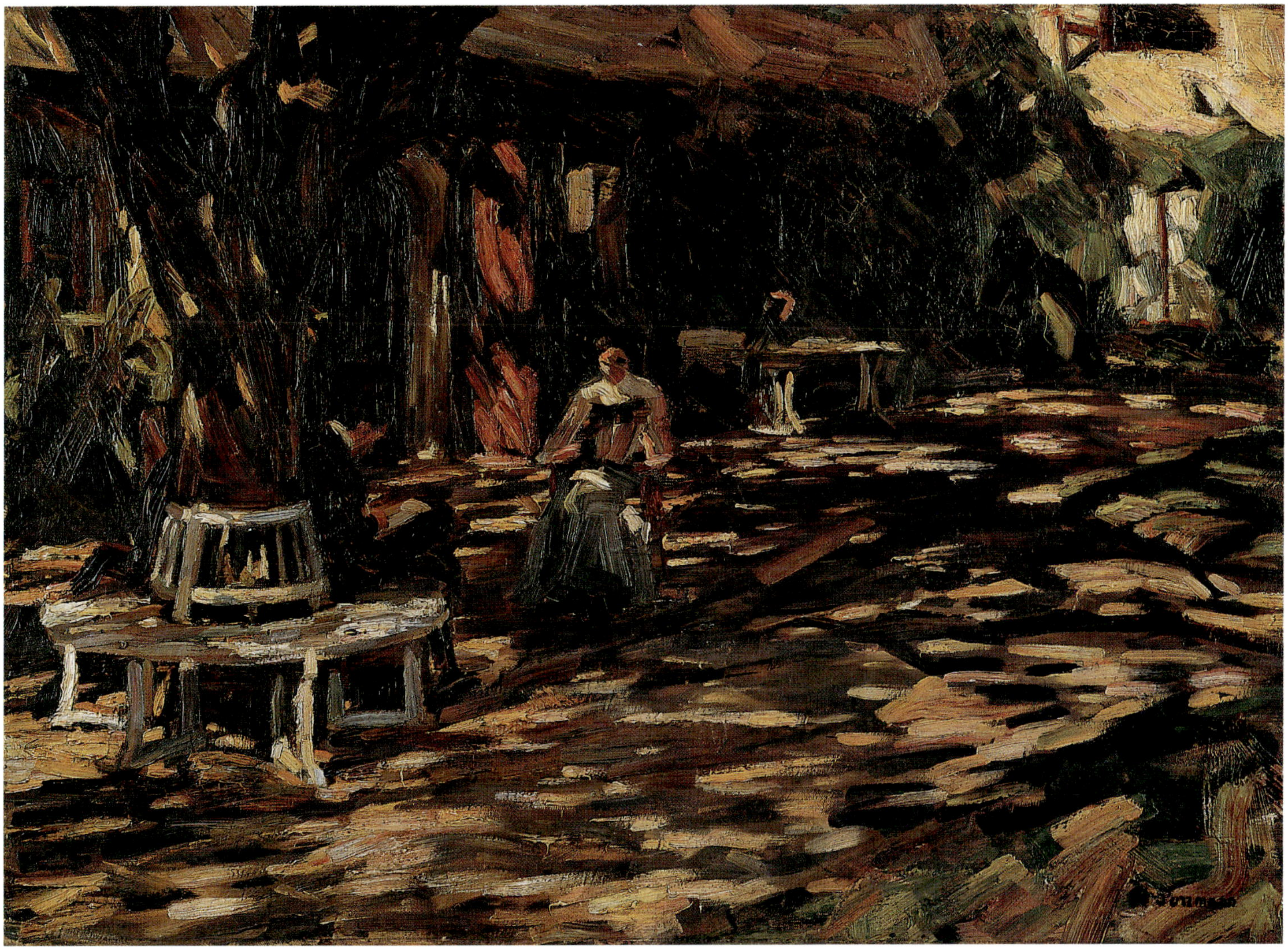

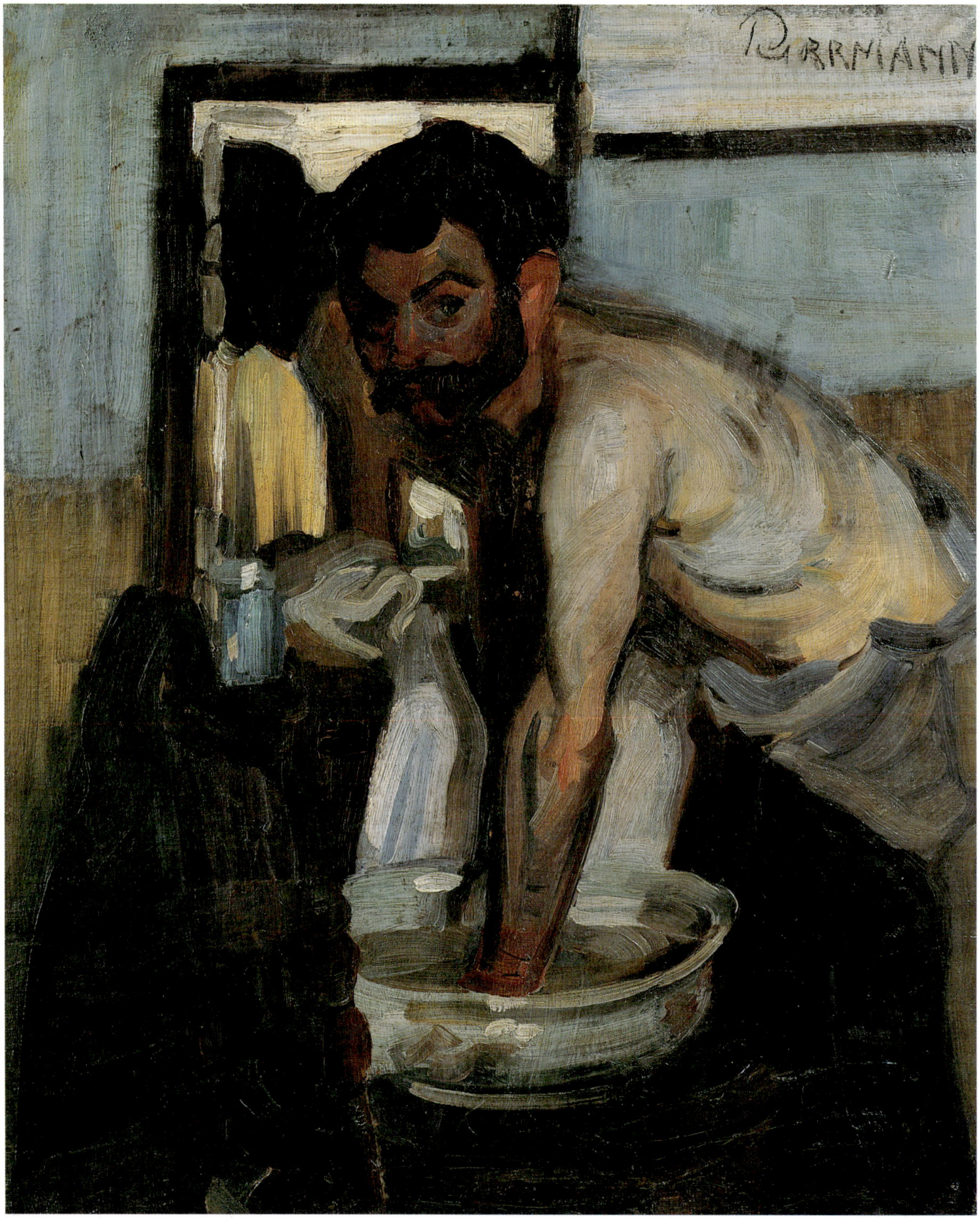

Morgentoilette, Speyer um 1900/ 1901

Öl/Lw, 81 x 66 cm

Privatbesitz

Arbeiter im Stahlwerk, 1903

Öl/Lw, 70 x 77 cm

Historisches Museum der Pfalz Speyer – Purrmann-Haus Speyer

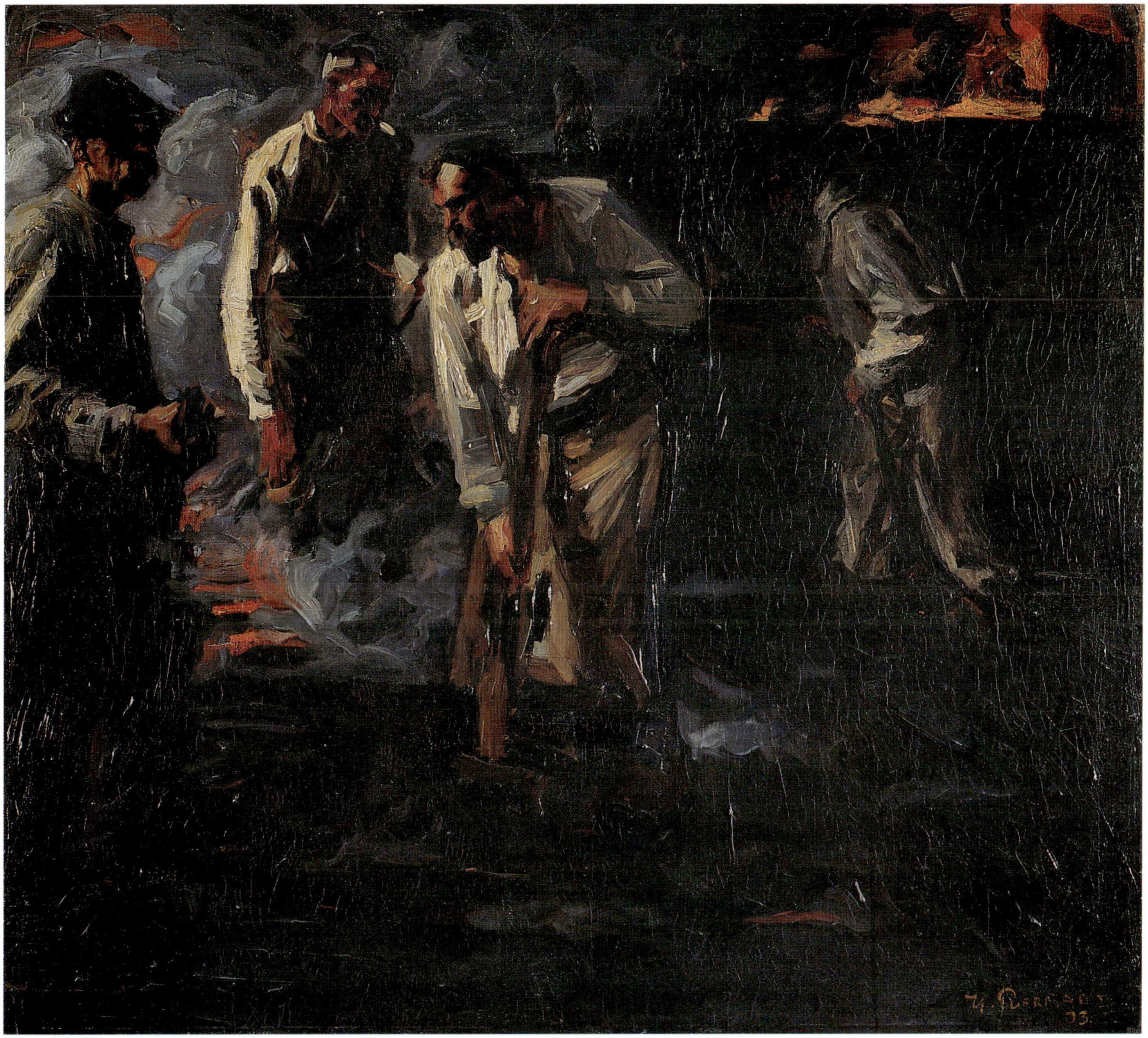

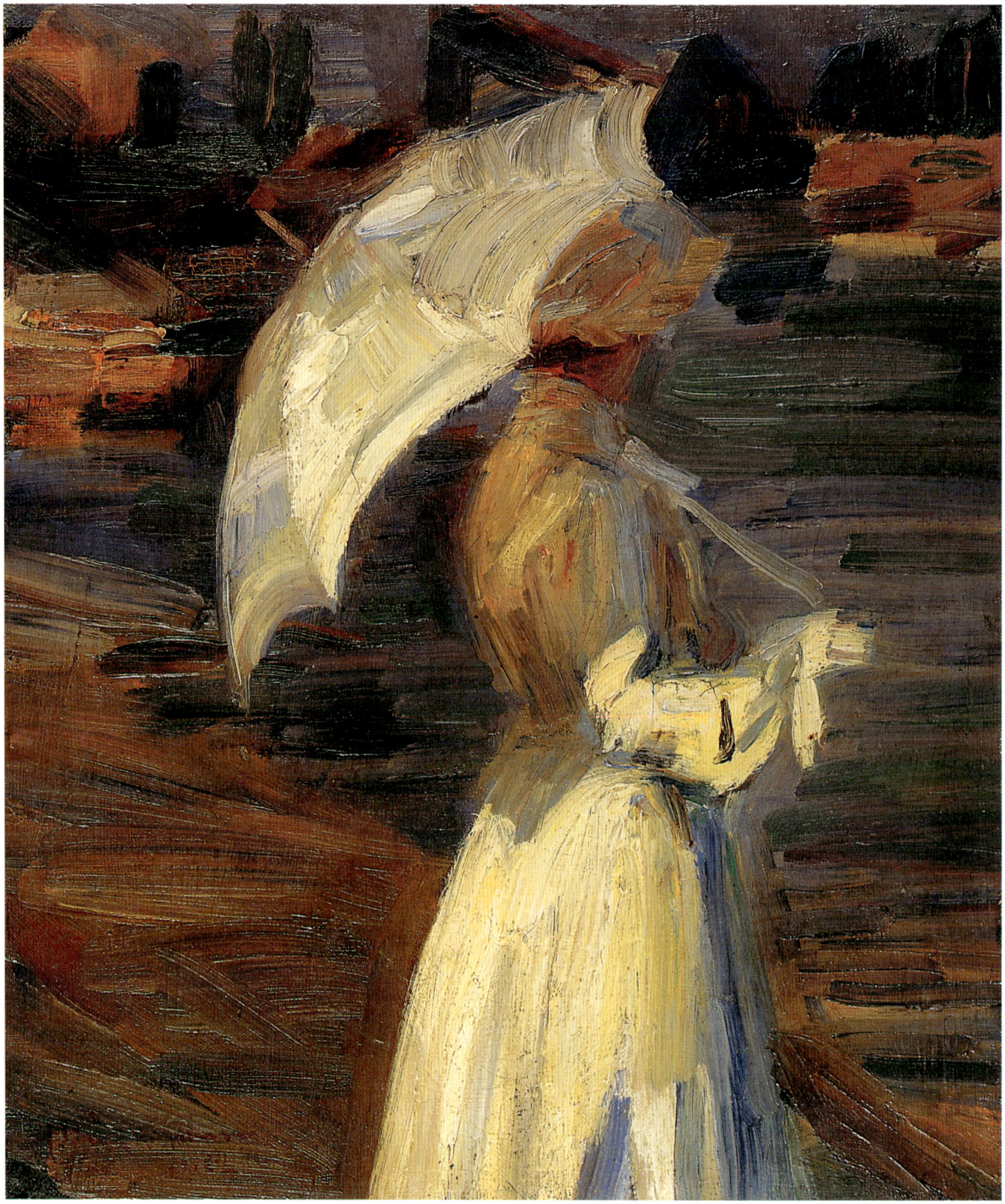

Dame mit Sonnenschirm, Speyer 1902

Öl/Lw/Holz, 45 x 37,5 cm

Privatbesitz

Dame mit Sonnenschirm, Speyer 1902

Öl/Lw, 58 x 45 cm

Privatbesitz

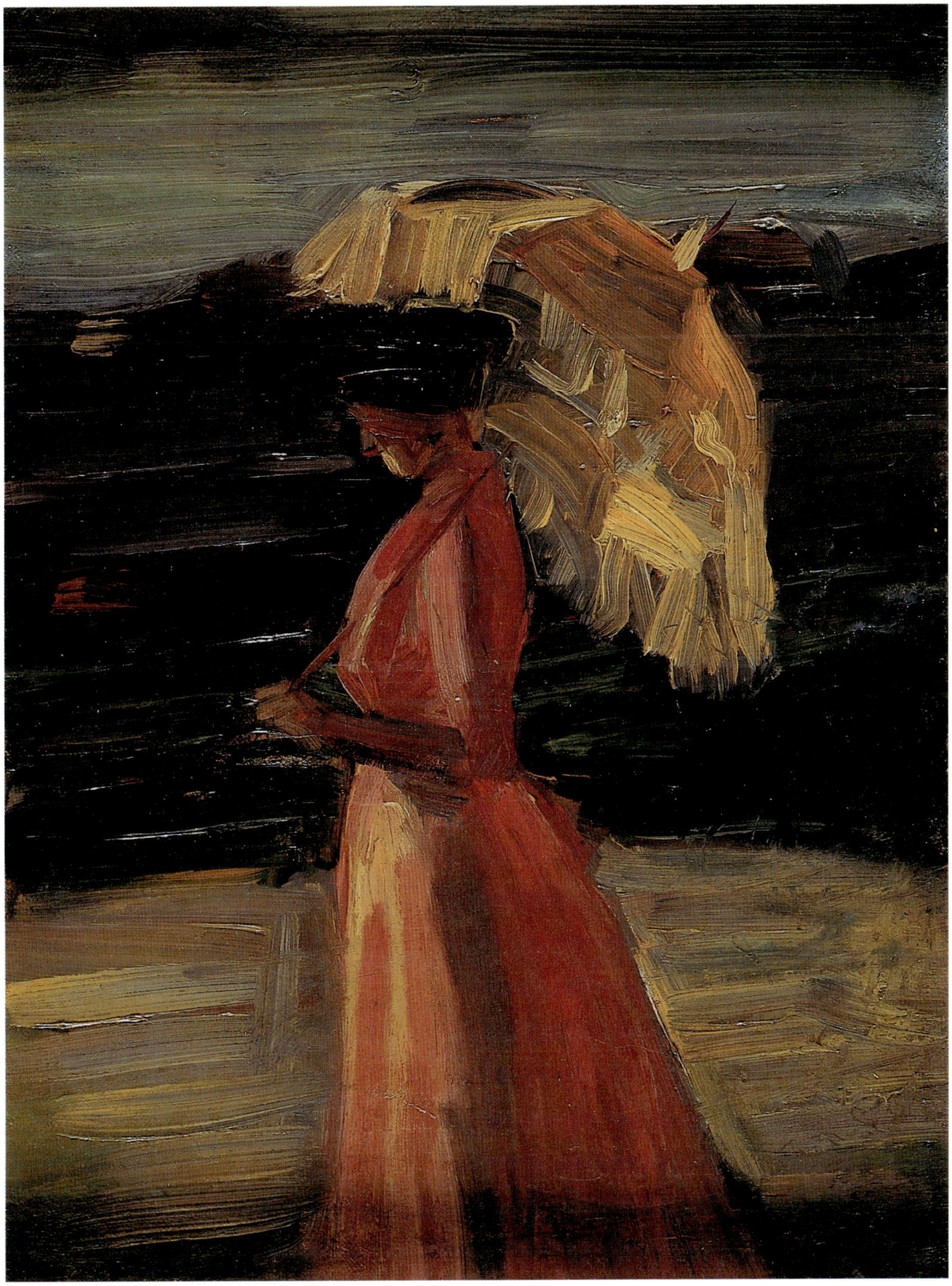

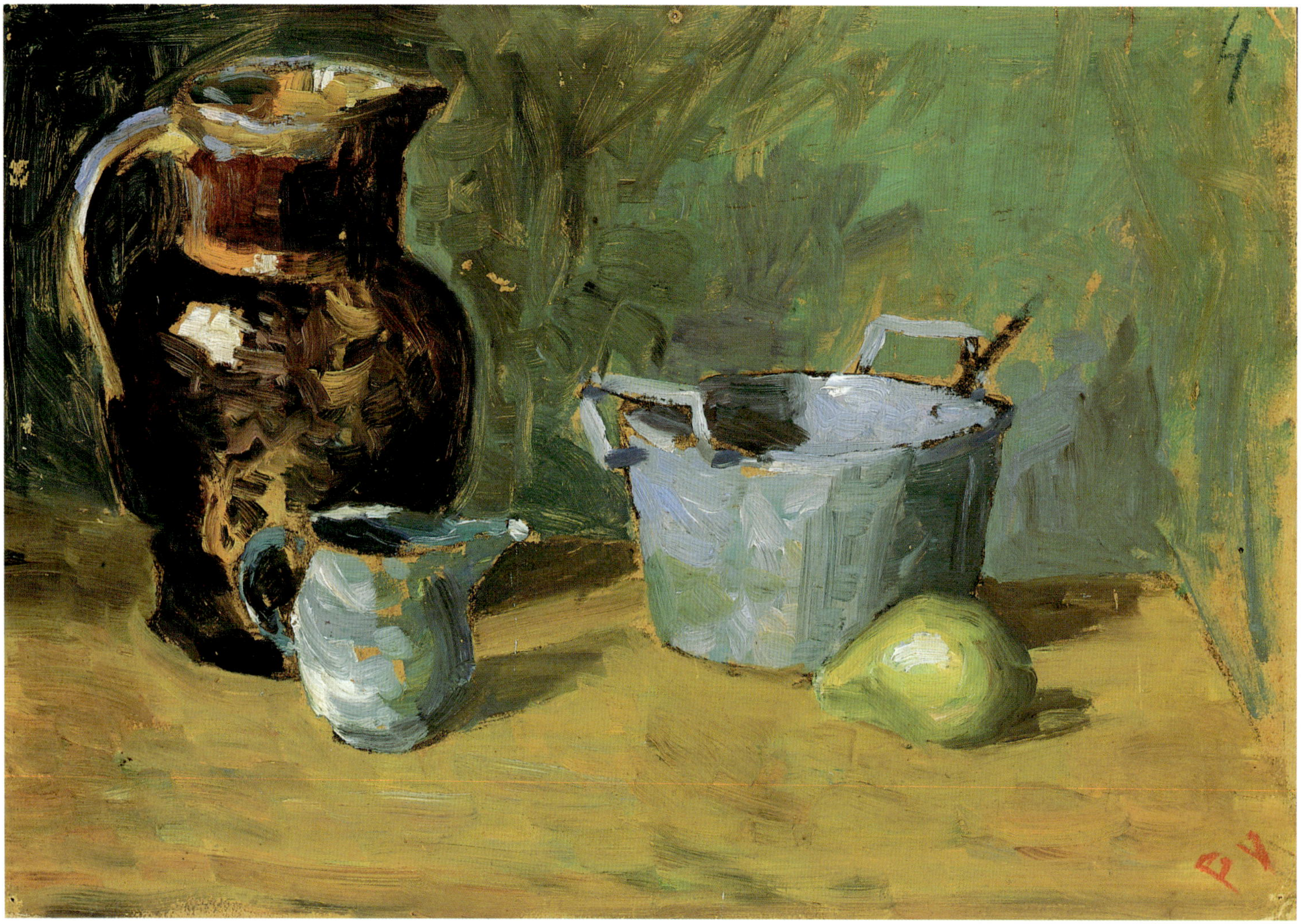

Stilleben mit Töpfen II, beidseitig bemalt,
Speyer um 1902 /1903
Öl/Malkarton, 35 x 49 cm
Privatbesitz

Stilleben mit Töpfen I, beidseitig bemalt,
Speyer um 1902/1903
Öl/Malkarton, 35 x 49 cm
Privatbesitz

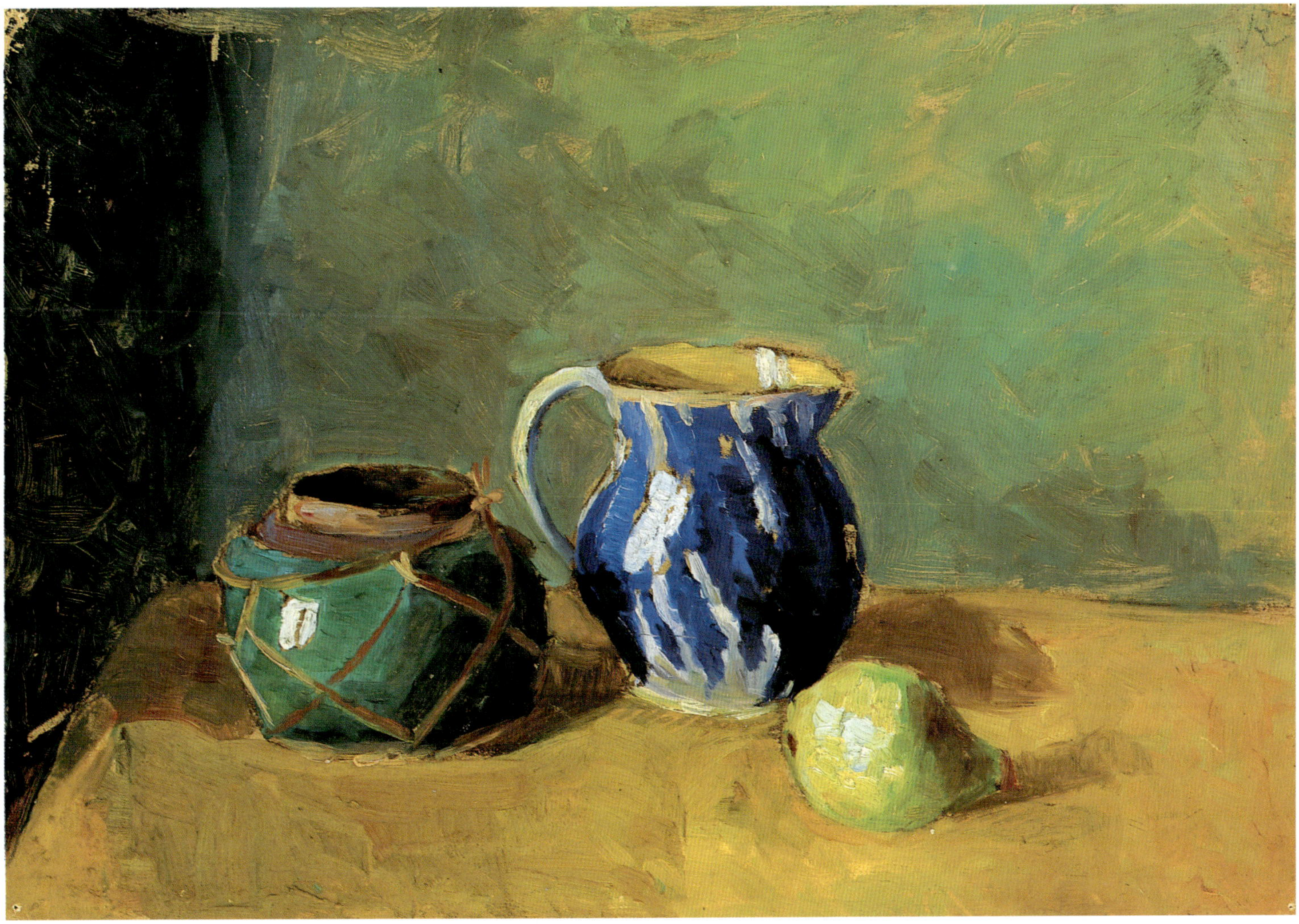

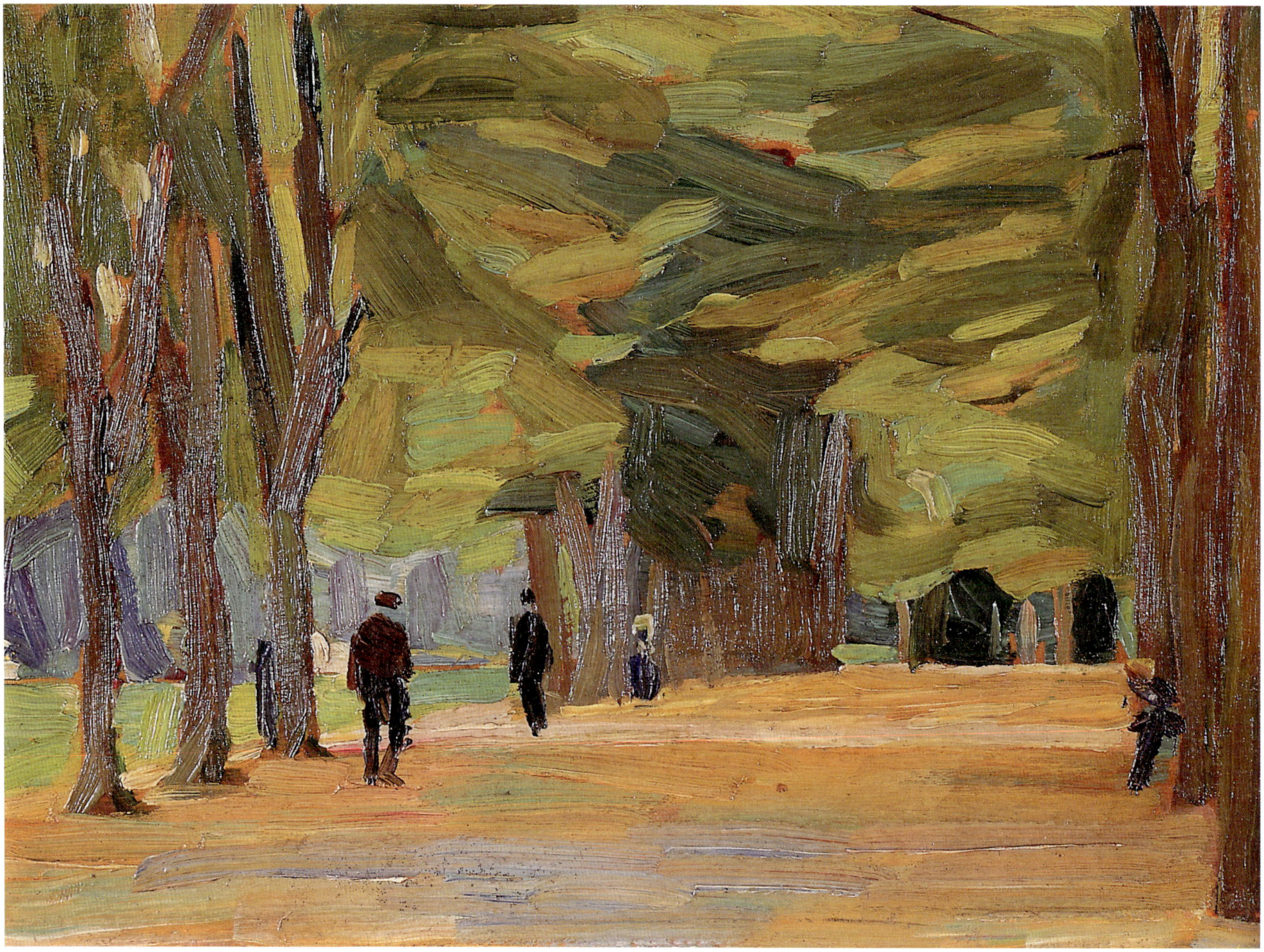

Rheinbrücken Allee, Speyer um 1904

Öl/Holz, 15,5 x 21,2 cm

Privatbesitz

Der Hafen von Speyer, um 1900

Öl/Lw, 61 x 95 cm

Privatbesitz

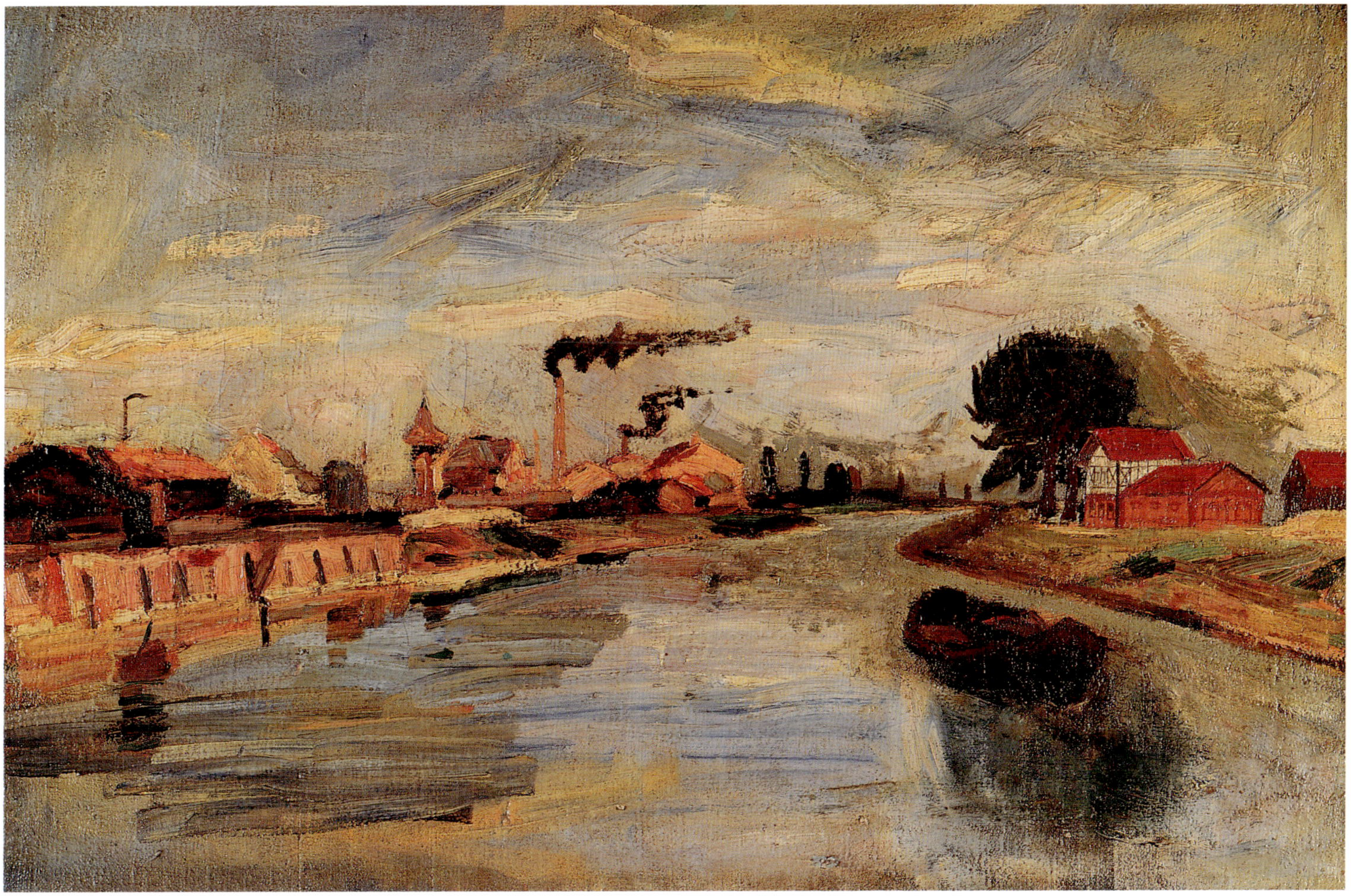

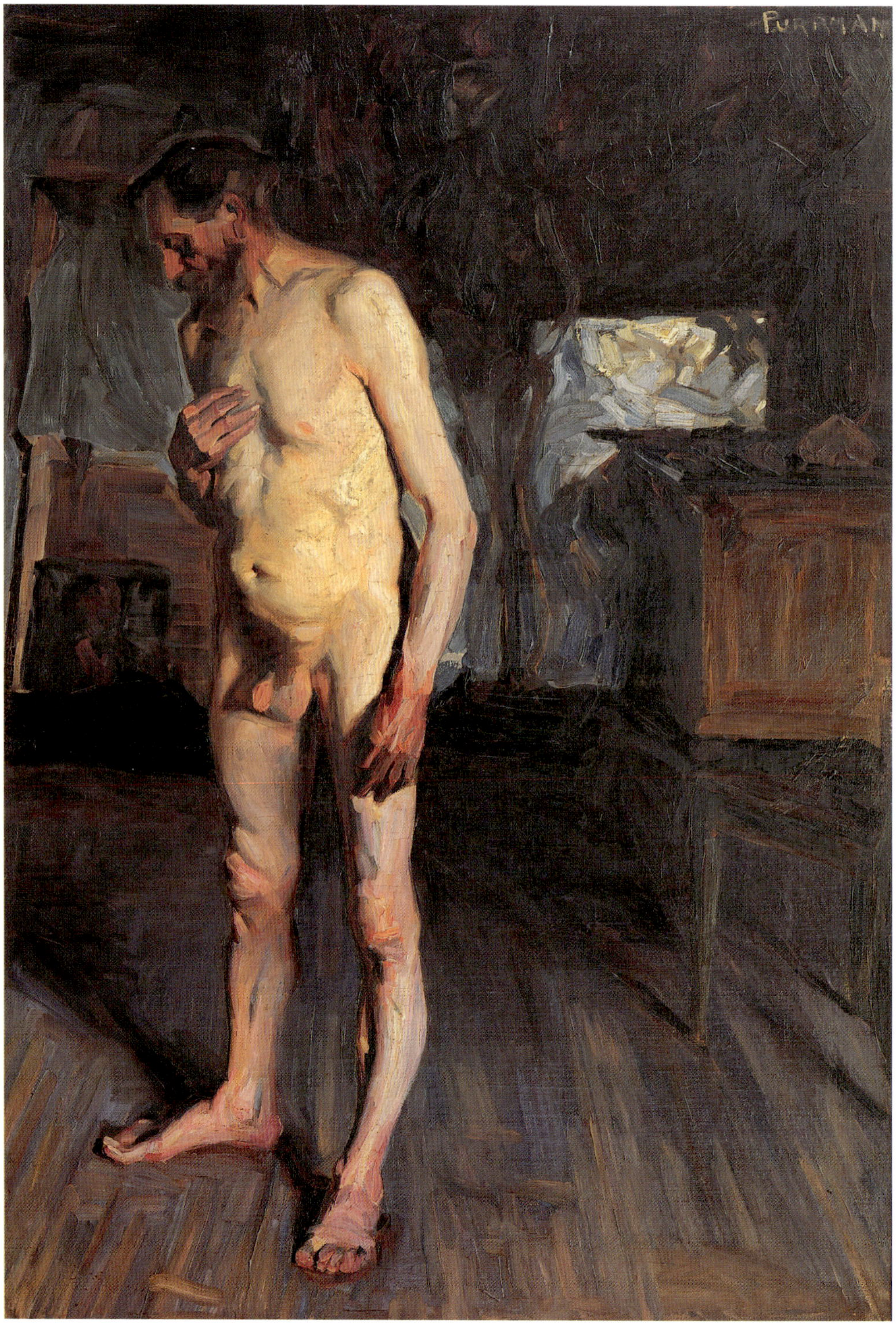

Stehender Männerakt mit geneigtem Kopf,
München (?) um 1901
Öl/Lw, 179 x 121 cm
Privatbesitz

Sitzender Akt (Die Polnische Kunstreiterin),
Berlin 1905
Öl/Lw, 120 x 100 cm
Privatbesitz

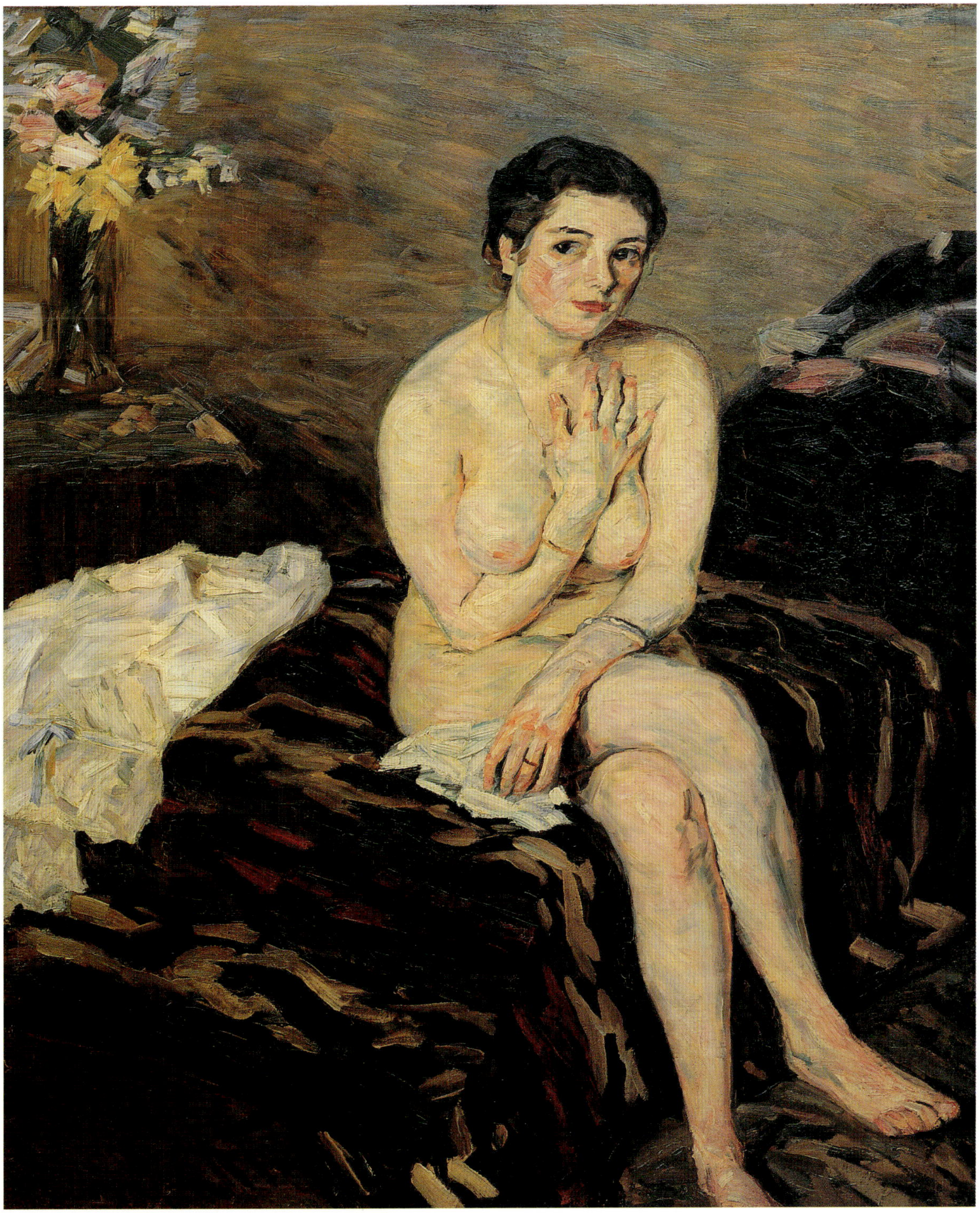

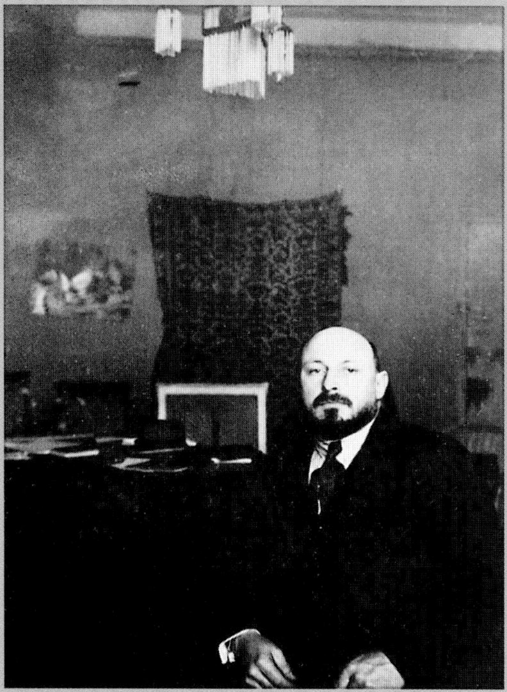

... Noch einmal muß ich auf den Herbstsalon zurückkommen, der mir mit seinen Extremen Manet und Matisse so viel zu schaffen machte. Sah ich Manet, so vergaß ich Matisse, und umgekehrt. Und doch kam mir nicht der Gedanke, daß einmal die »Fauves« und ihr Führer, den man in Matisse erkennen dürfte, für die französische Kunst so viel Wichtigkeit und Bedeutung bekommen könnten ...

... Jungen Leuten, die sich Matisse zu nähern suchten und ihn um sein Urteil angingen, schlug er vor, sich mit mir zu verständigen, Modell und Atelier zu nehmen, er würde bereitwillig korrigieren. So entstand die Matisseschule...

Hans Purrmann

Anläßlich einer Manet-Ausstellung begibt sich Hans Purrmann 1905 nach Paris. Er trifft dort seine Münchner Freunde, die bereits vor ihm in die französische Kunstmetropole gekommen waren, um direkt am Vorbild zu lernen. Purrmann schließt sich schnell dem Kreis der Künstler um das »Café du Dôme« am Montparnasse an. Um 1907 entstehen eine Reihe von weiblichen Akten, so auch der »Stehende Atelierakt« (s. Seite 46) und Landschaften wie »Park in Paris« (s. Seite 70). Durch Vermittlung von Sarah und Michel Stein lernt Purrmann im Jahre 1908 die für sein Leben entscheidende Malerpersönlichkeit kennen: Henri Matisse. Mit der Gründung der Académie Matisse wird Purrmann Obmann dieses Schulateliers, das bereits 1911 wieder geschlossen wird. Purrmann und Matisse verbindet weit mehr als eine Lehrer-Schüler-Beziehung, sie wurden Freunde und Künstlerkollegen. Dreimal reisen sie gemeinsam nach Deutschland, wo sich Hans Purrmann bemüht, Matisse in der Kunst- und Museumswelt bekannt zu machen. Auch Speyer besuchen die beiden Künstlerfreunde im Jahre 1908.
Bei gemeinsamen Studienaufenthalten in Cassis und Coilloure malt Purrmann Landschaften, die unter dem Eindruck der intensiven Lichtverhältnisse dieser Regionen am Mittelmeer stehen. Die »Meerlandschaft bei Cassis« (s. Seite 72) zeigt, daß sich Purrmanns Stil gewandelt hat. Seine farbige Palette wird heller, die kompositionell wirksamen Farbkontraste sind zwischen reine Farbwerte gespannt. Das Gemälde »Landschaft mit Agave« aus dem Jahre 1910 (s. Seite 73) verdeutlicht, daß Hans Purrmann zu einer sehr differenzierten Maltechnik gefunden hat, die sich durch die Verbindung von pastosem Farbauftrag einerseits und der Transparenz der Lasuren sowie Partien unbemalter Leinwand andererseits auszeichnet. Licht und Schatten sind in Farbwerte übersetzt, die Räumlichkeit und Atmosphäre vermitteln. In den Jahren 1911 und 1912 reist Purrmann nach Korsika. Bilder wie »Hühnerhof« (s. Seite 75) und »Fabriklandschaft auf Korsika« (s. Seite 50) zeigen Purrmanns sprühende Freude an der intensiven Farbigkeit, die sich im Licht des Südens steigert. Als der Erste Weltkrieg ausbricht, hält sich Hans Purrmann in Beilstein bei der Familie seiner Frau auf. Die Rückkehr nach Paris ist nicht möglich. Hans Purrmanns Pariser Besitztümer einschließlich der Kunstwerke werden sequestiert.

Maria Härich

Landschaft mit Konifere, um 1910
Öl/Lw/Karton, 27 x 34,5 cm
Privatbesitz

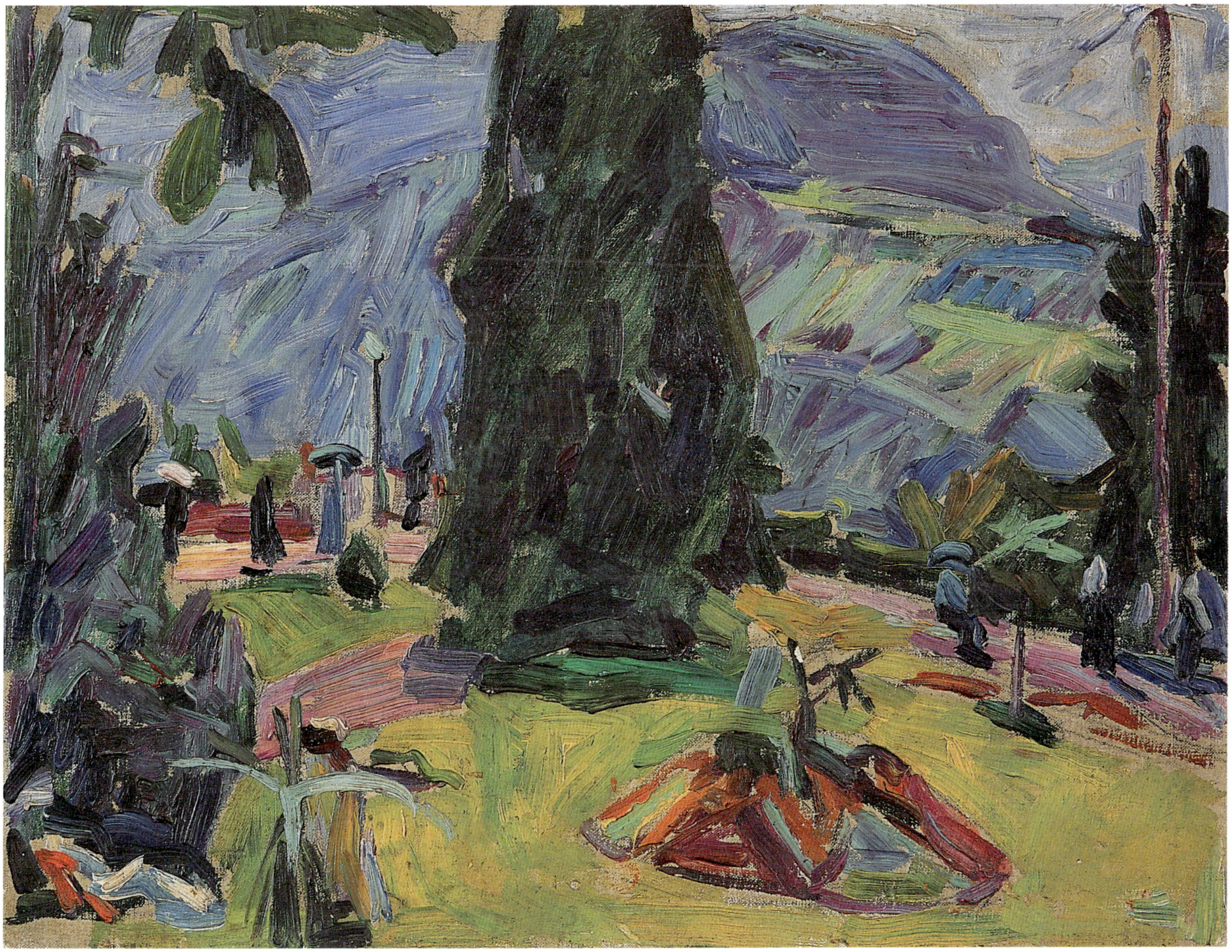

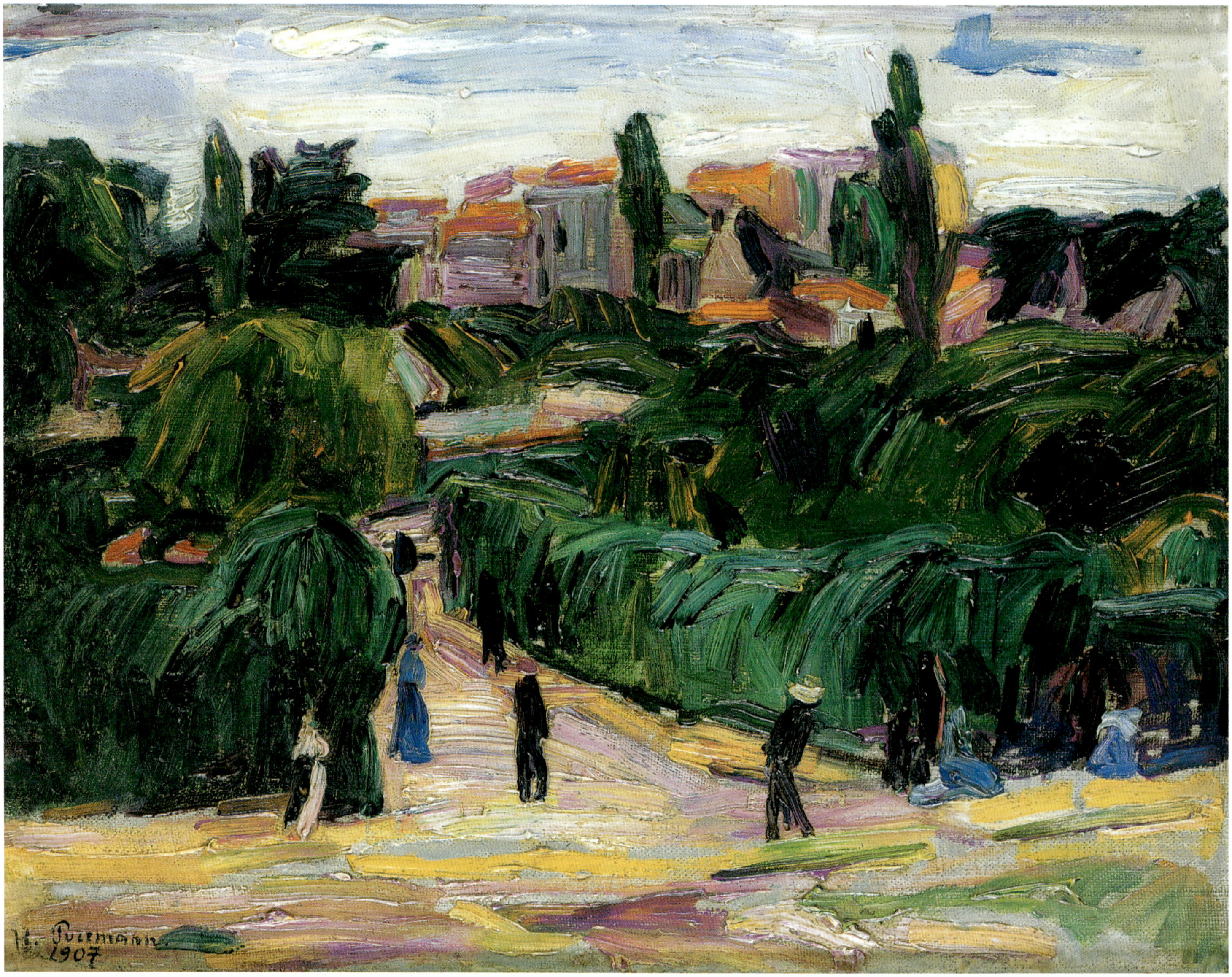

Park in Paris, 1907
Öl/Lw, 27,5 x 34,5 cm
BfG Bank AG

Landschaft (La jetée du Collioure), Collioure 1911
Öl/Lw, 50 x 61 cm
Privatbesitz

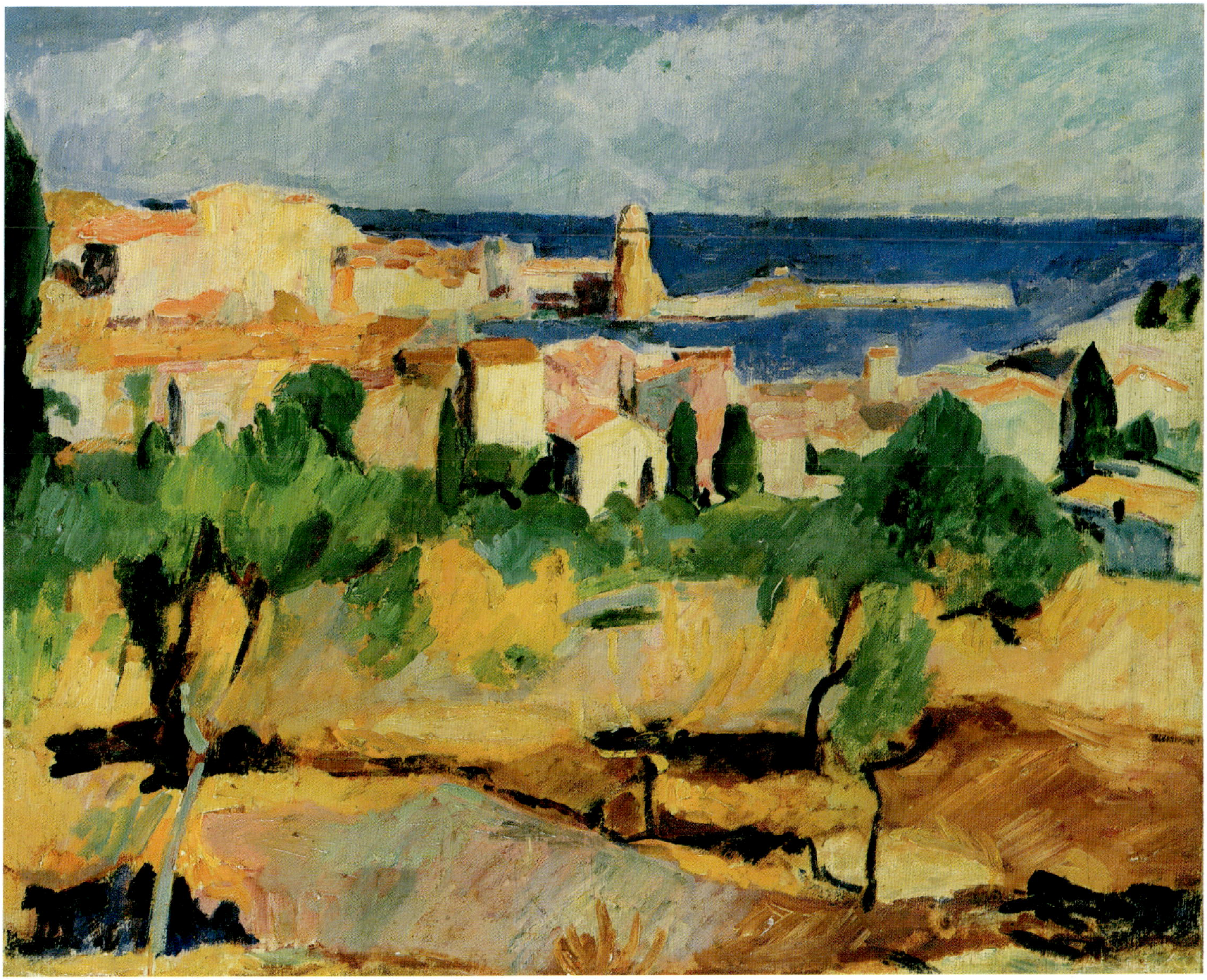

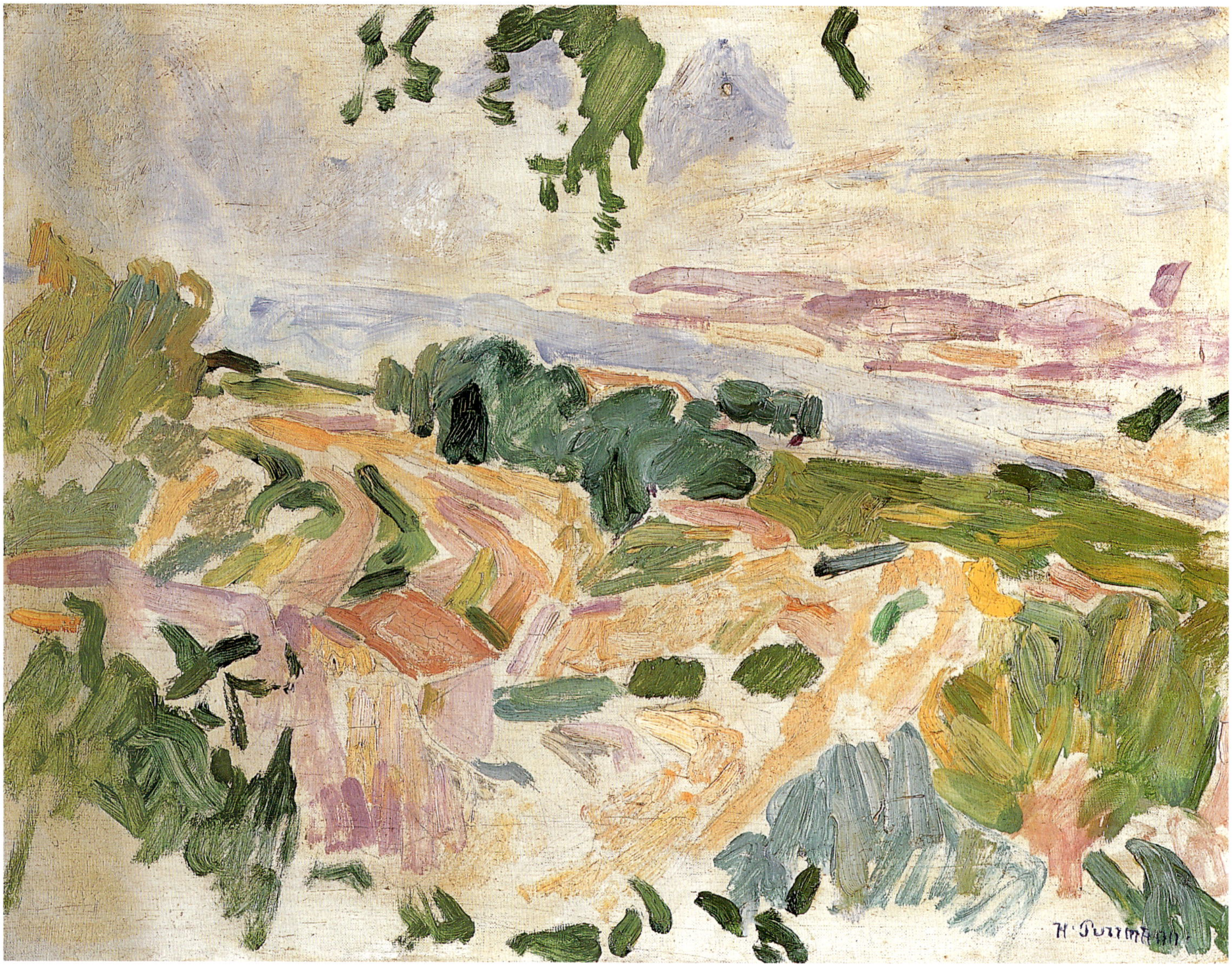

Meerlandschaft bei Cassis, 1909

Öl/Lw, 27 x 35 cm

Privatbesitz

Landschaft mit Agave, Cassis 1910

Öl/Lw, 55 x 46 cm

Privatbesitz

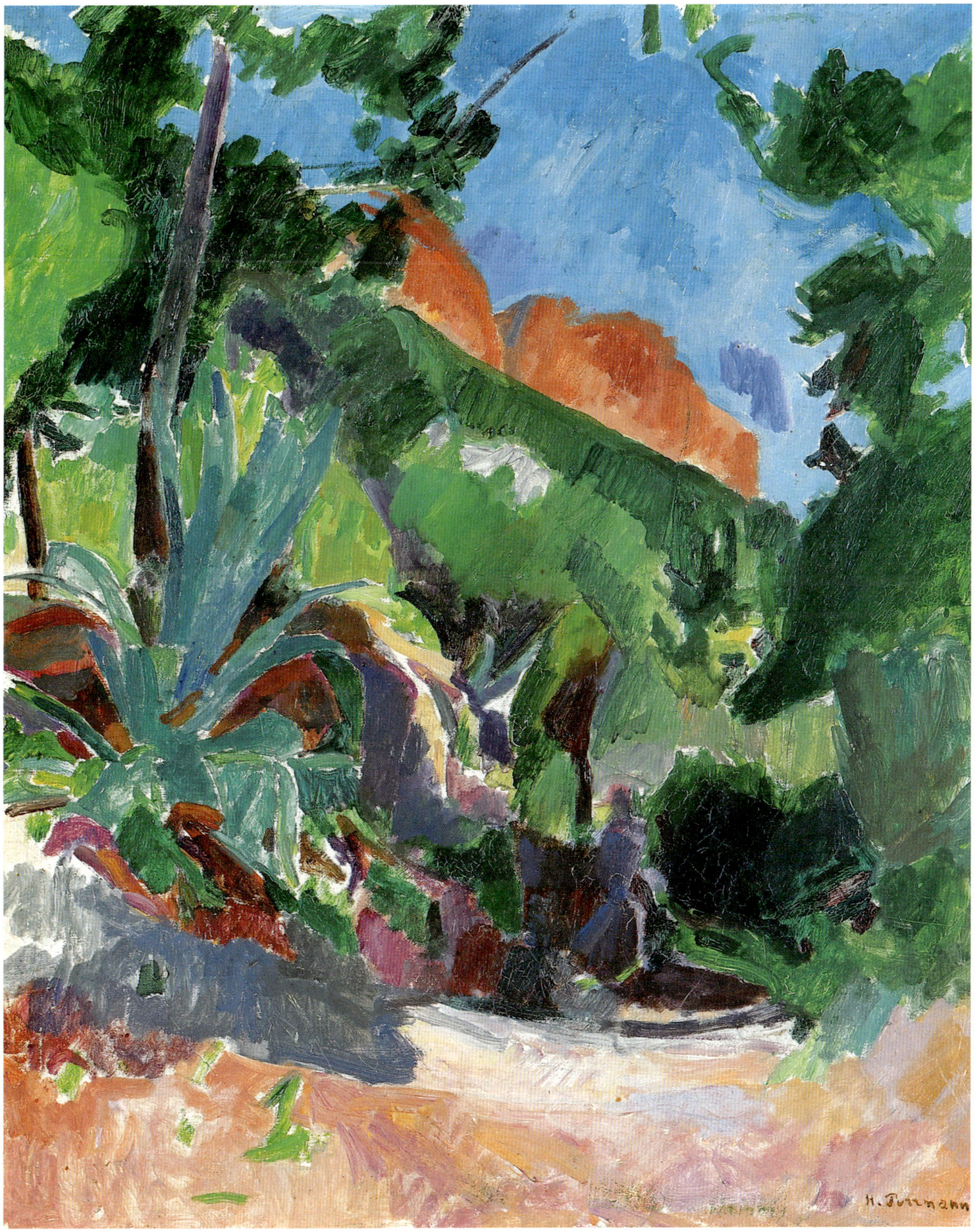
H. Purrmann

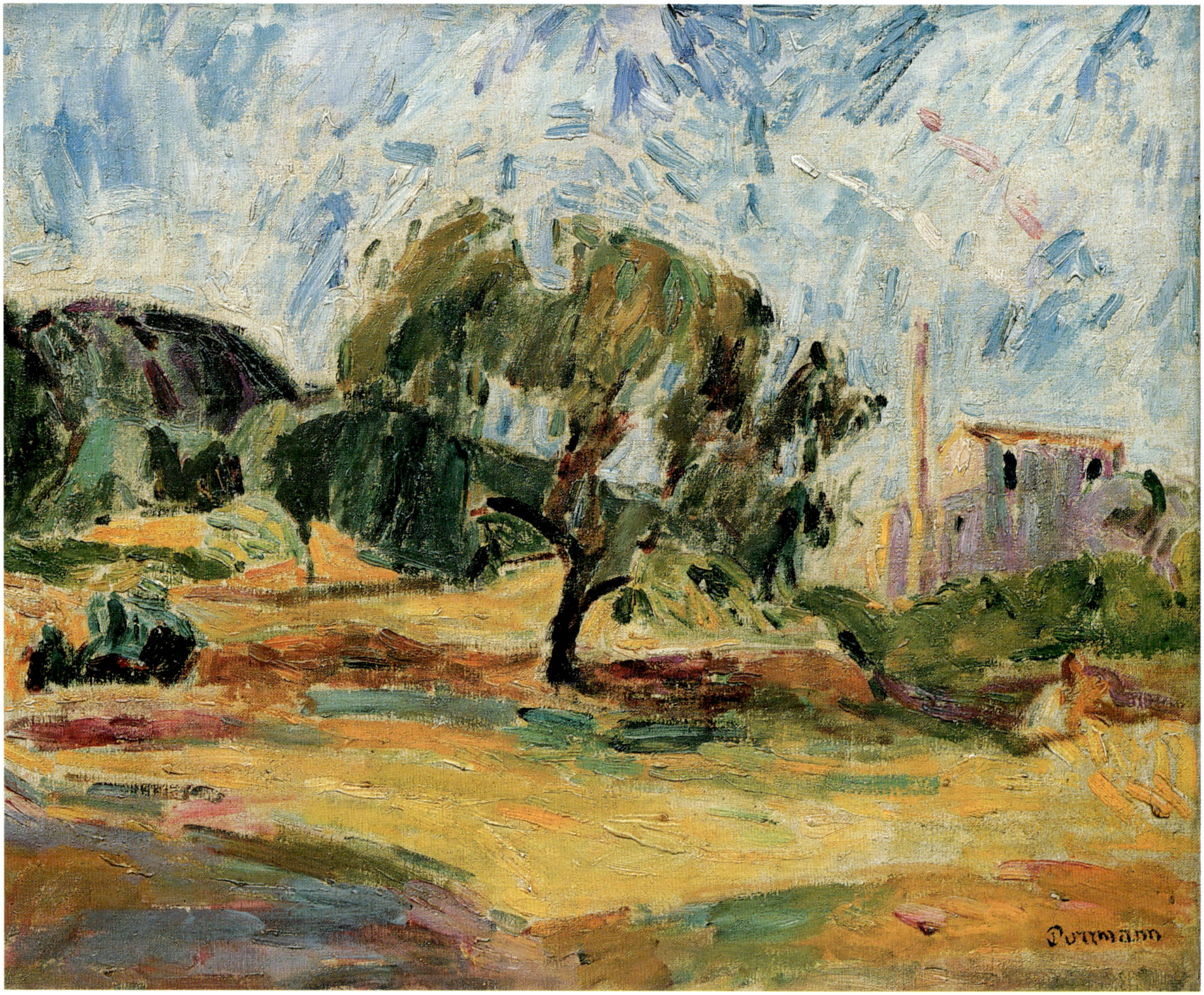


Landschaft bei Ajaccio, 1912
Öl/Lw, 38,5 x 46 cm
Privatbesitz

Hühnerhof in Ajaccio, 1912
Öl/Holz, 48 x 52 cm
Privatbesitz

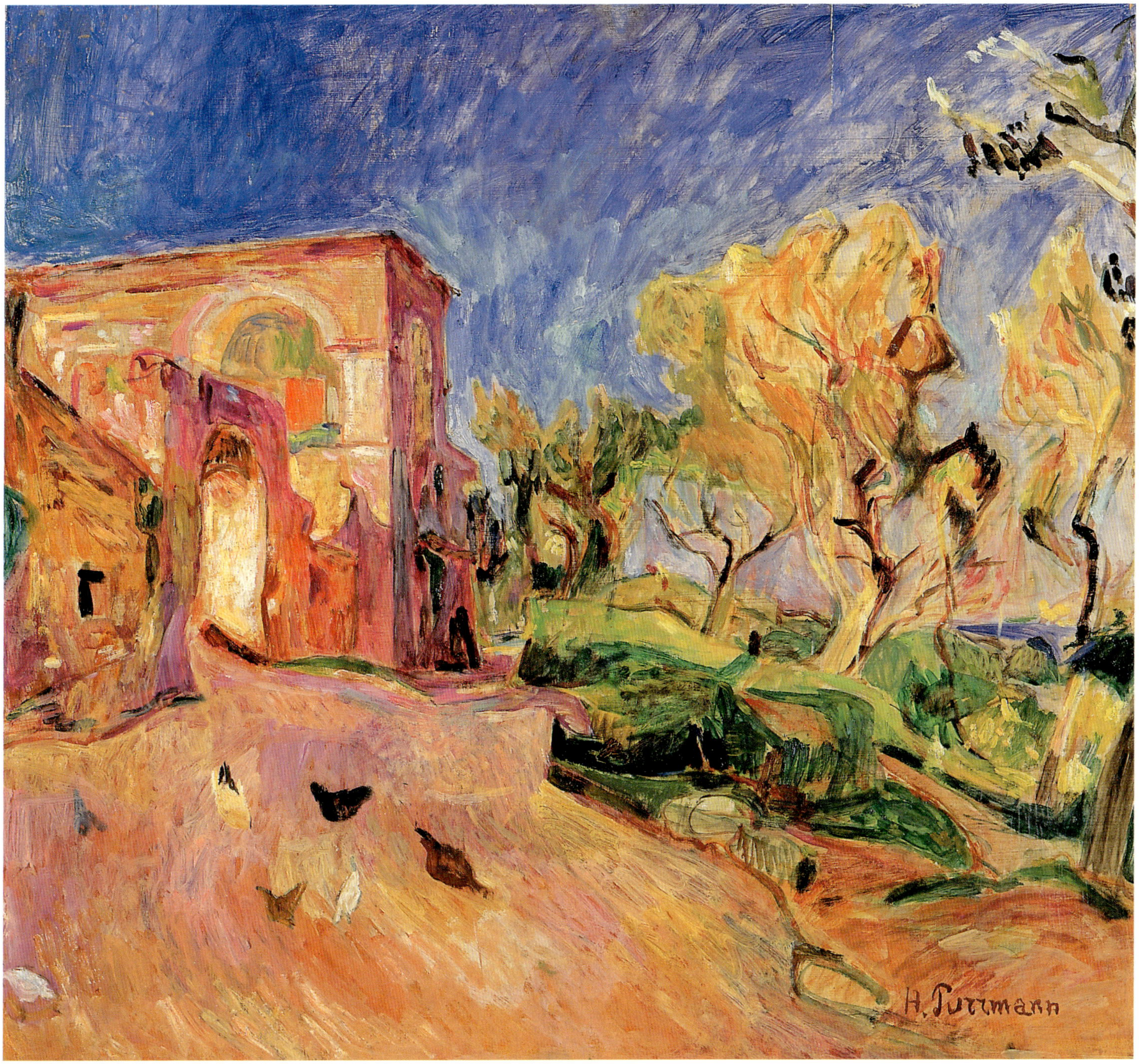
H. Purrmann

Langenargen Berlin 1914–1935

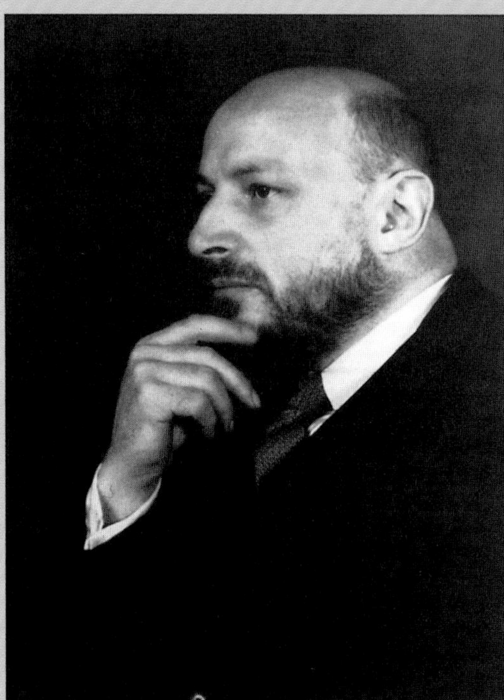

. . . Ich persönlich habe lieber ein Bild, das etwas vorstellt, obschon ich von Bildern, die ich hundertmal angesehen und bewundert habe, oft nicht sagen könnte, was eigentlich vor- und dargestellt ist . . . Die Natur verleitet leicht zu ihrer Imitation, die geistlos und künstlerisch ist und doch bildet sie den Ausgangspunkt zu jeder Kunst und verbietet strenge jeden Unsinn. Natur und Kunst, sie scheinen sich zu fliehen . . .

Hans Purrmann

Als der Erste Weltkrieg ausbricht, befindet sich Hans Purrmann in Beilstein bei der Familie seiner Frau. Nach einem Aufenthalt in Langenargen am Bodensee siedelt der Künstler 1916 nach Berlin über, hält sich jedoch weiterhin den Sommer über in Langenargen auf.

Während der Jahre in Langenargen und Berlin arbeitet Purrmann neben seinen Landschaften an einigen Interieurs und vor allem an Stilleben. In ihnen benutzt Hans Purrmann Konstellationen, die bereits die Stillebenmalerei der Niederländer des 17. Jahrhunderts kennzeichneten: ein Tisch, eine Vase mit Blumen, das Ornament einer Tapete oder eines Paravents im Hintergrund und einige formal interessante Gegenstände zur Ergänzung der Komposition. Deutlich zeigt sich, daß Hans Purrmann Freude am Arrangement der Bildelemente hat. Häufig setzte er Objekte ein, die dem Fundus seiner umfassenden Kunstsammlung entnommen sind, so beispielsweise die Madonna des Bildes »Gotische Figur mit Kanne«, um 1922 (s. Seite 81).

Auch Gefäße, antike Plastiken oder eigene Bildhauerarbeiten sind Zeugnisse der Sammelleidenschaft Hans Purrmanns, die ihn sein ganzes Leben lang begleitet.

Von seinem Wohnsitz in Berlin aus unternimmt Purrmann immer wieder ausgedehnte Reisen in den Süden. Die Bilder, die auf diesen Reisen entstehen, legen ein deutliches Zeugnis ab, wie entscheidend die Erfahrung des hellen mediterranen Lichtes und der Atmosphäre südlicher Landschaften für die Malerei Purrmanns ist. In Sorrent malt Purrmann einfühlsame Portraits seiner Frau Mathilde und der Tochter Christine, die durch ihre kostbare Farbigkeit bestechen. Während der Aufenthalte in Rom entstehen zahlreiche Ansichten der Stadt sowie eine Reihe von Aktdarstellungen. Das Motiv des im Sessel sitzenden weiblichen Aktes mit über dem Kopf verschränkten Armen oder in seitlicher Ansicht greift Purrmann in zahlreichen Varianten auf. Die 1930 im südfranzösischen Sanary gemalten Bilder zeichnen sich durch eine Steigerung der Helligkeit der Palette aus. Zu der Inspiration durch das Licht des französischen Südens kommt hier noch das Gefühl eines erneuerten Lebensglücks, da Purrmann zuvor von einer langen Krankheit genesen war. Die Werke dieser Jahre bezeugen wie feinsinnig und spannungsgeladen Hans Purrmanns Farbkompositionen sind, wie sicher er das volumenerzeugende Spiel von Licht und Schatten einsetzt. Hier zeigt sich Purrmanns ganze malerische Kraft.

Maria Härich

Sitzender Akt, Berlin 1916
Öl/Lw, 33 x 24 cm
Privatbesitz

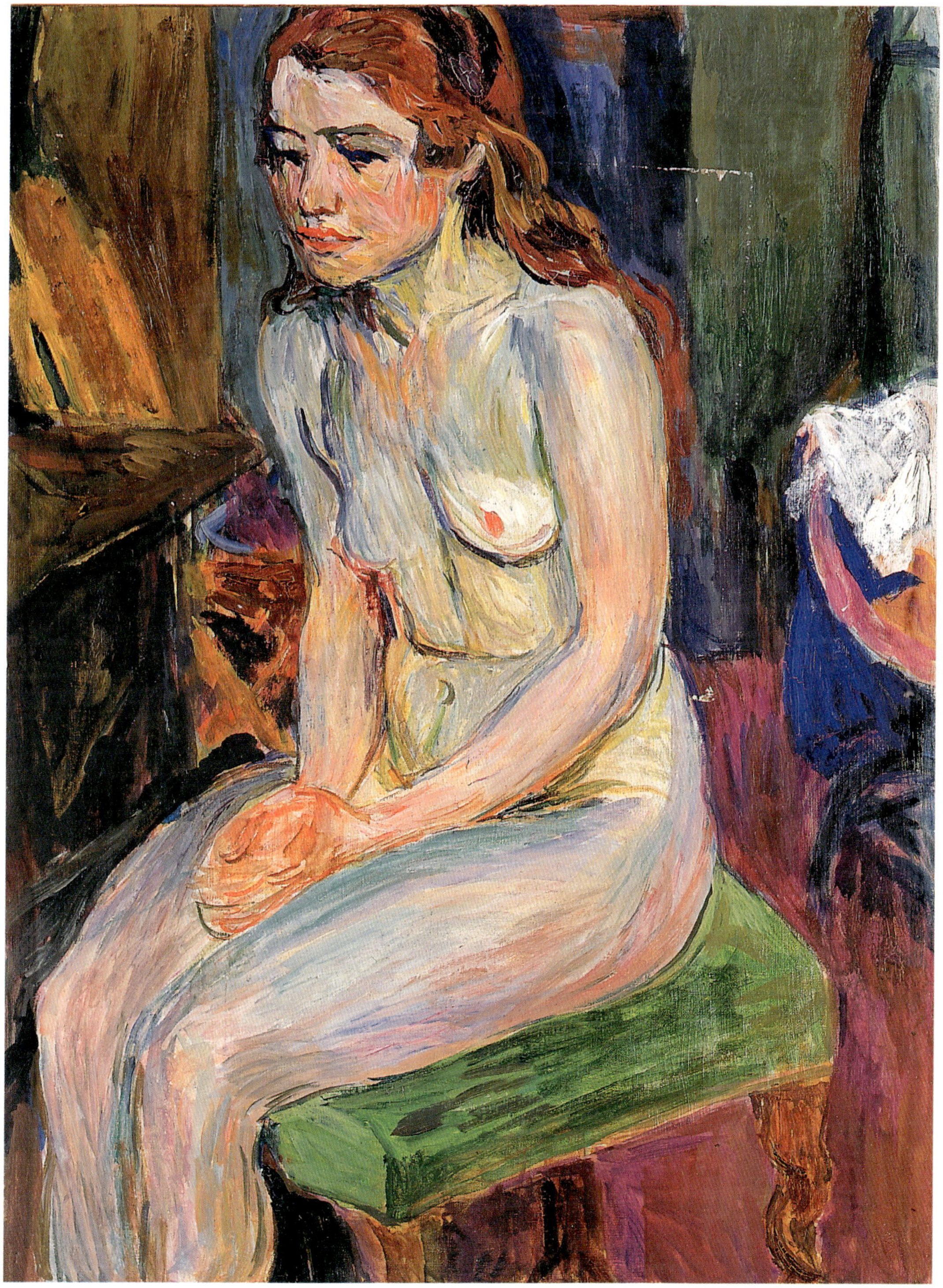

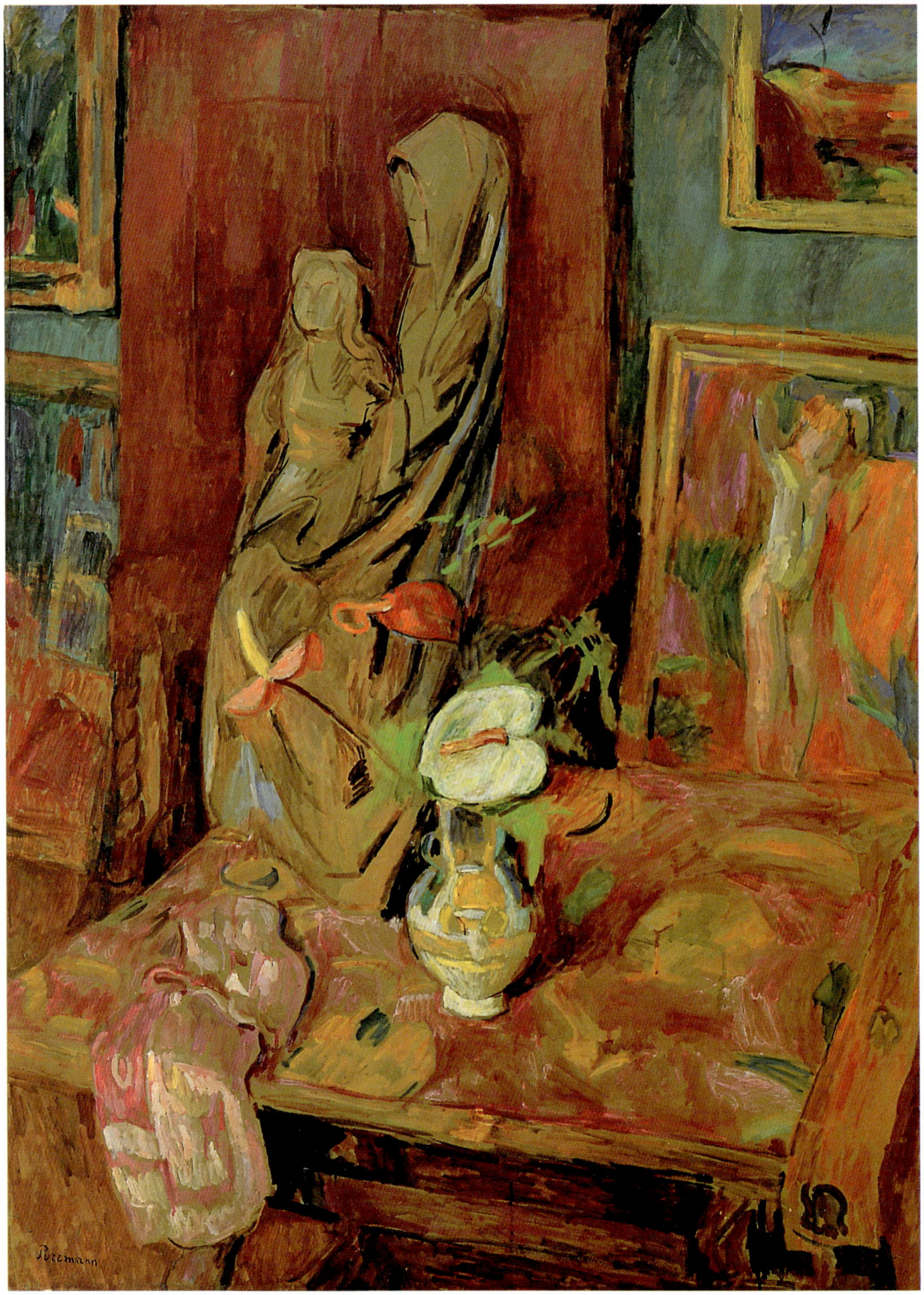

Stilleben mit gotischer Holzmadonna, 1917
Öl/Pappe, 124 x 89 cm
Kunsthalle Bremen

Gotische Figur und Kanne, Berlin um 1922
Öl/Lw, 85 x 66 cm
Privatbesitz

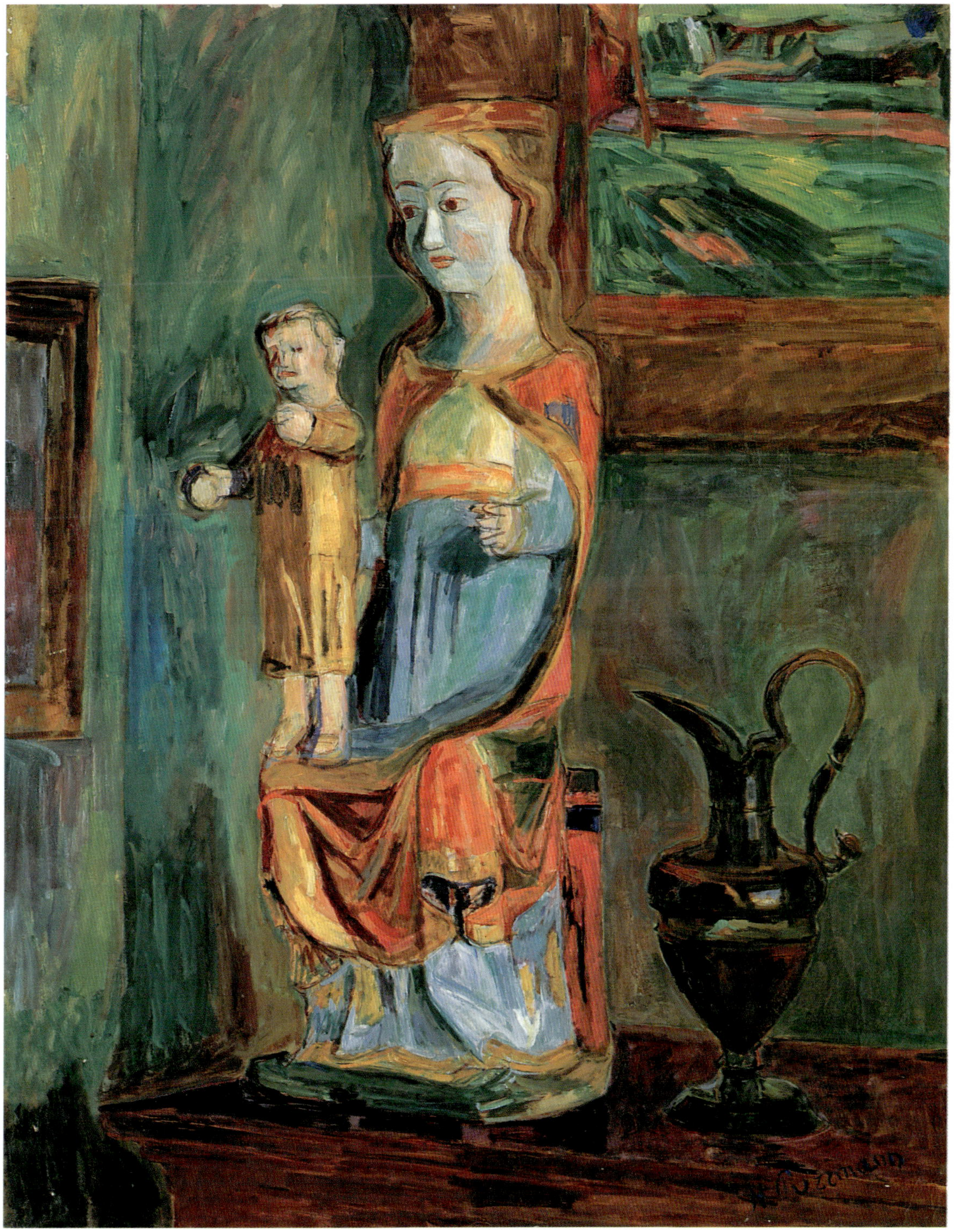

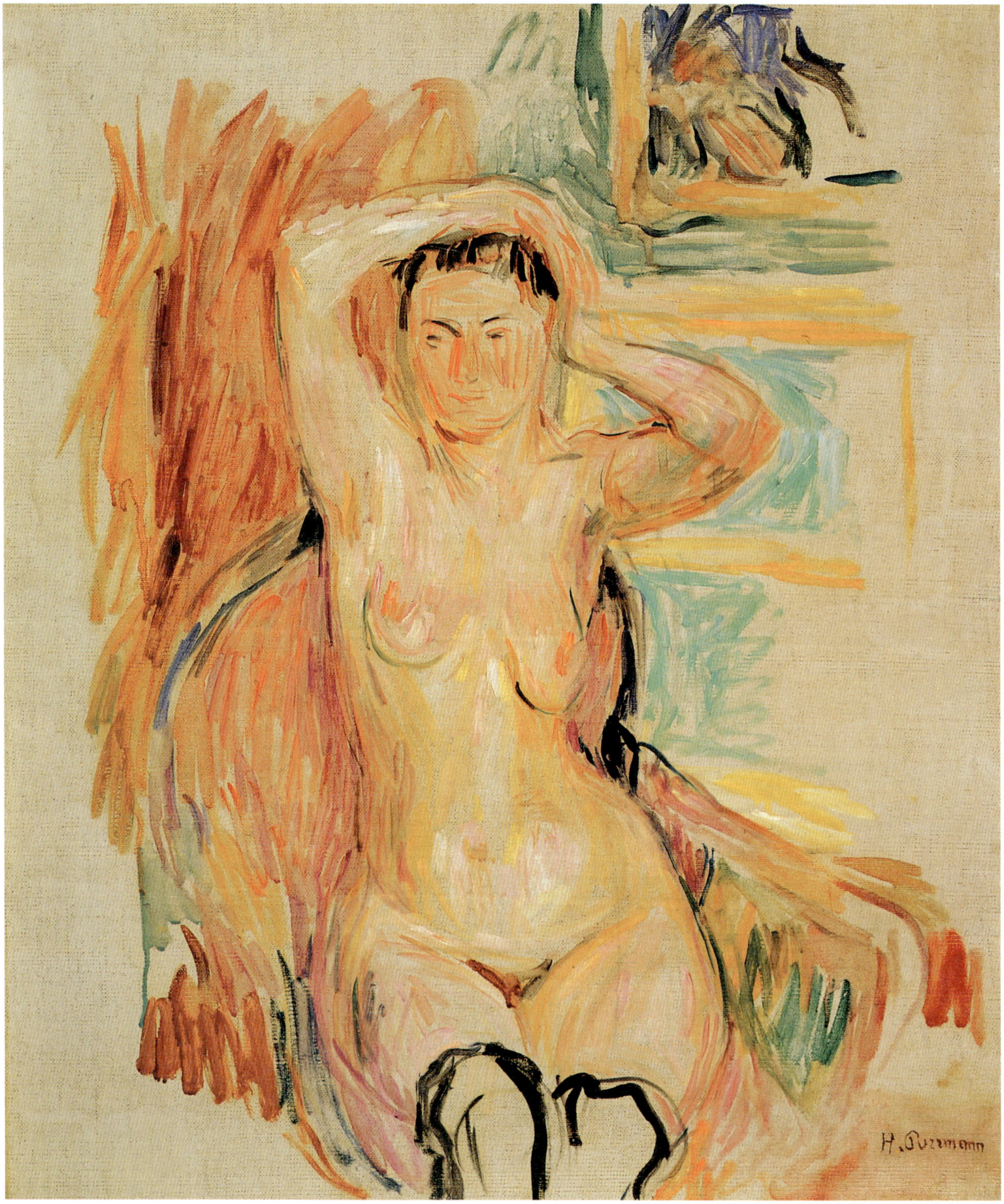

Sitzender weiblicher Akt
Berlin um 1918
Öl/Lw, 65 x 54 cm
Pfalzgalerie Kaiserslautern

Sitzender Akt, Rom 1924
Öl/Lw, 55 x 46 cm
Saarland Museum Saarbrücken
Stiftung Saarländischer Kulturbesitz

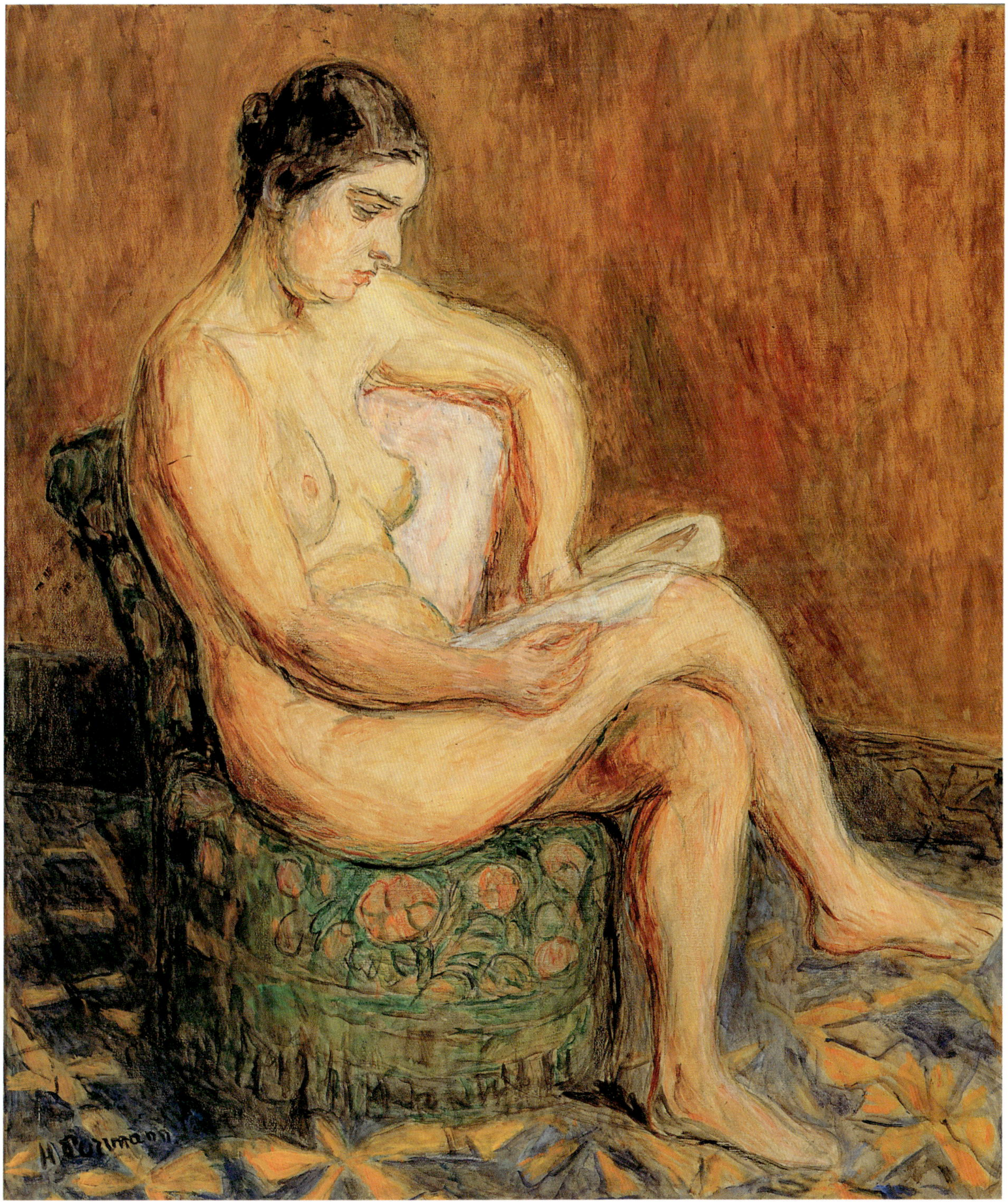

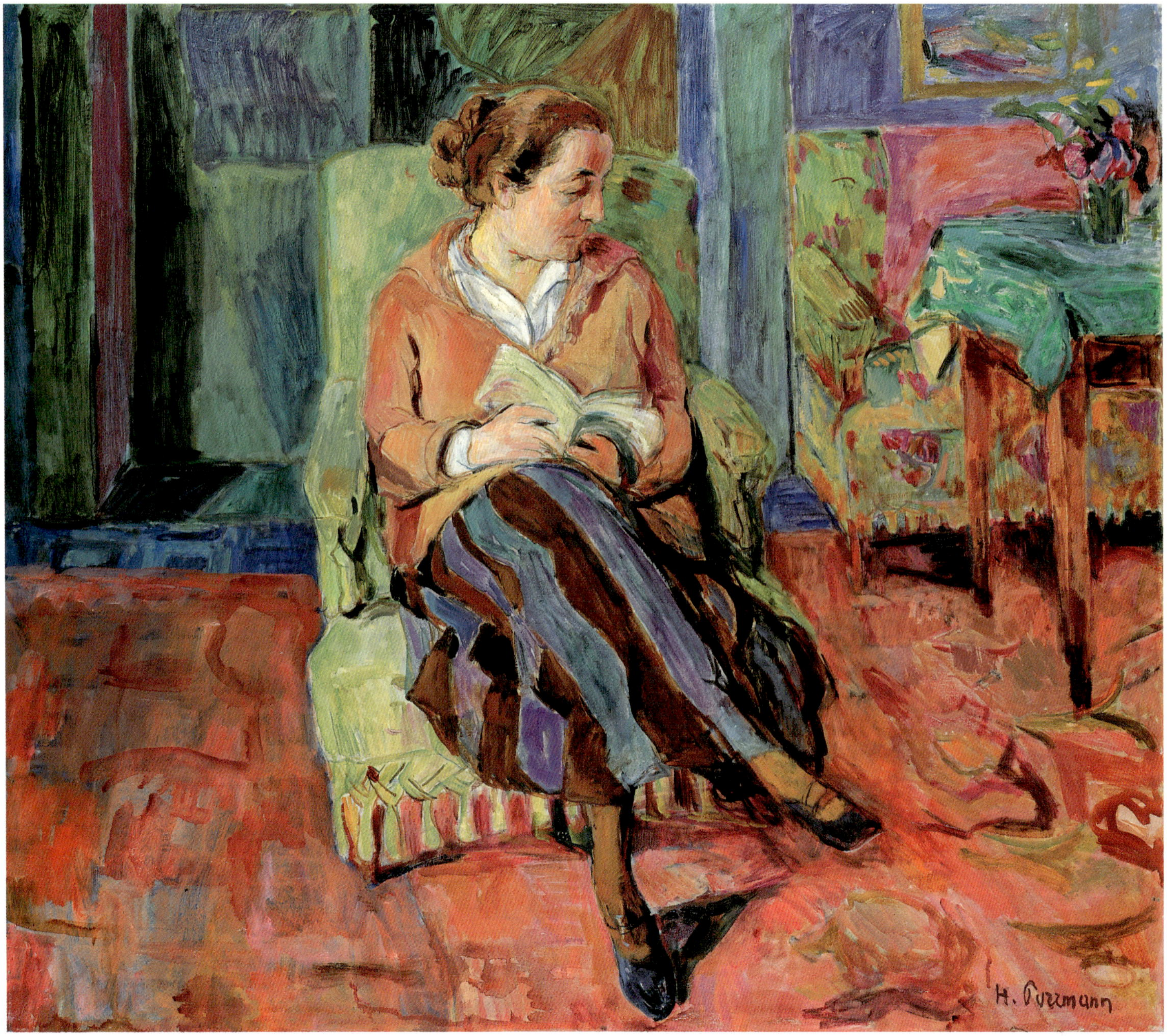


Dame im Sessel (Bildnis Mathilde Purrmann-Vollmoeller),
Sorrent 1923/24
Öl/Lw, 66,5 x 75 cm
Privatbesitz

Bildnis der Tochter Purrmanns Christine,
Sorrent 1923/24
Öl/Lw, 77 x 52 cm
Privatbesitz

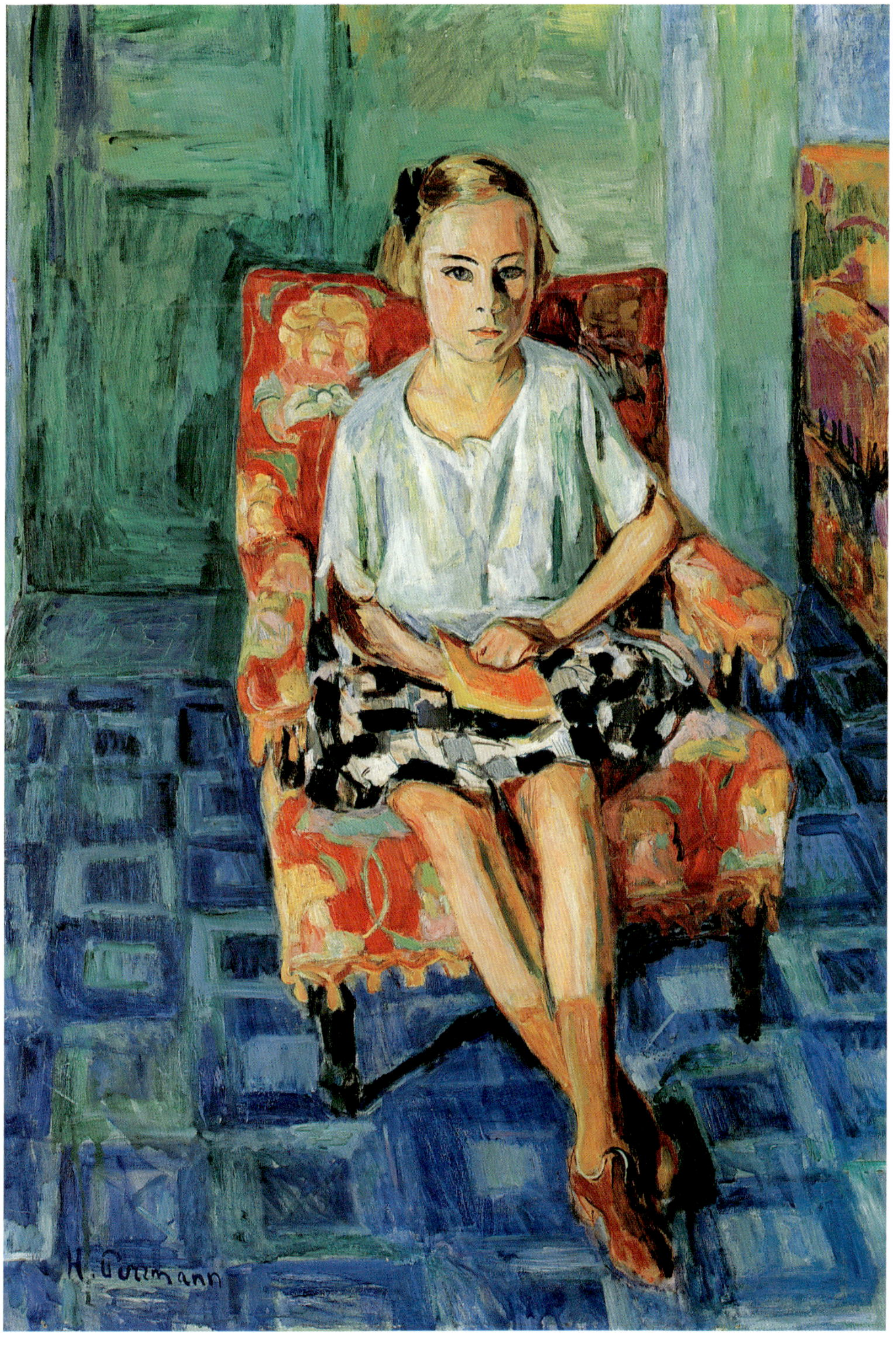

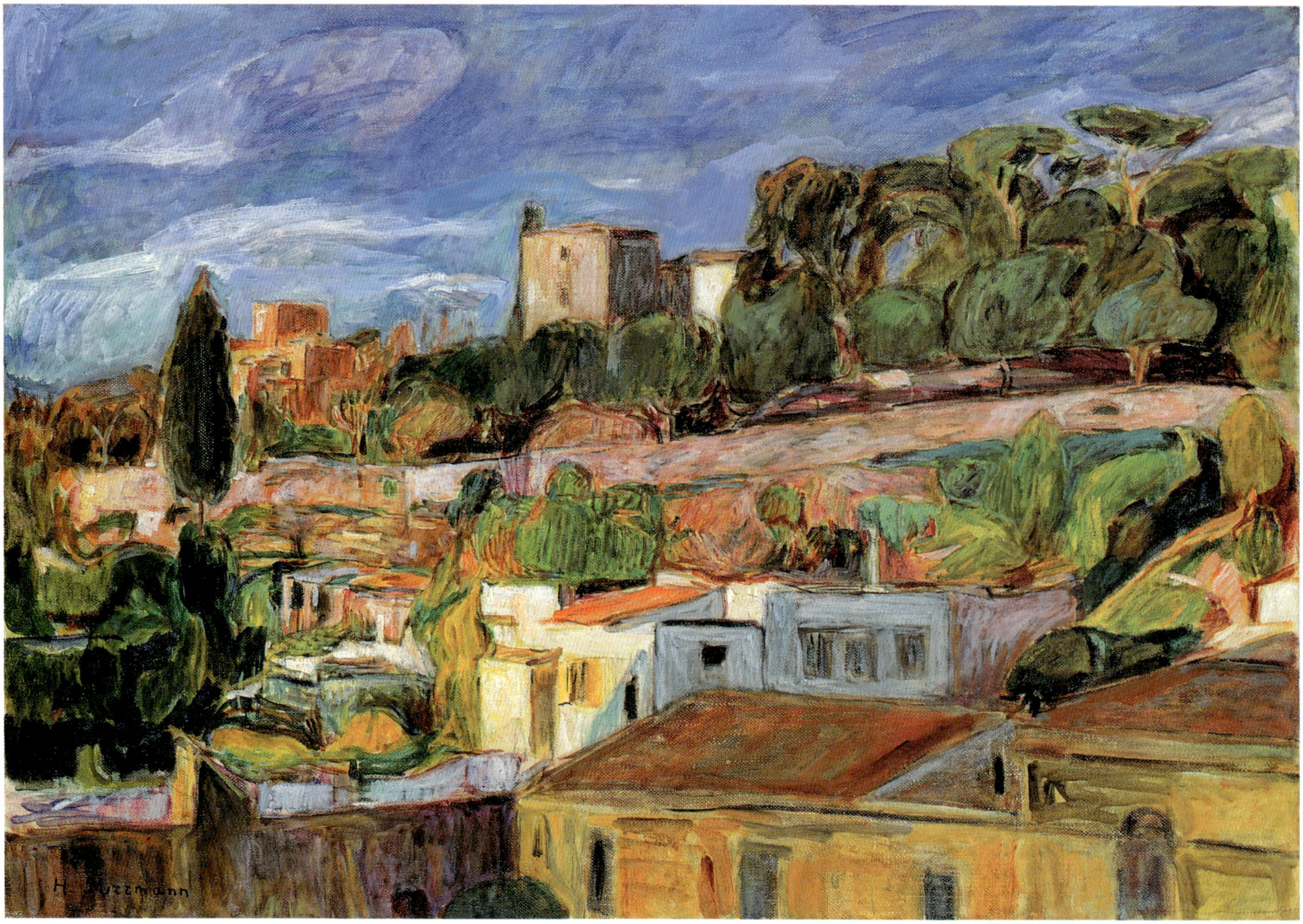

Monte Pincio, Rom 1924/25
Öl/Lw, 50 x 70 cm
Privatbesitz

Villa Gorki in Sorrent, 1922
Öl/Lw, 61 x 74 cm
Museum Bochum

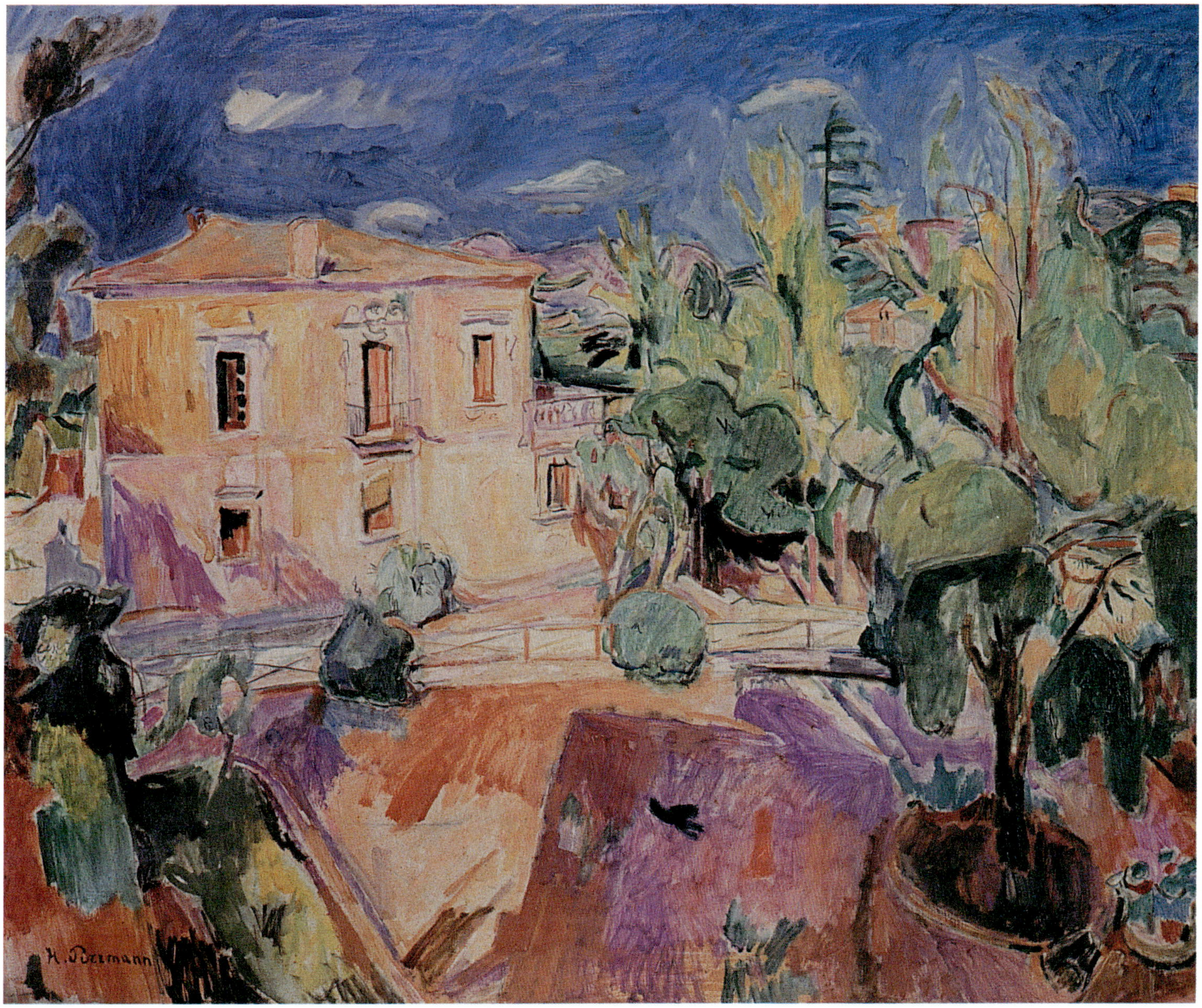
H. Purrmann

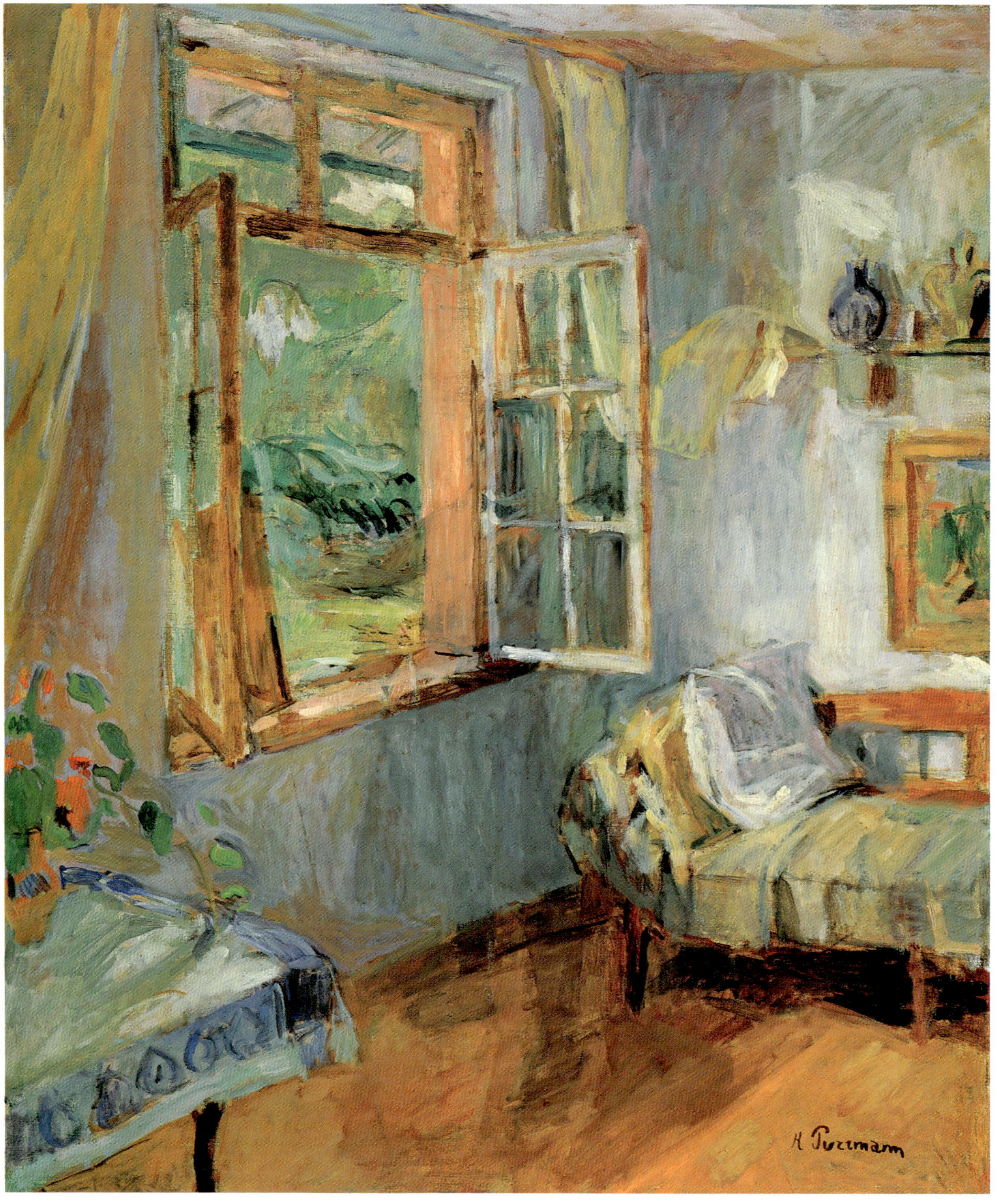


Atelierraum mit offenem Fenster, Langenargen um 1928
Öl/Lw, 55,5 x 46 cm
Privatbesitz

Zwei Frauen im Interieur, Langenargen um 1928/30
Tempera/Lw, 130 x 116,5 cm
Privatbesitz

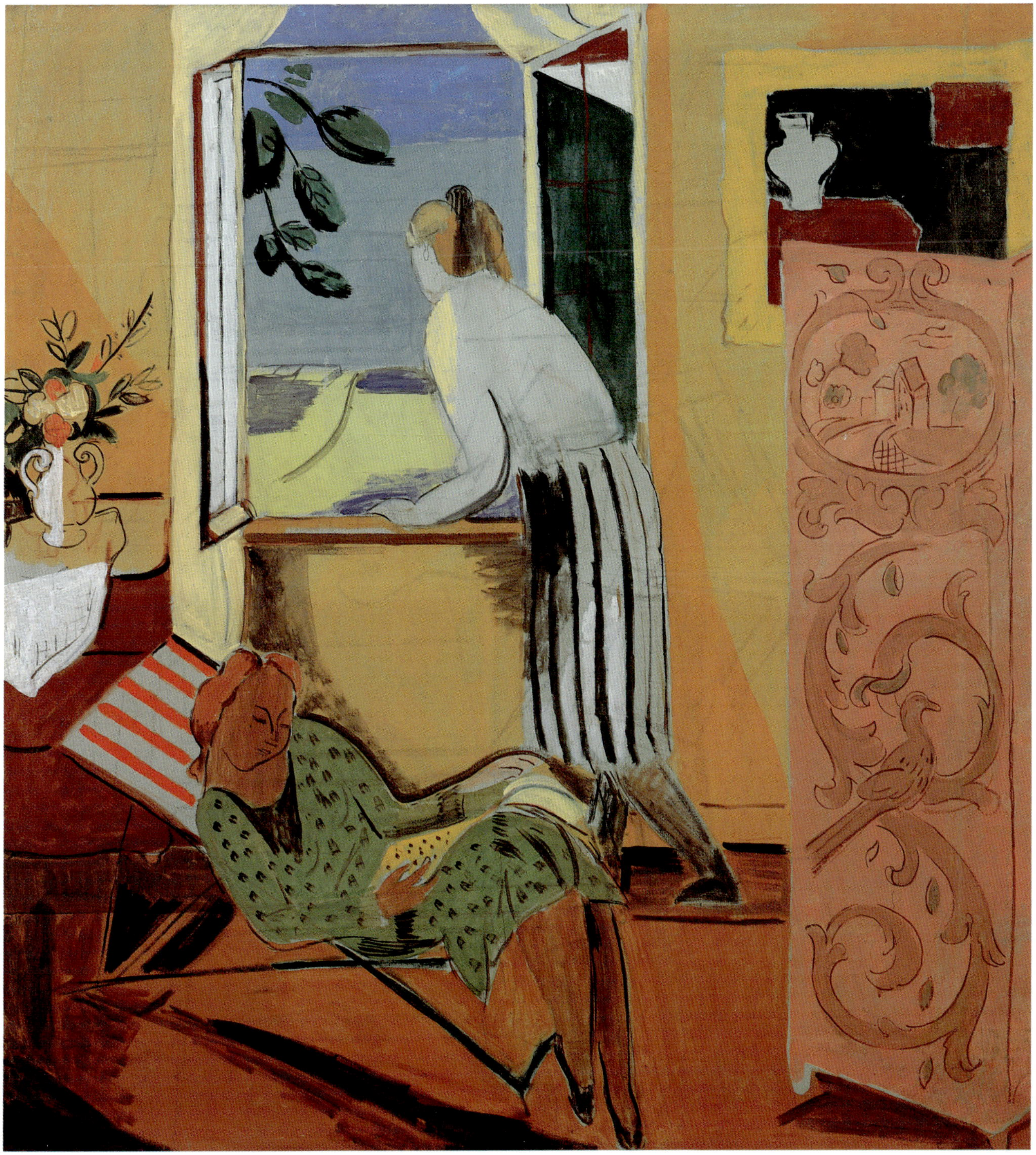

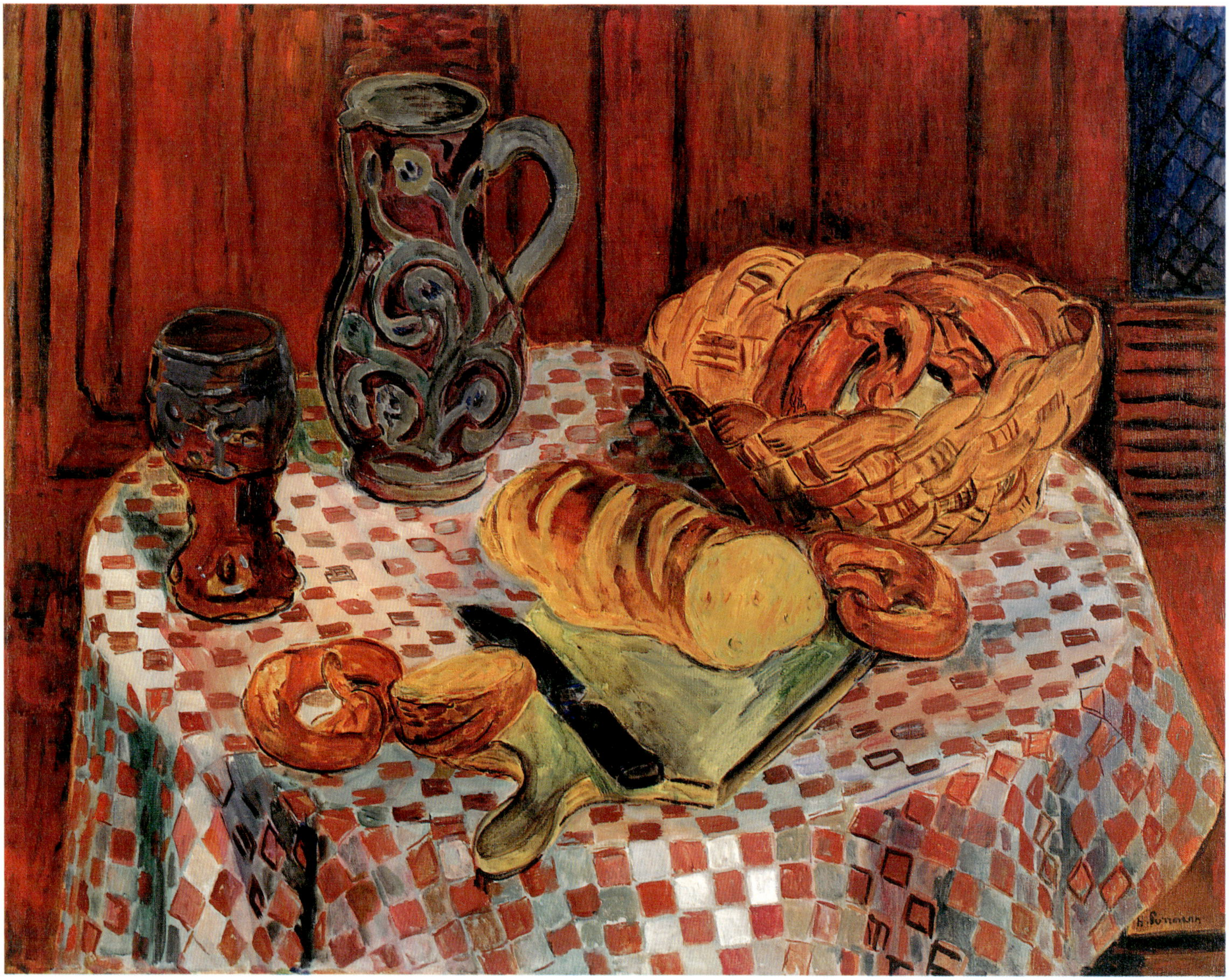

Brezelstilleben, Langenargen 1930

Öl/Lw, 74 x 93 cm

Pfalzgalerie Kaiserslautern

Kressestilleben, Langenargen um 1923

Öl/Lw, 76,9 x 61,3 cm

Pfalzgalerie Kaiserslautern

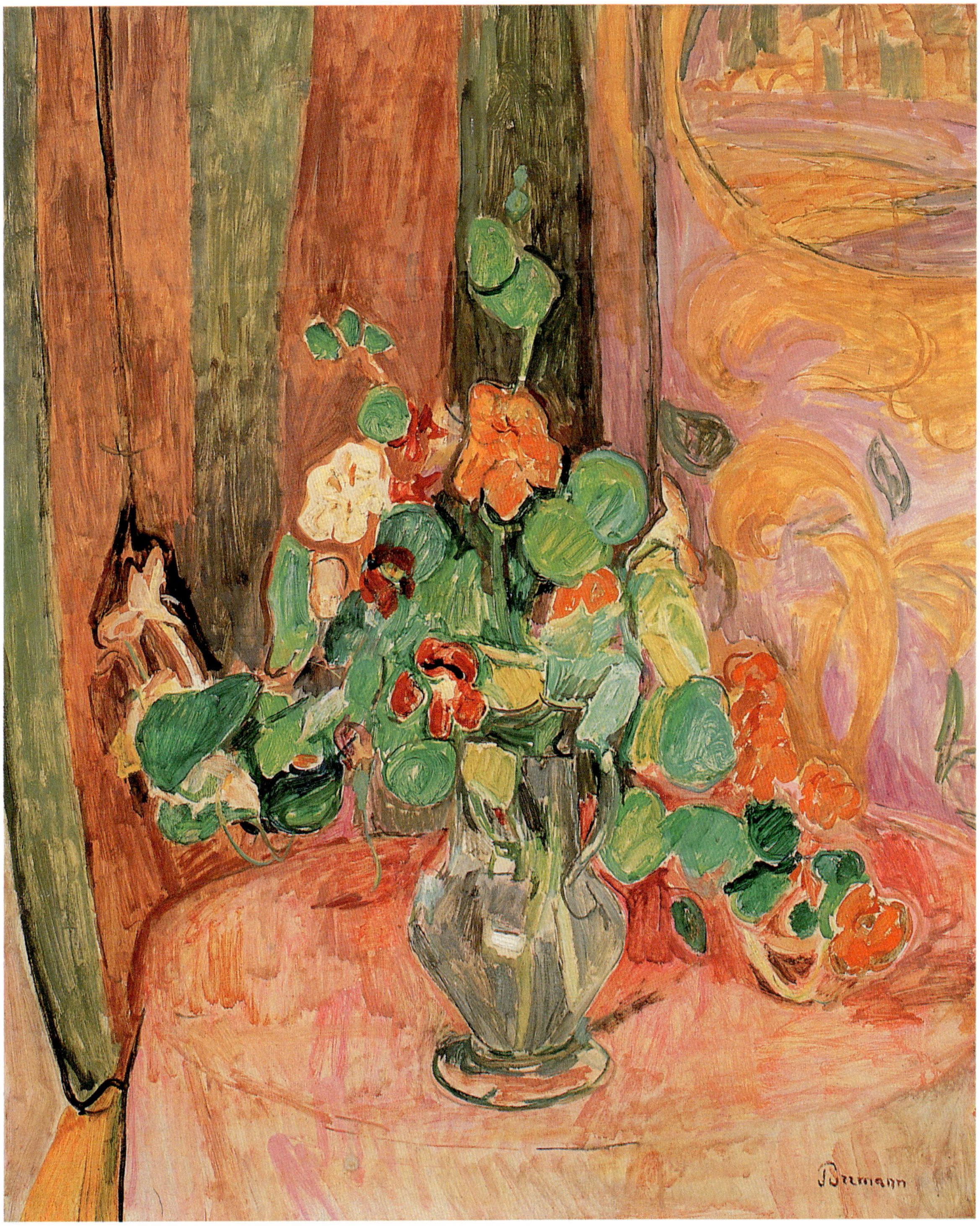

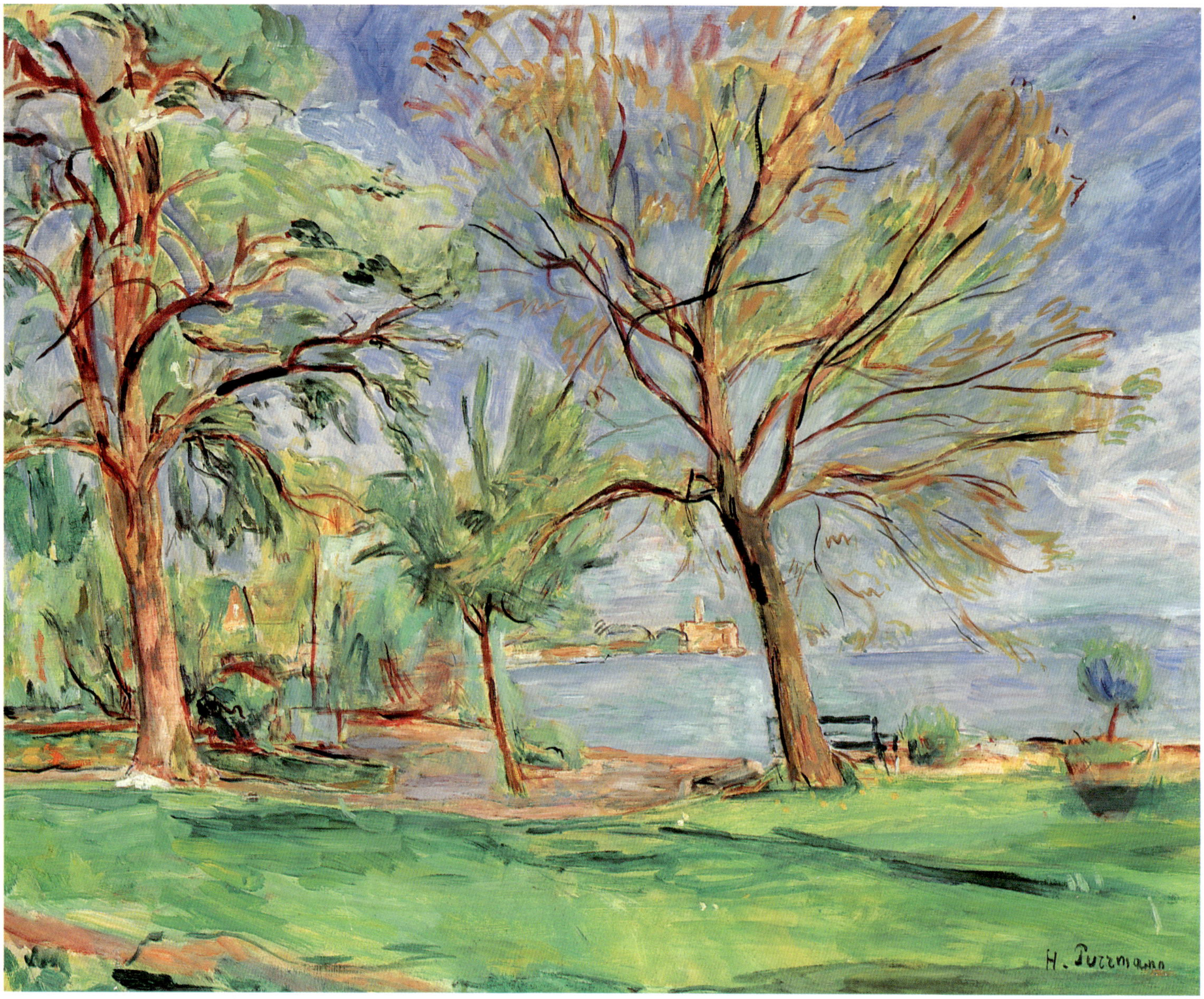


Landschaft mit Schloß Montfort, Langenargen um 1930
Öl/Sperrholz, 49 x 60 cm
Privatbesitz

Fischerhaus am Bodensee, Langenargen 1928
Öl/Lw, 82 x 100 cm
Privatbesitz

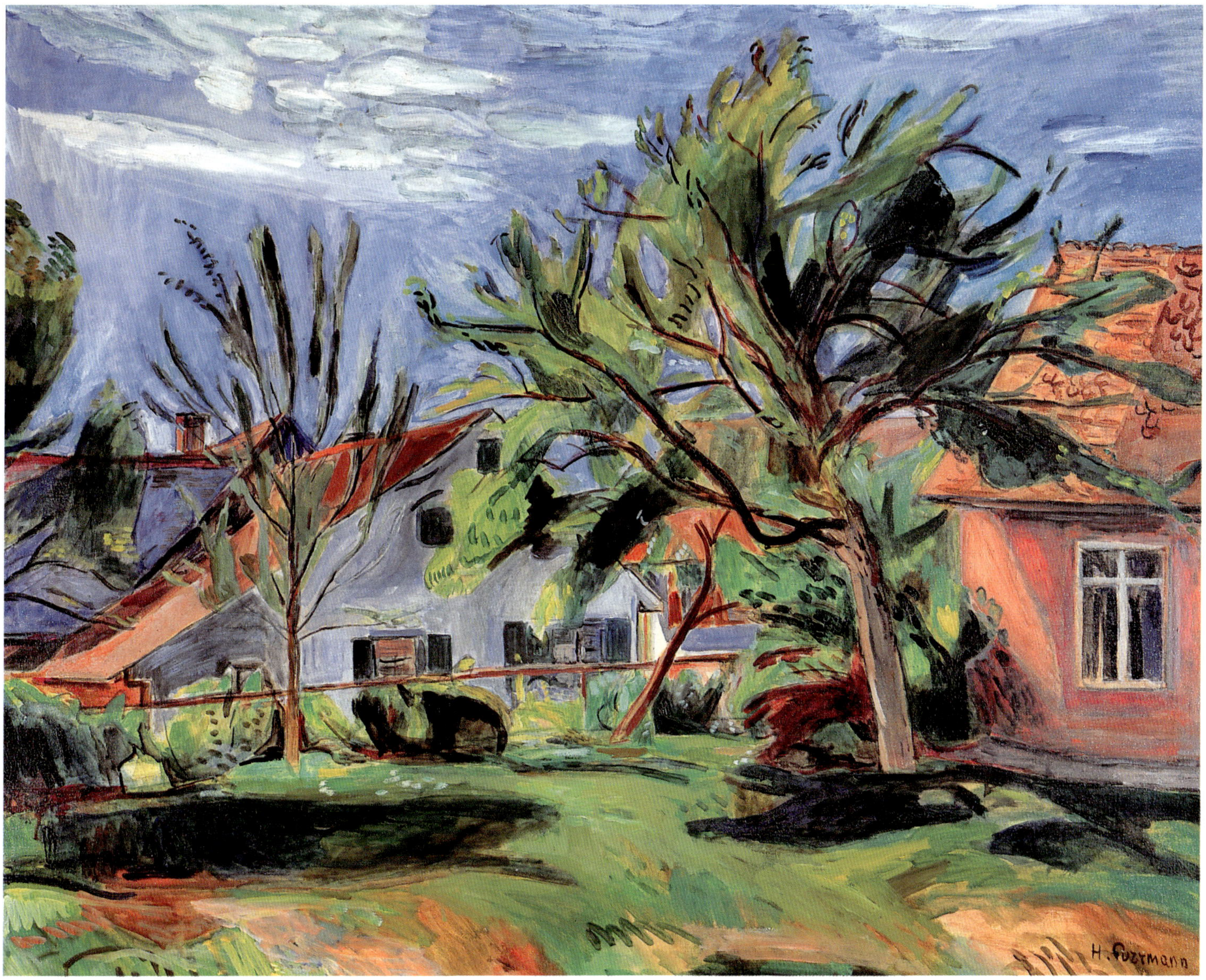

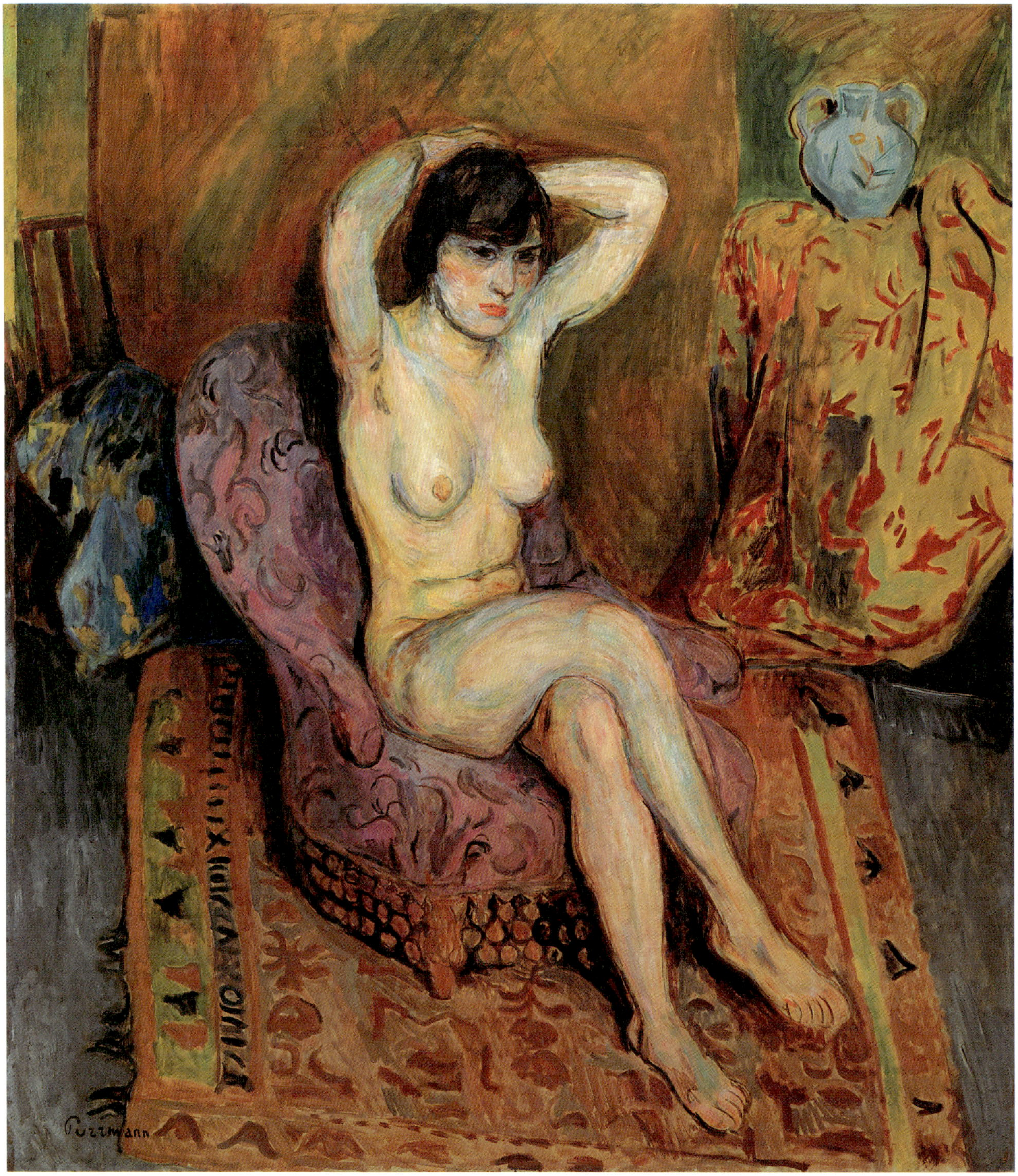

Akt im Sessel, Rom 1930
Öl/Lw, 91,5 x 80,5 cm
Privatbesitz

Halbakt, Rom 1926
Öl/Lw, 73 x 60 cm
Privatbesitz

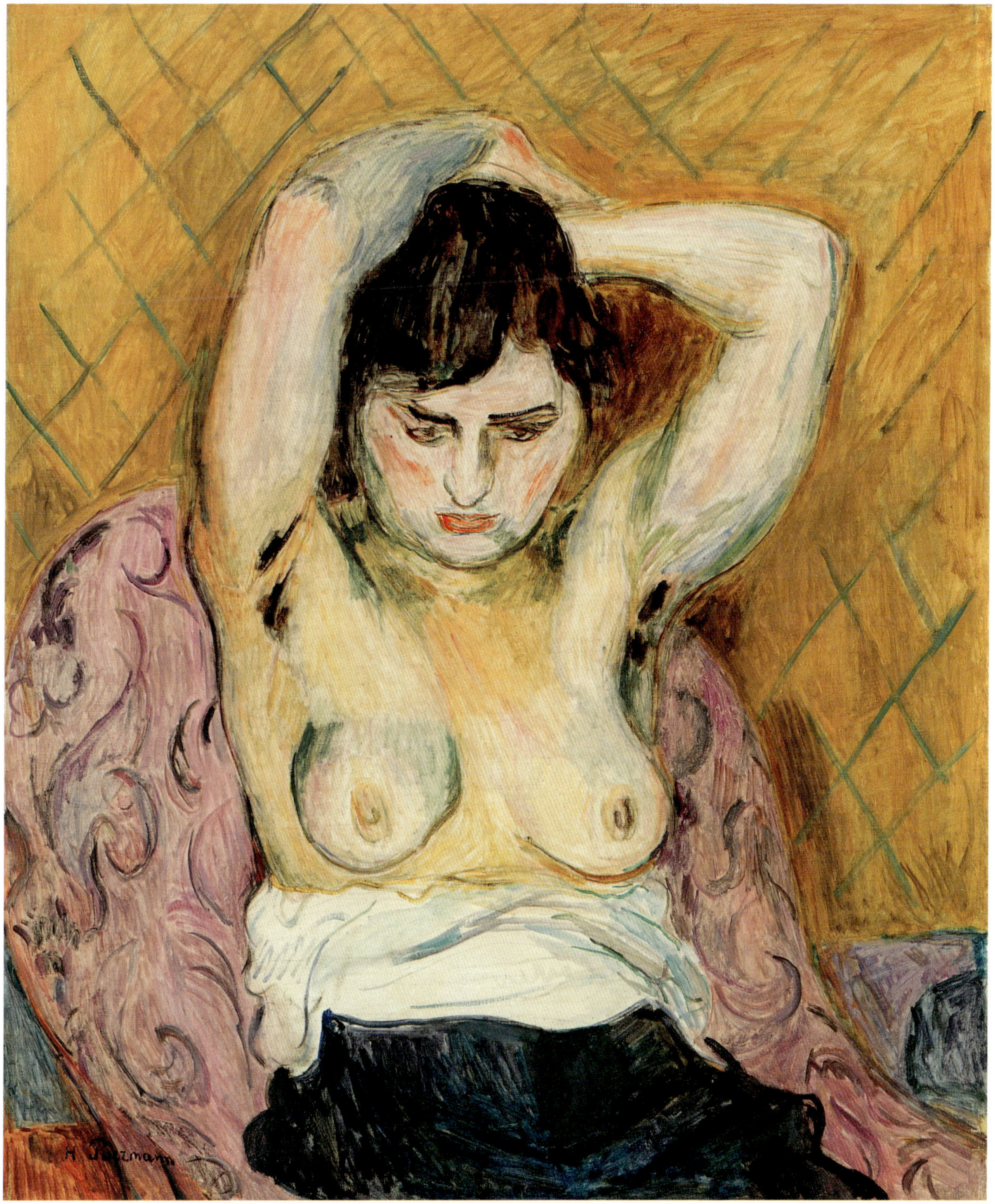

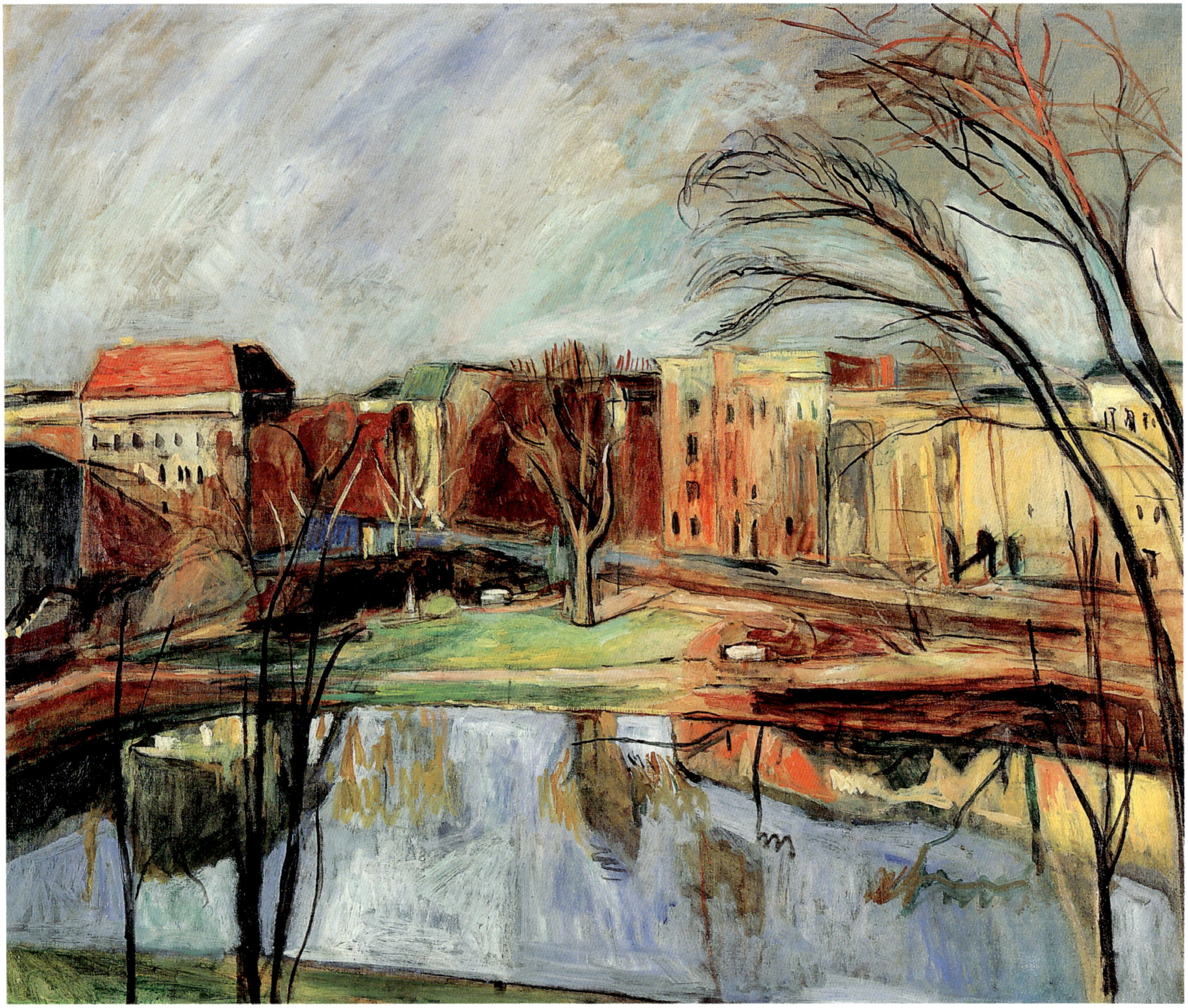

Lüzowufer Berlin, um 1930

Öl/Lw, 61 x 73 cm

Bundeskanzleramt Bonn

Lüzowufer in Berlin, 1932

Öl/Lw, 74 x 92 cm

Wilhelm-Hack-Museum Ludwigshafen a. Rh.

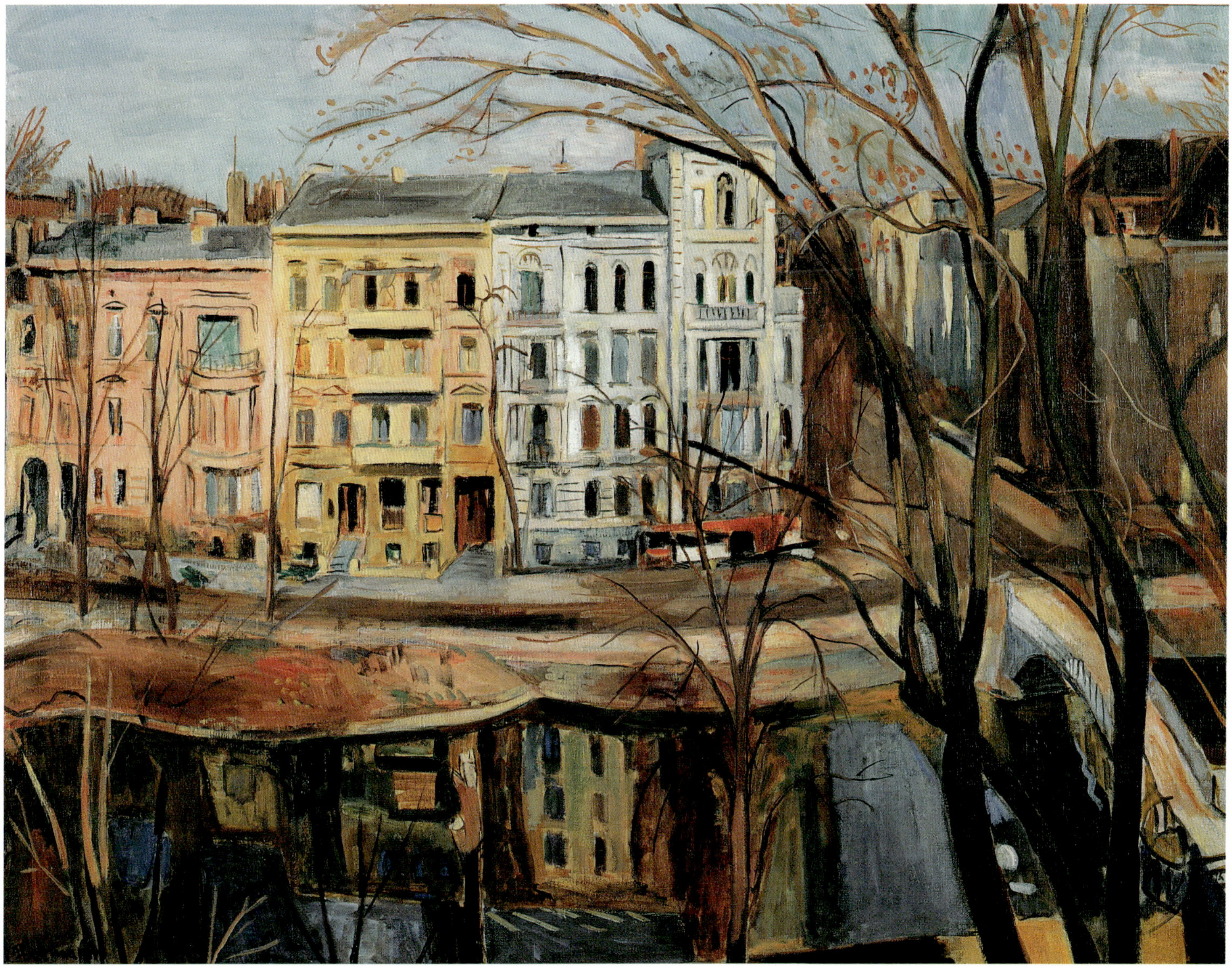

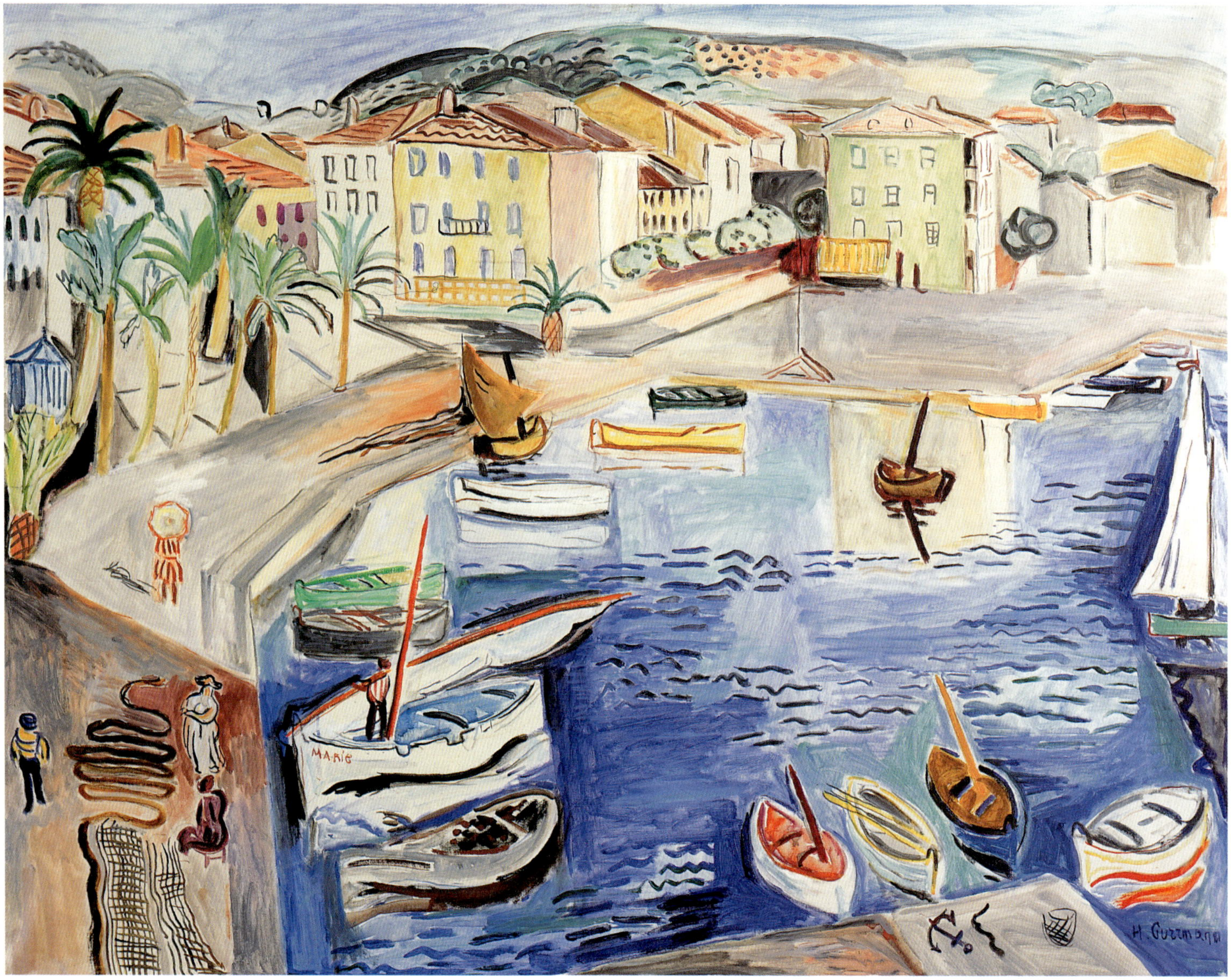


Südlicher Hafen mit Booten, Sanary 1930

Öl/Lw, 73 x 92 cm

Privatbesitz

Südliche Küste, Sanary 1930

Öl/Lw, 54 x 65 cm

Privatbesitz

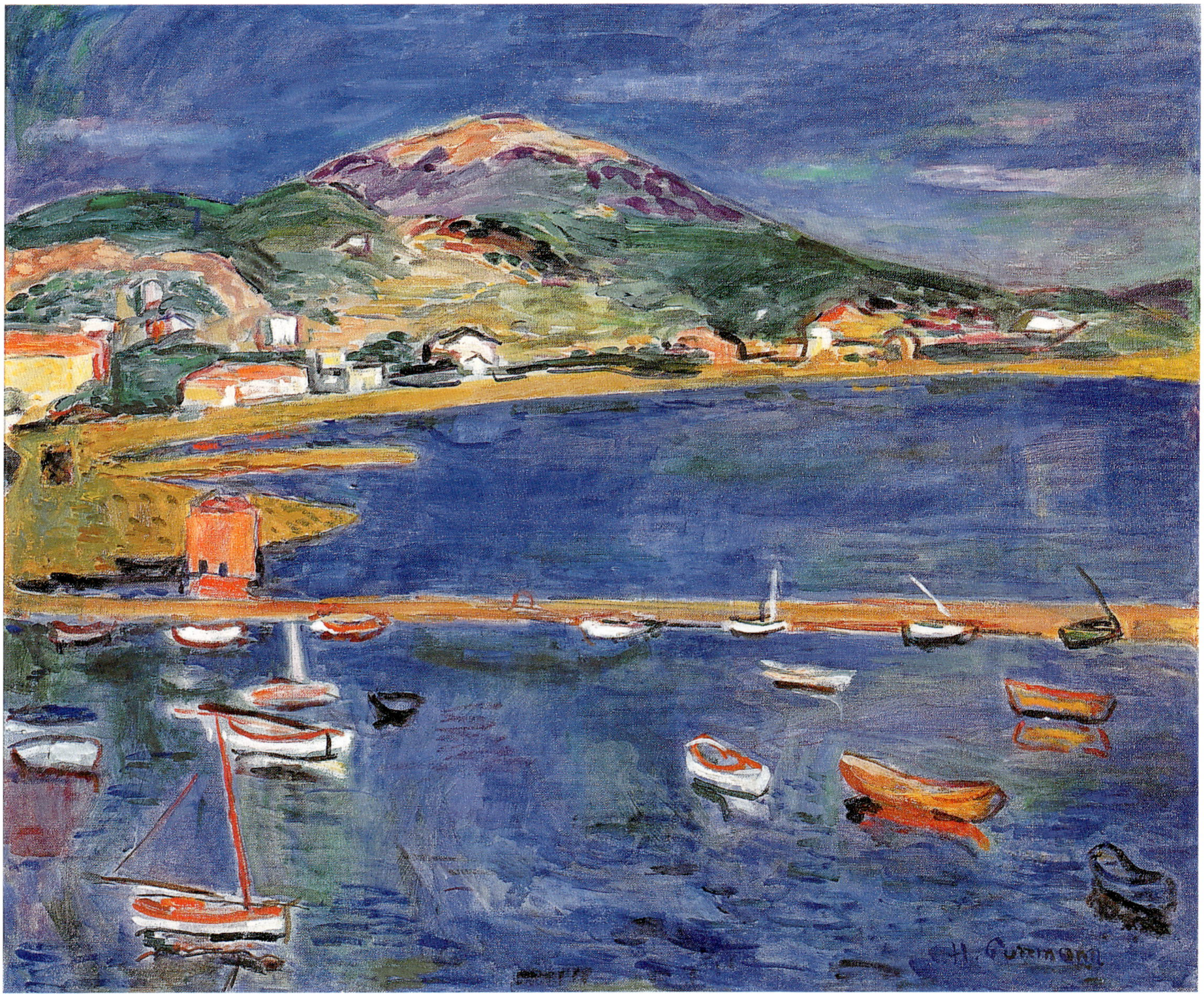

Florenz 1935–1943

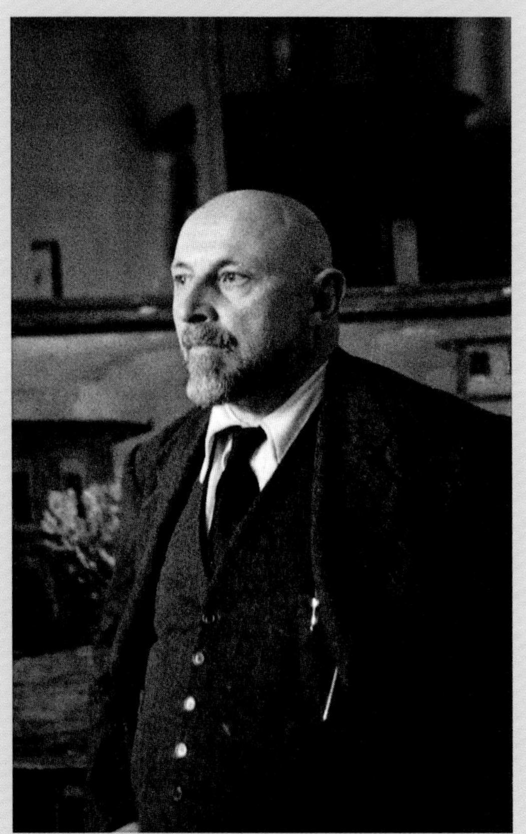

...Hans Purrmann übernahm ehrenamtlich die Direktion der Villa Romana in Florenz, wurde zum »menschlichen Mittelpunkt der exilierten deutschen Maler in Italien« wie Werner Haftmann schreibt, und er gelangte als Flüchtling am Ende des Krieges in die Schweiz. Hans Purrmann hat gewiß nicht nur die schönen Seiten des Lebens kennengelernt. Und doch gab er fast alle seinen Bildern einen festlichen Klang und Glanz...

Helmut Kohl

# Florenz 1935–1943

Bereits in den zwanziger Jahren hat Hans Purrmann Italien bereist und einige Zeit in Rom verbracht. Nach der nationalsozialistischen Machtübernahme siedelt er 1935 nach Florenz über, um im Auftrag des Deutschen Künstlerbunds die Villa Romana zu leiten. Vielen seiner Künstlerkollegen wird die Villa Romana eine Zufluchtstätte vor der Verfemung ihrer Kunst unter dem Regime des Nationalsozialismus. Auch Purrmann kann sich weitestgehend der nationalsozialistischen Verfolgung entziehen. Dennoch, 1937 werden 36 Werke Purrmanns als »Entartete Kunst« aus deutschen Museen entfernt. 1938 nimmt man Hans Purrmann sogar in Haft, als Hitler einen Besuch in Florenz abstattet. Von Florenz aus bereist Hans Purrmann die Umgebung, so fährt er nach Lerici, Trient, Siena und Fano an der Adriaküste. Das Bild »Hafen in Fano« von 1940 (s. Seite 110) zeigt, daß die kraftvolle Wirkung des mediterranen Lichtes auf Purrmanns Schaffen nach wie vor ungebrochen ist.

Vor allem Stilleben und Landschaften von Florenz und der Umgebung sowie Ansichten der Villa Romana kennzeichnen die Florentiner Schaffensperiode. Das Gemälde »Korb mit Zitronen, Weinblättern und Erdbeeren« von 1936 (s. Seite 109) zeigt, daß die Stilleben dieser Zeit vielfältiger und zugleich kräftiger, das heißt bewegter und bewußter in der Anwendung der malerischen Mittel sind als je zuvor. Farbtupfen und richtungsorientierte Pinselstriche formen ein flächiges Ornament, dem die Plastizität des Hell-Dunkel und der Farbe entgegensteht. Auch die Florentiner Landschaften, wie beispielsweise »Landschaft bei Florenz« aus dem Jahre 1943 (s. Seite 114) zeigt dieses Nebeneinander von Linie und Ornament einerseits und den rein malerischen Mitteln wie Farbe und Hell-Dunkel andererseits.

Nach wie vor gehören der Akt und das Portrait zum Repertoire des Künstlers. So malt er die Italienerin Giuseppina, 1940 (s. Seite 112), und den großformatigen »Liegenden Akt«, um 1940 (s. Seite 113).

Als Mussolini gestürzt wird, flieht Hans Purrmann mit Unterstützung des Schweizer Konsuls in die Schweiz, die bis zu seinem Tode 1966 seine zweite Heimat und Wirkungsstätte bleibt.

Maria Härich

Wandbrunnen im Park der Villa Romana, 1938
Öl/Lw, 101 x 81 cm
Saarland Museum Saarbrücken
Stiftung Saarländischer Kulturbesitz

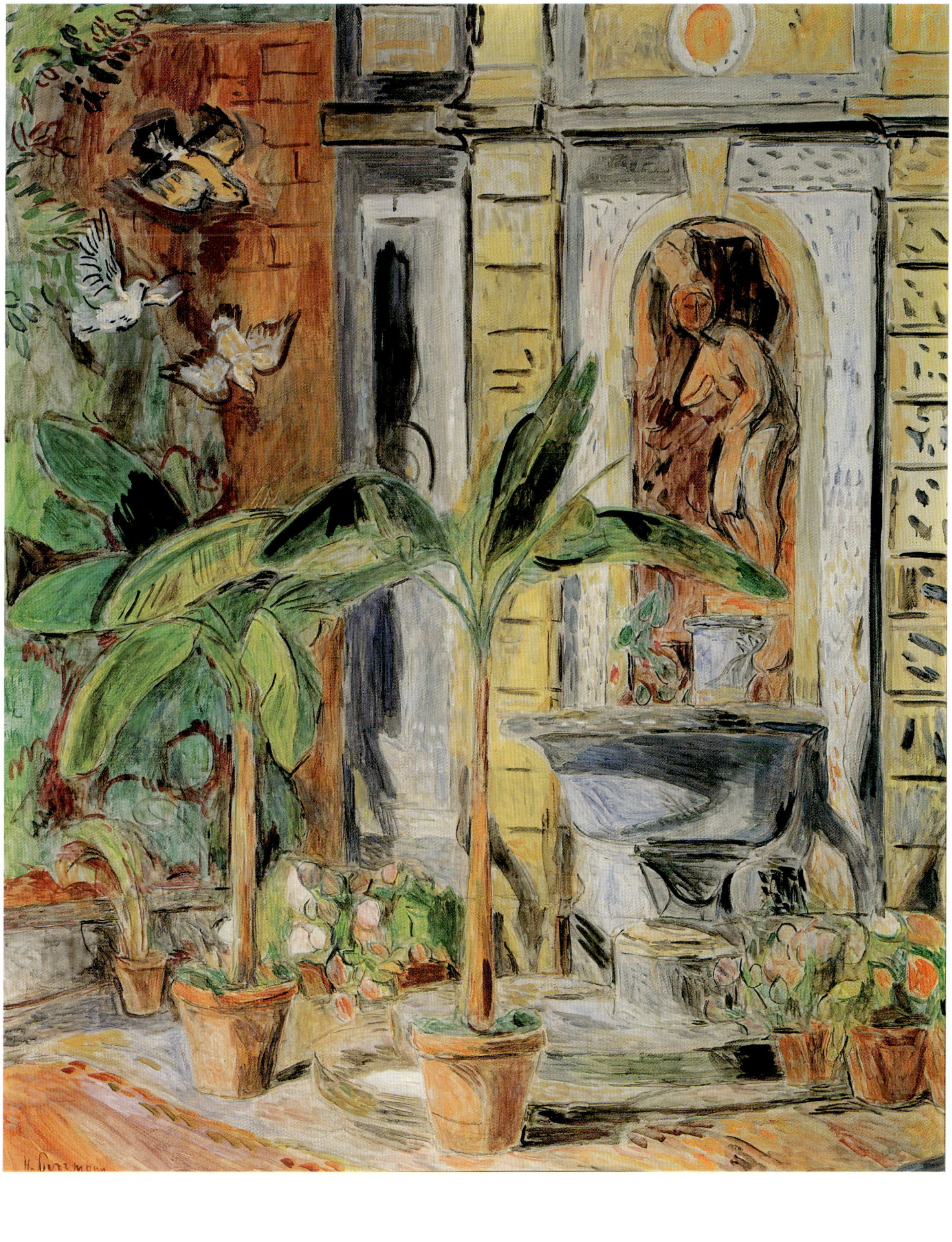

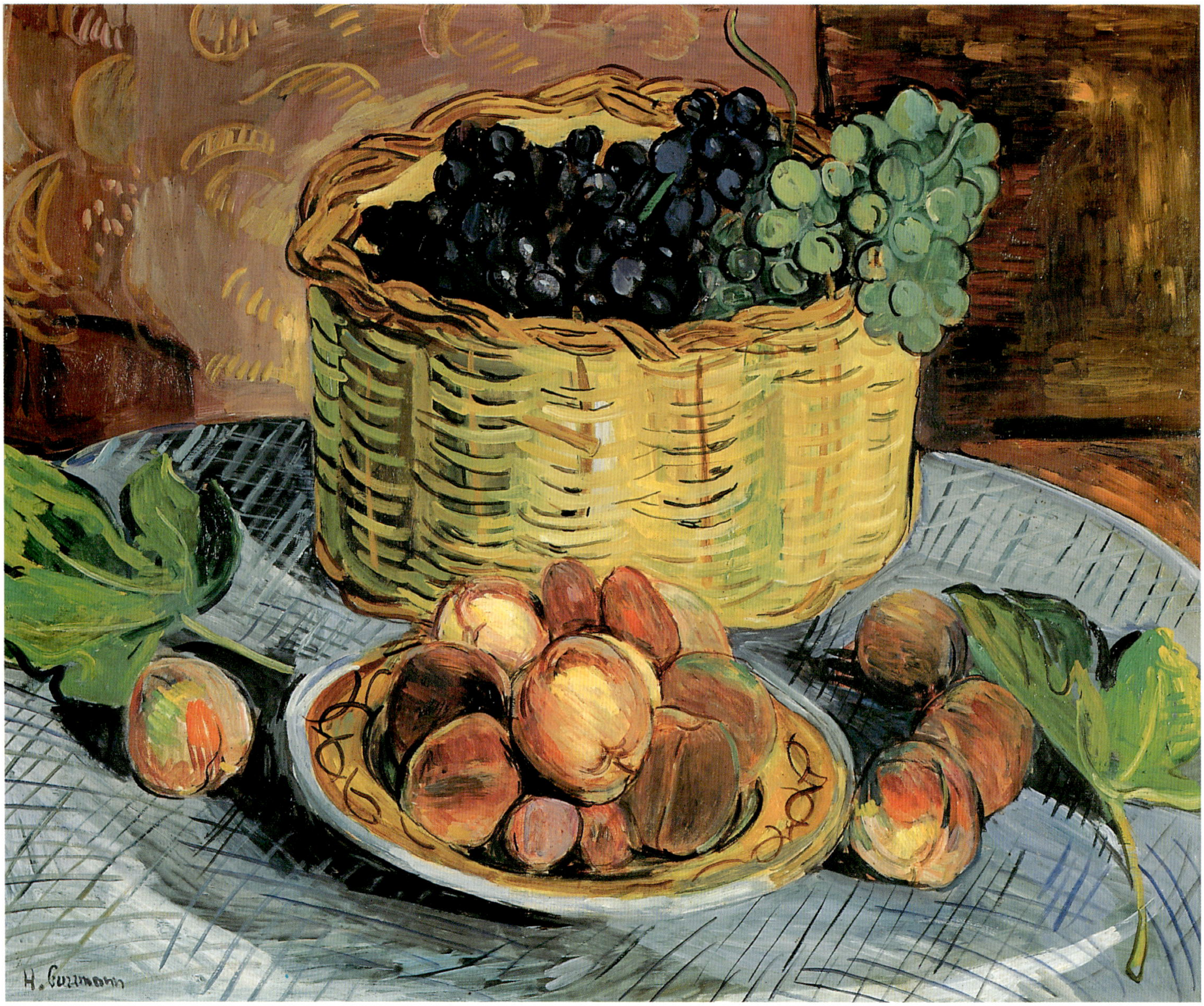

Stilleben mit Trauben und Pfirsichen, Florenz 1935/40
Öl/Lw, 61 x 73,5 cm
Bundeskanzleramt Bonn

Früchtestilleben, 1939
Öl/Lw., 54 x 73 cm
Pivatbesitz

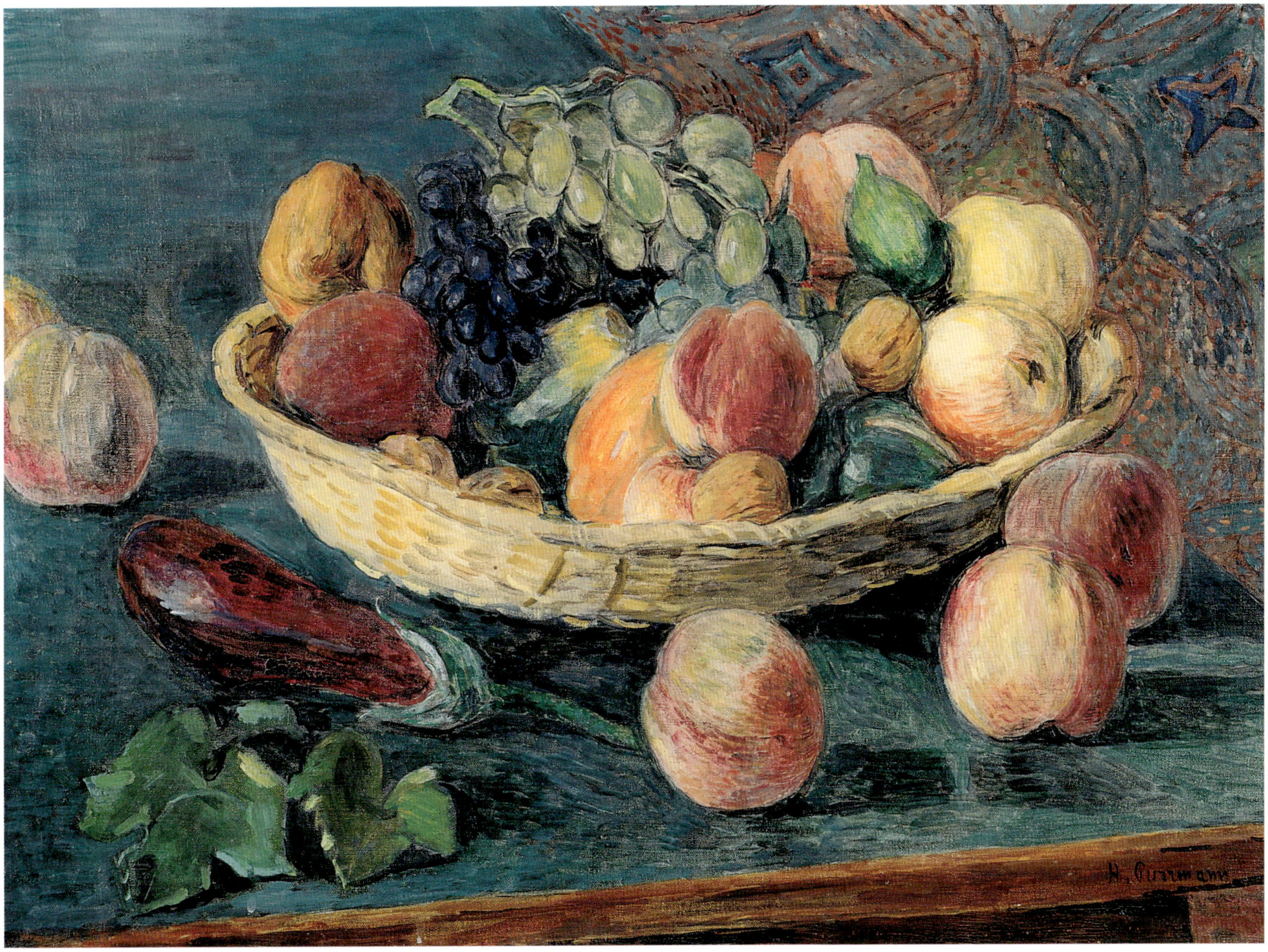
H. Purrmann

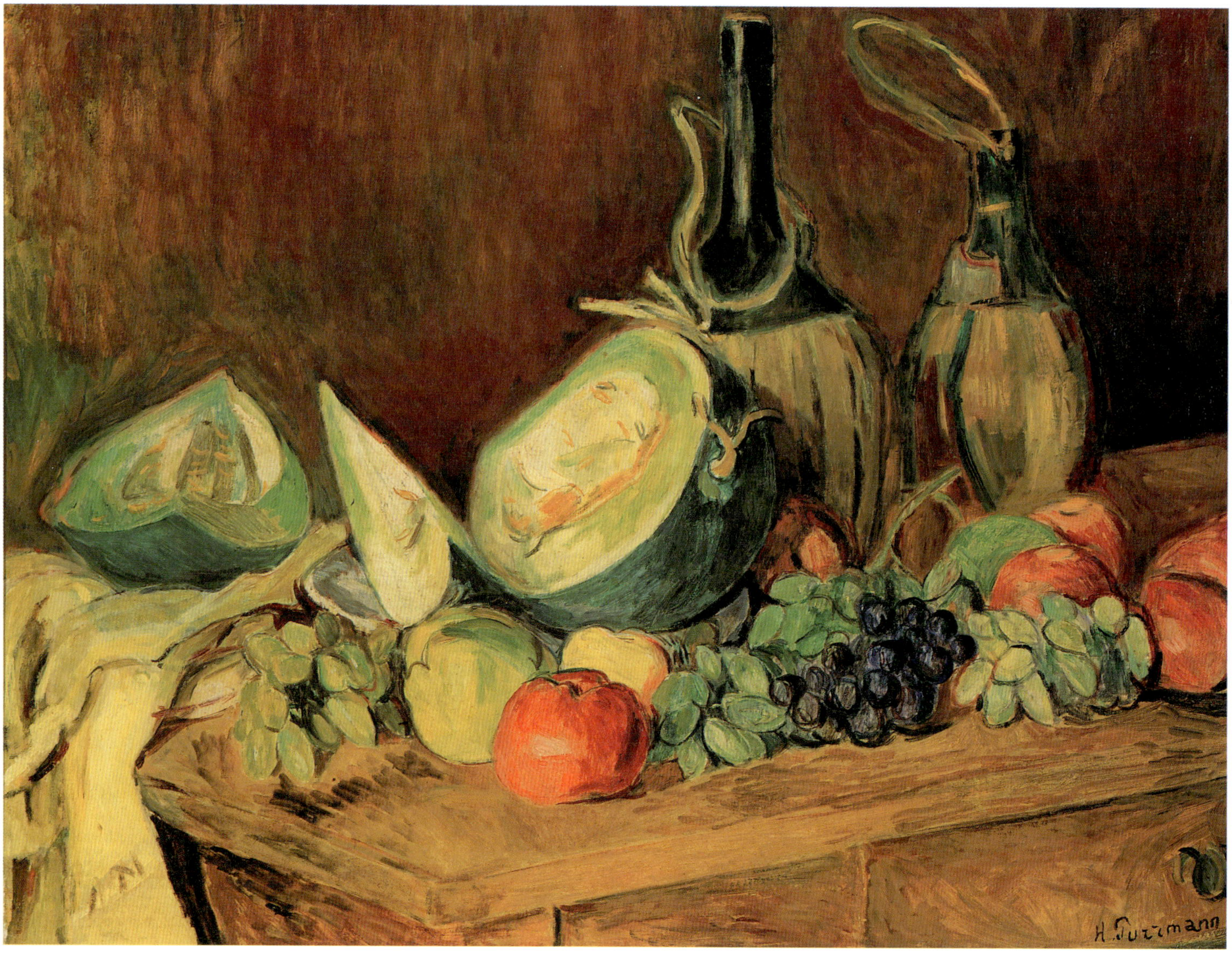

Melonenstilleben mit Chiantiflasche, Trauben und Äpfeln,
Florenz 1935/40, Öl/Lw, 53 x 67,5 cm
Saarland Museum Saarbrücken
Stiftung Saarländischer Kulturbesitz

Früchtestilleben mit Krügen, Florenz 1935
Öl/Lw, 80 x 117 cm
Saarland Museum Saarbrücken
Stiftung Saarländischer Kulturbesitz

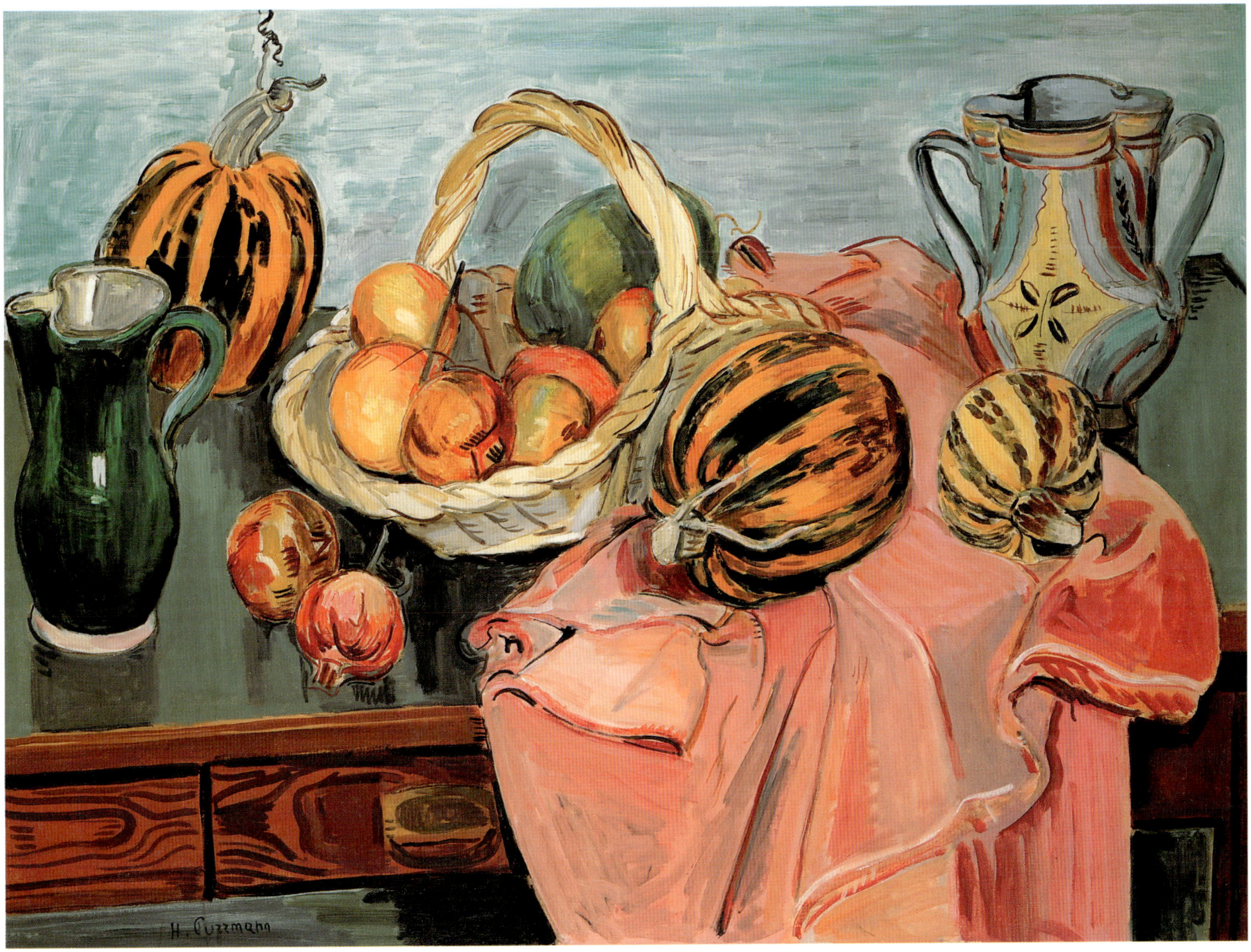

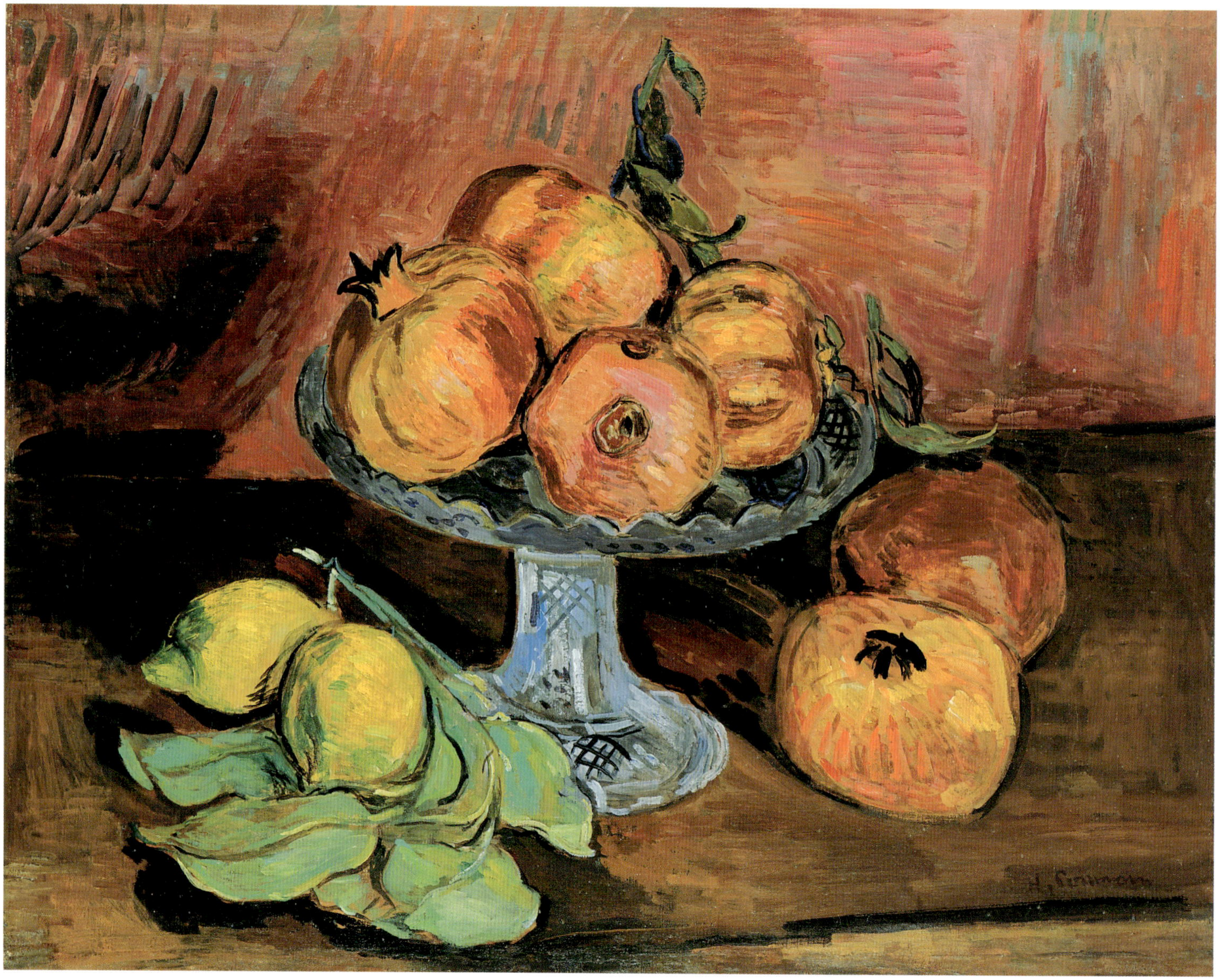

Granatäpfel mit Zitronen, Rom oder Florenz um 1937

Öl/Lw, 53,5 x 65,5 cm

Privatbesitz

Korb mit Zitonen, Weinblättern und Erdbeeren, Florenz 1936

Öl/Lw, 73 x 92 cm

Privatbesitz

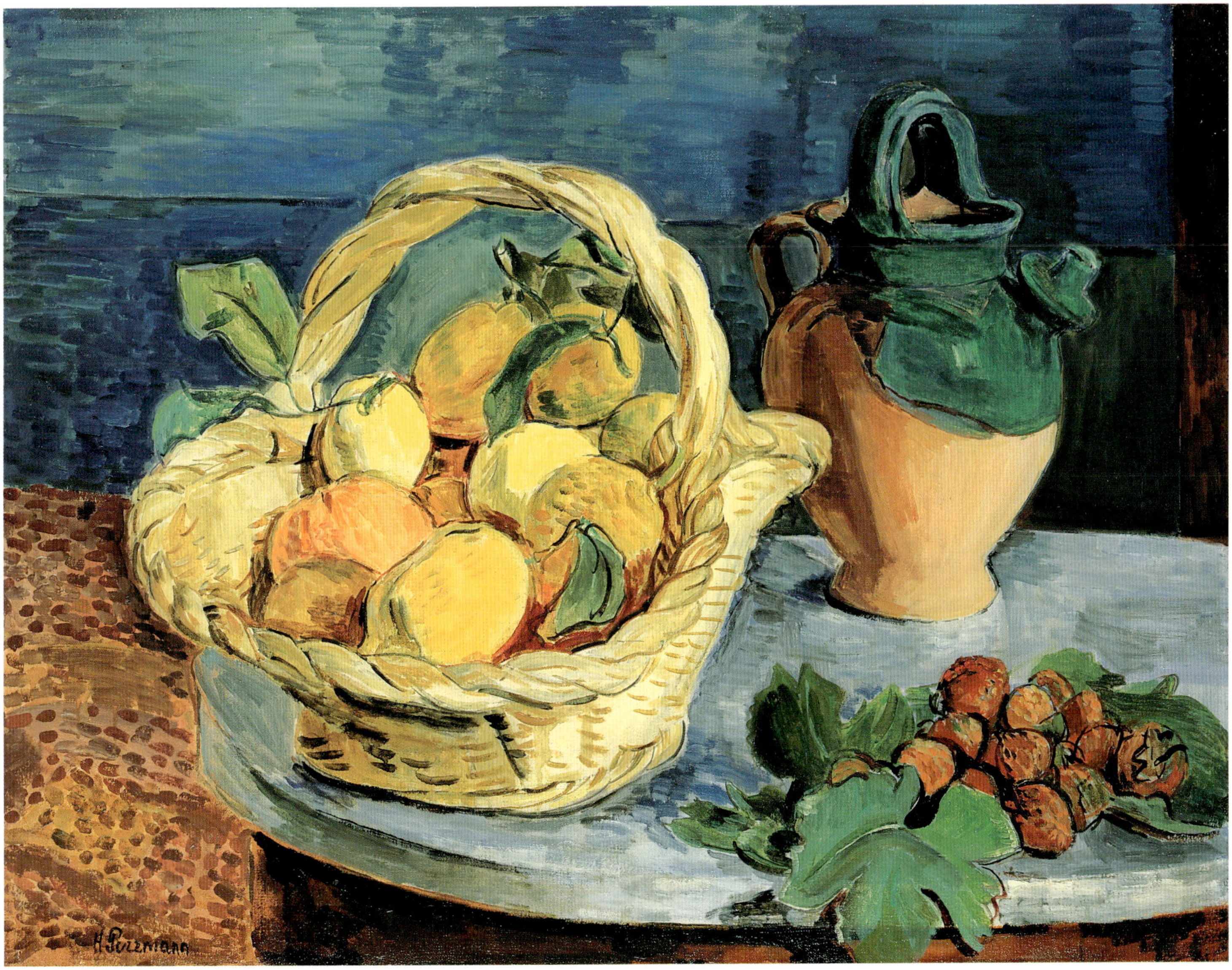
H. Purrmann

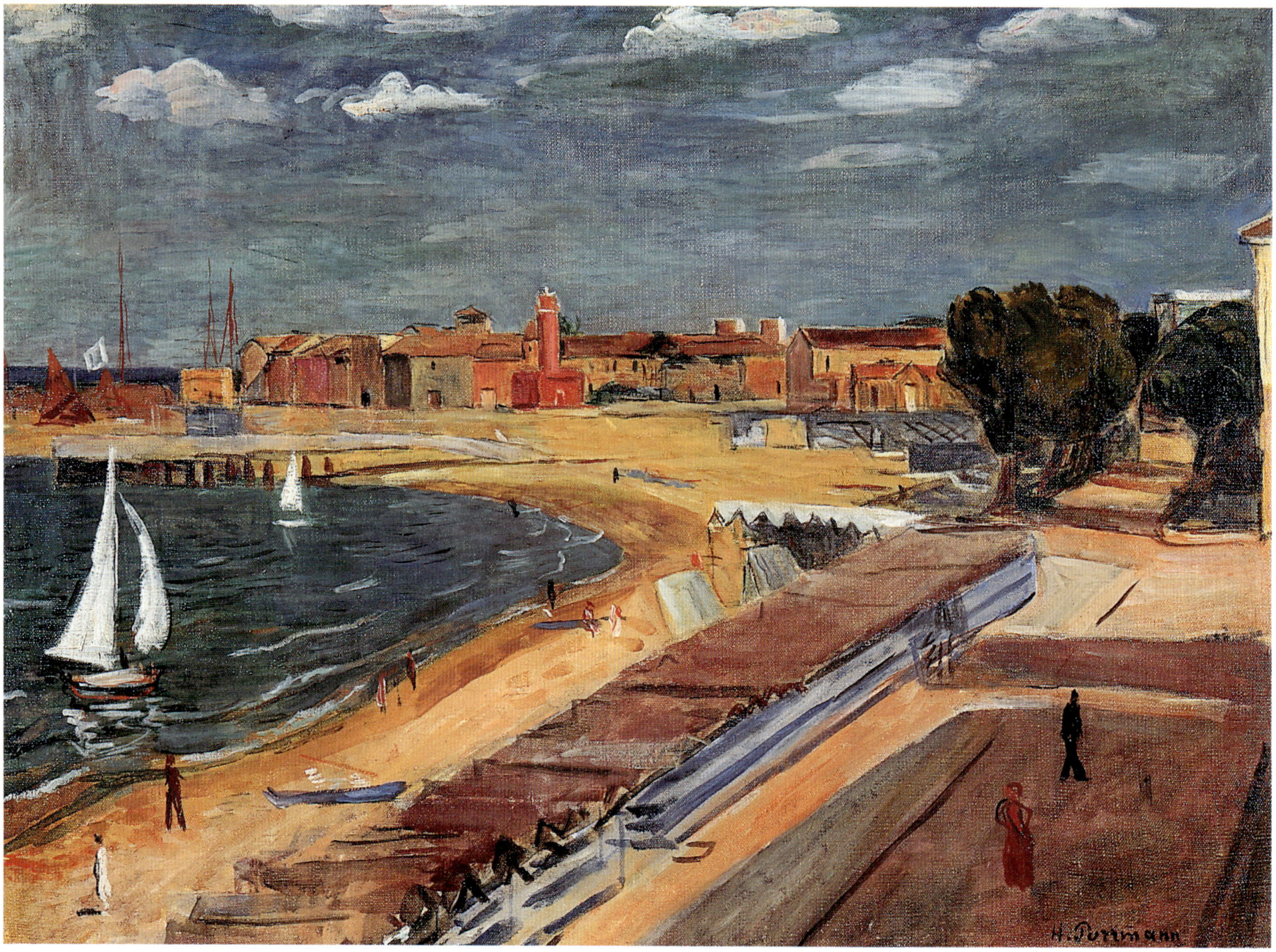

Hafen in Fano, Fano 1940

Öl/Lw, 46 x 61 cm

Landesmuseum Mainz

Florentiner Landschaft, 1940, 1960/61 übermalt

Öl/Lw, 57 x 70 cm

Privatbesitz

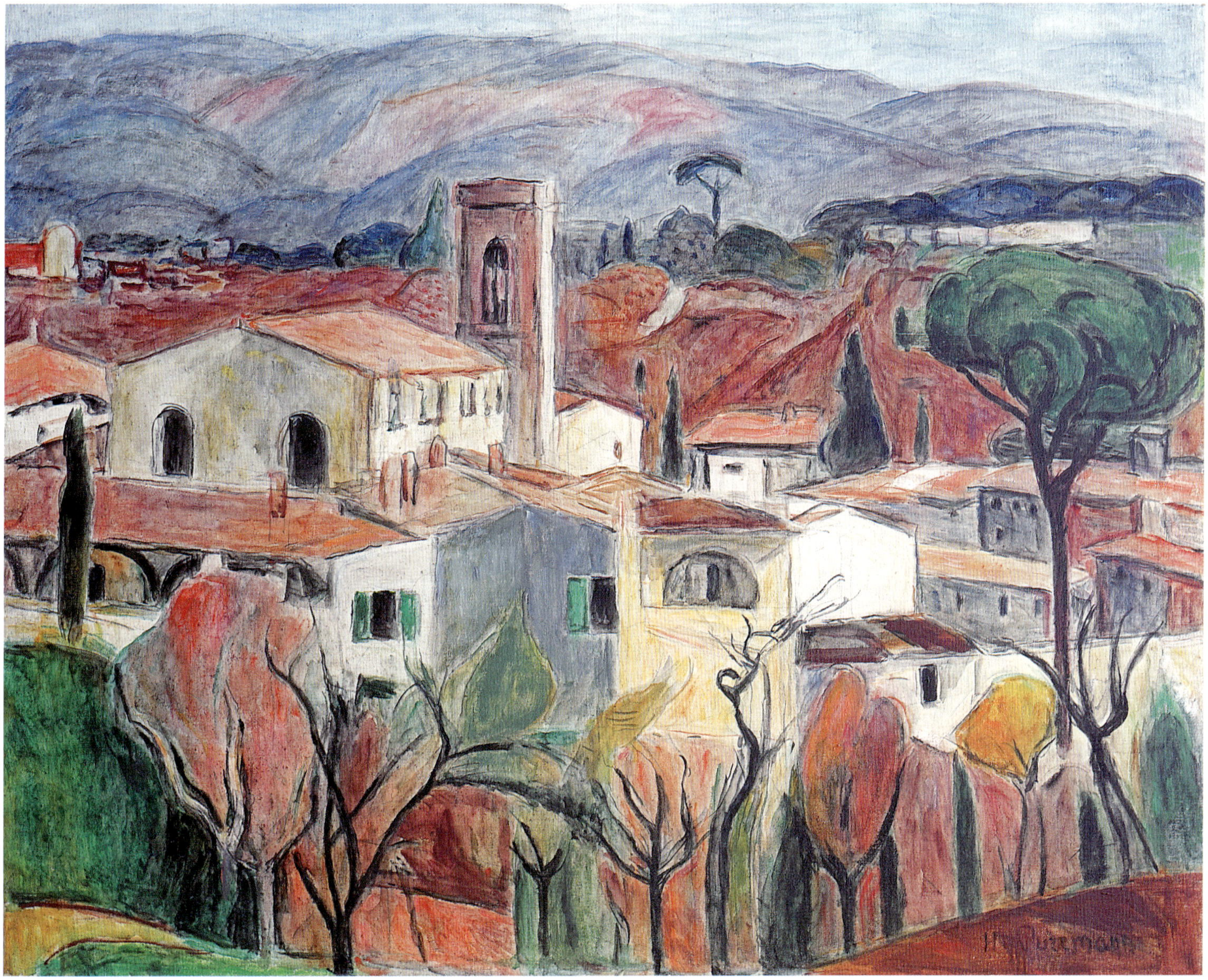

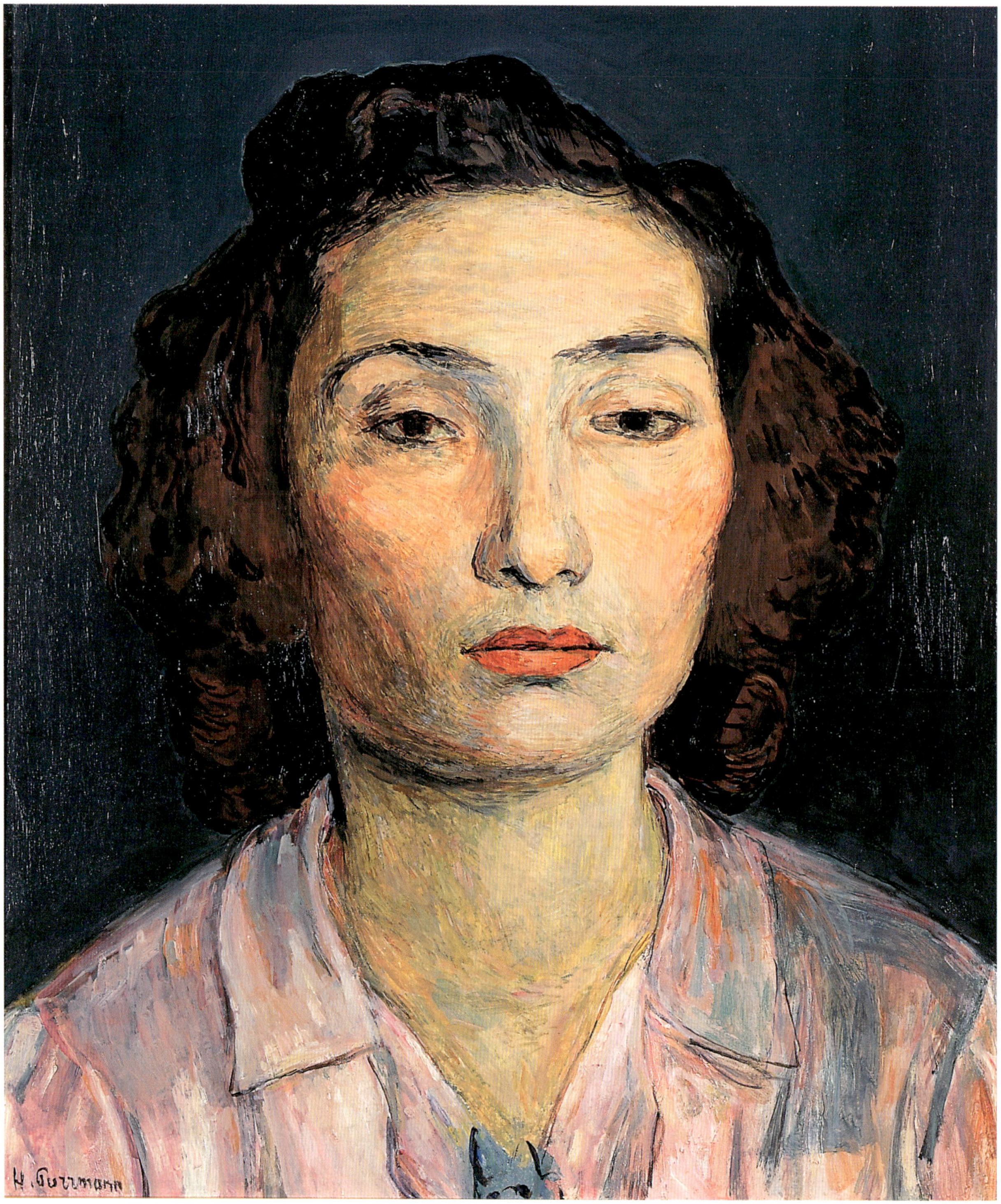

Italienerin (Giuseppina), Florenz 1940

Öl/Mahagoniplatte, 46 x 38 cm

Privatbesitz

Liegender Akt, Florenz um 1940

Öl/Lw, 97 x 137 cm

Privatbesitz

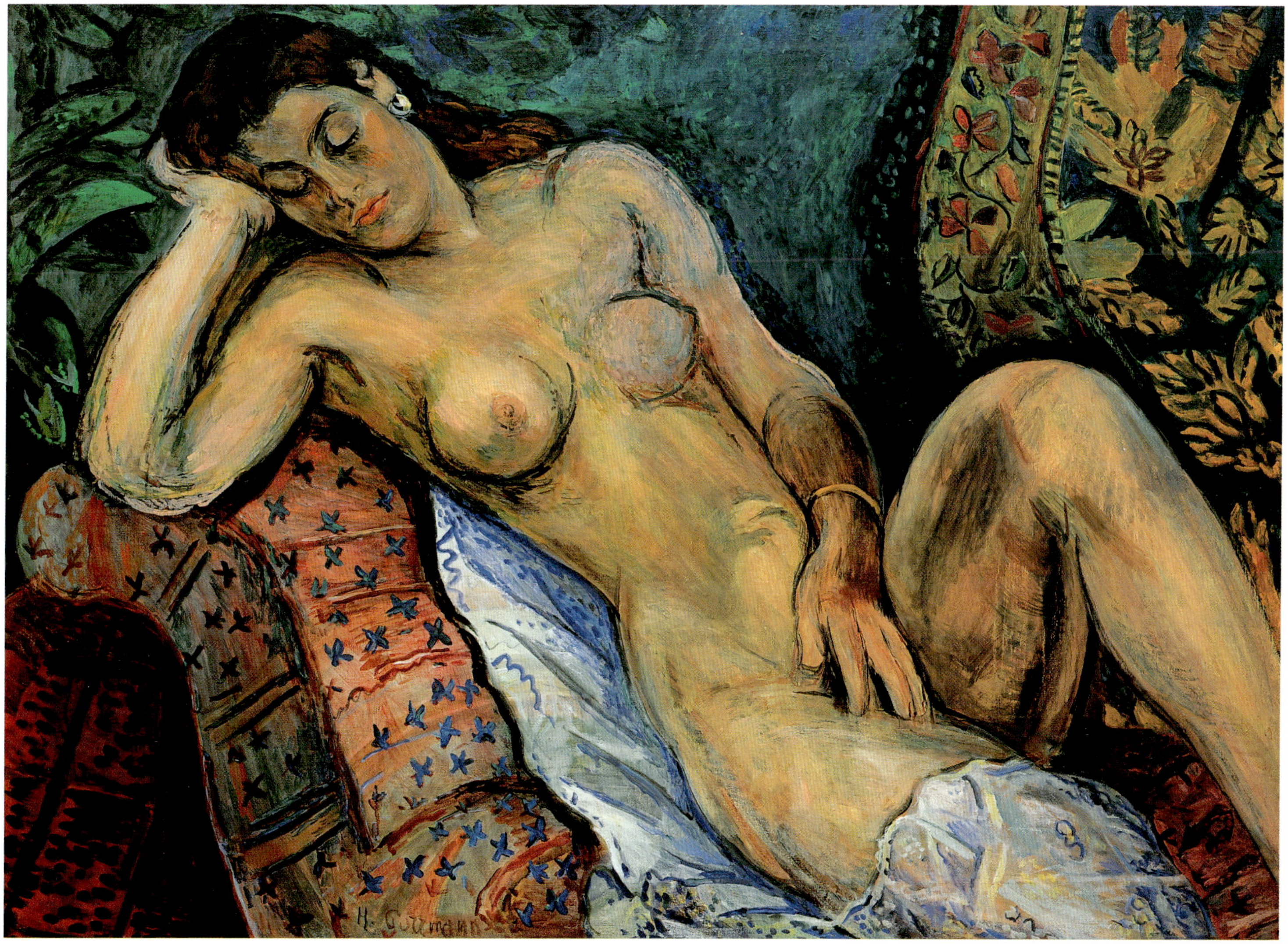

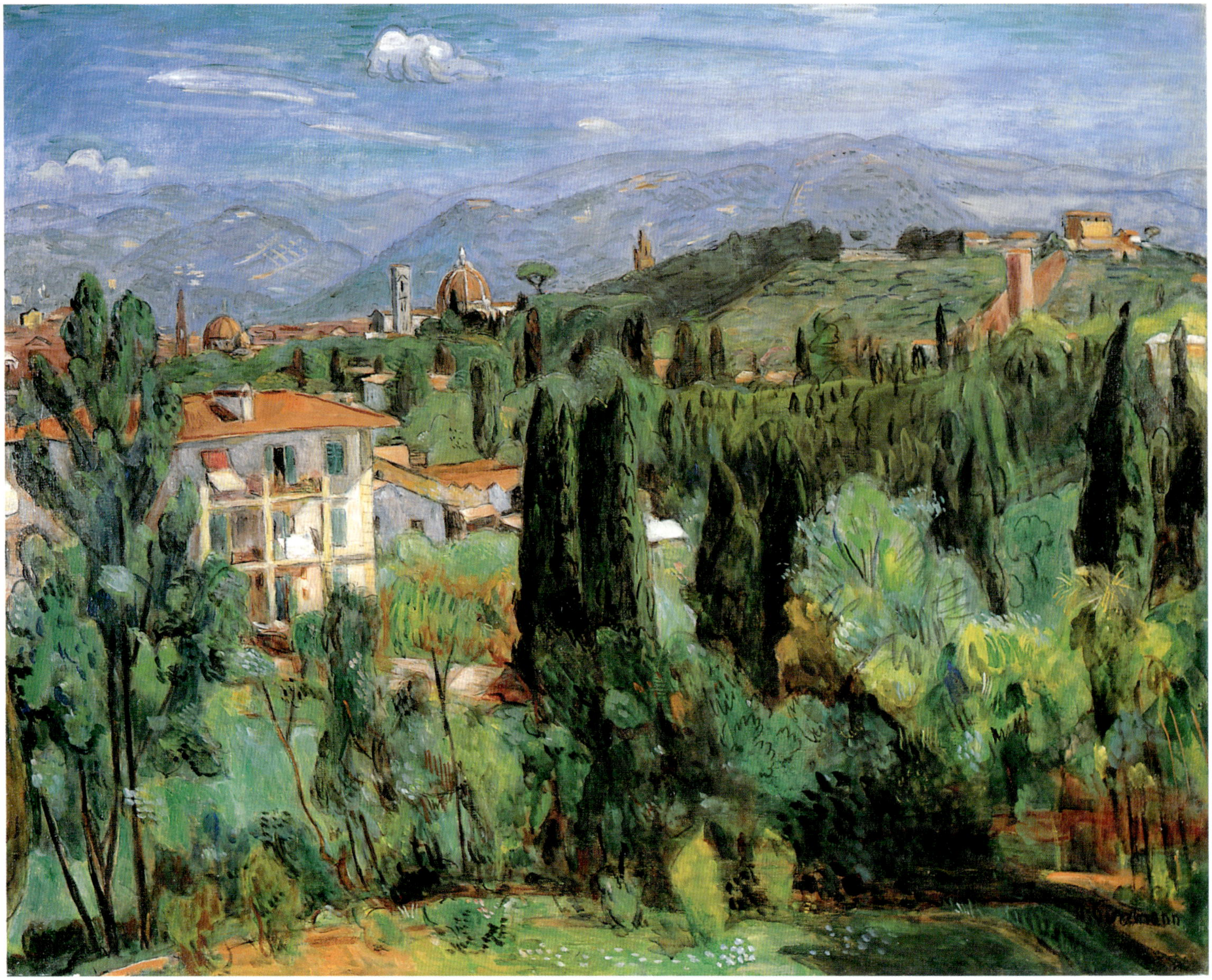

Landschaft bei Florenz, 1943
Öl/Lw, 81 x 100 cm
Landesmuseum Mainz

Blick auf Florenz, 1936
Öl/Lw, 73 x 92 cm
Privatbesitz

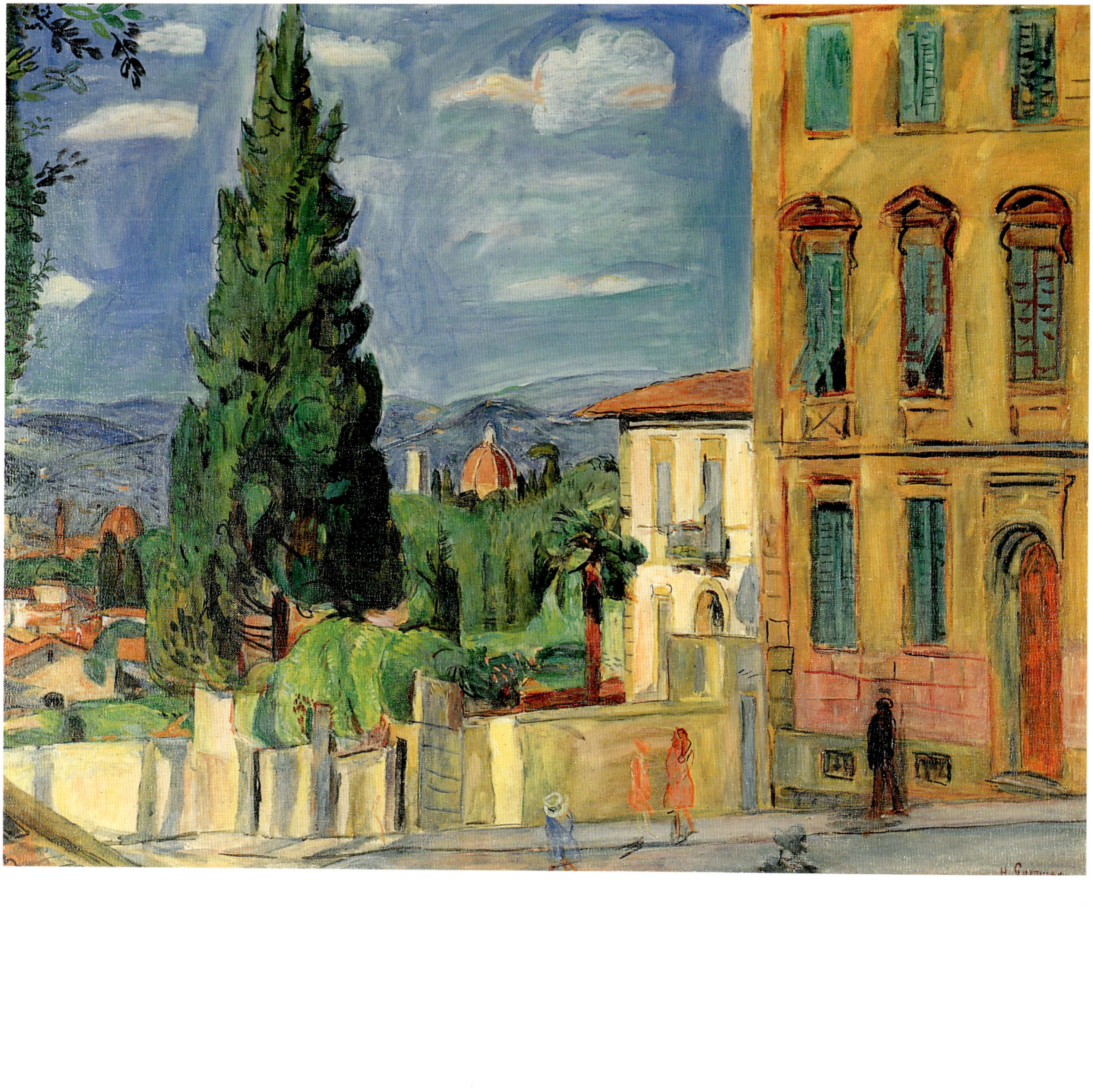

Montagnola Ischia 1943–1958

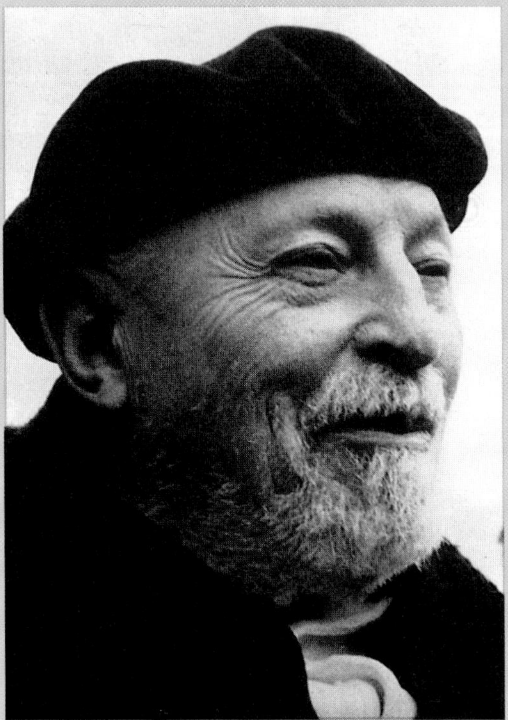

Alter Maler in der Werkstatt

Hans M. Purrmann in Freundschaft gewidmet

Vom großen Fenster aus scheint Dezemberlicht
Auf blaues Leinen, rosigen Damast,
Goldrahmenspiegel mit dem Himmel spricht,
Blaubauchiger Tonkrug hält den Strauß umfaßt
Vielfarbiger Anemonen, gelber Kressen.
Inmitten sitzt, von seinem Spiel besessen,
Der alte Meister, der sein Antlitz malt,
Wie es der Spiegel ihm entgegenstrahlt.
Vielleicht hat er für Enkel es begonnen.
Ein Testament, vielleicht der eignen Jugend Spur
Gesucht im Spiegelglas. Doch das ist längst vergessen,
War eine Laune, war ein Anlaß nur.
Er sieht und malt nicht sich; er wägt besonnen
Das Licht auf Wange, Stirne, Knie, das Blau
Und Weiß im Bart, er läßt die Wange glühn
Und blumenschöne Farben aus dem Grau
Des Vorhangs und der alten Jacke blühen,
Er wölbt die Schulter, baut den Schädel rund
Ins Übergroße, gibt dem vollen Mund
Ein tief Karmin. Vom edlen Spiel besessen
Malt er, als wär's Luft, Gebirg und Bäume,
Malt er gleich Anemonen oder Kressen
Sein Bildnis in imaginäre Räume,
Um nichts besorgt als um das Gleichgewicht
Von Rot und Braun und Gelb, die Harmonie
Im Kräftespiel der Farben, das Licht
Der Schöpferstunde strahlt, schön wie noch nie.

Hermann Hesse

Als 1943 deutsche Soldaten nach dem Sturz Mussolinis Florenz besetzen, flüchtet Purrmann mit Hilfe des Schweizer Konsuls in die Schweiz. Im Tessin findet er eine neue Heimat, zunächst in Castagnola am Luganer See, dann in Montagnola. Schließlich zieht er in die Casa Camuzzi, ein barockes Schlößchen in Montagnola.

Der Übergang ins Spätwerk vollzieht sich ohne harte Brüche; das Lebenswerk Purrmanns, das sich ohnehin durch eine besondere Kontinuität auszeichnet, ist ausgereift und in sich gefestigt.

Seine Motive bezieht Purrmann aus der Umgebung, er malt auf der Terrasse der Casa Camuzzi, mit Blick über den üppigen, verwilderten Garten, variiert Tessiner Landschaften, die Täler um den Luganer und den Muzzaner See.

Weniger der kräftige Einzelwert der Farbe steht im Vordergrund, als der einheitliche Zusammenklang und das Verschmelzen aller Farbtöne. In der »Winterlandschaft im Tessin« von 1949 (s. Seite 51) erscheinen die Farben gedämpft, ein mildes Licht liegt über der in warmes Goldbraun getauchten Landschaft.

Die Einheit des Kunstwerkes und seine Rolle als Mittler zwischen Mensch und Natur ist für Hans Purrmann gerade in diesen Jahren ein Kriterium von zentraler Bedeutung. 1949 widmet er diesem Thema einen Aufsatz in der Schweizer Kunstzeitschrift »Werk«. Dort schreibt er abschließend: »Ist die Einheit der Komposition das, was unsere Kunst weiterbrachte, so vermag sie auch das Gerüst zu bilden, zu dem, was in konkretem Erfassen künstlerischen Erlebens mit Selbstvertrauen, Gewissenhaftigkeit und Wahrheitsliebe immer noch aus der unerschöpflichen Natur geschaffen werden kann.«

Ein wichtiges Motiv der 50er Jahre sind Blumenstilleben, die Purrmann in ähnlichen, aber jeweils für sich bedeutsamen Varianten wiederholt. Das Bild »Anemonen und Farn in barocker Vase« entsteht in zahlreichen Fassungen. Die farbige und ornamentale Verwobenheit des vorwiegend in Rottönen gemalten Blumenstraußes mit dem in floralem Muster gehaltenen leuchtend roten Hintergrund bewirkt eine enge Einbindung des Motivs in die flächendekorative Wirkung des Bildes.

In Montagnola überarbeitet Purrmann viele früher entstandene Bilder aus Langenargen, Florenz oder Rom, mit denen er unzufrieden ist oder die unfertig geblieben waren.

Von 1953 bis 1958 besucht Purrmann jedes Jahr Ischia, wo er in Porto d'Ischia und 1956 in Lacco Ameno wohnt. Satte, leuchtende Farben charakterisieren die dort gemalten Bilder. Im Vorwort zu »Landschaften und Stilleben« schreibt er: »Ich ... wollte eine satte und und volle Malerei kultivieren, die klangvollen Harmonien untergeordnet ist.«

Nach dem Selbstbildnis von 1897 entstehen in Montagnola 1952/53 und nochmals Anfang der 60er Jahre mehrere Selbstbildnisse, in denen der Maler den Betrachter unmittelbar, fast schroff anblickt. Das Selbstverständnis eines Malers, der sich seiner Stellung als Einzelgänger unter den zeitgenössischen Künstlern bewußt ist, und dennoch immer seinem Werk treu geblieben ist, wird hier spürbar.

Sabine Kaufmann

Selbstbildnis, Montagnola 1952/53
Öl/Lw, 79, 8 x 64,7 cm
Pfalzgalerie Kaiserslautern

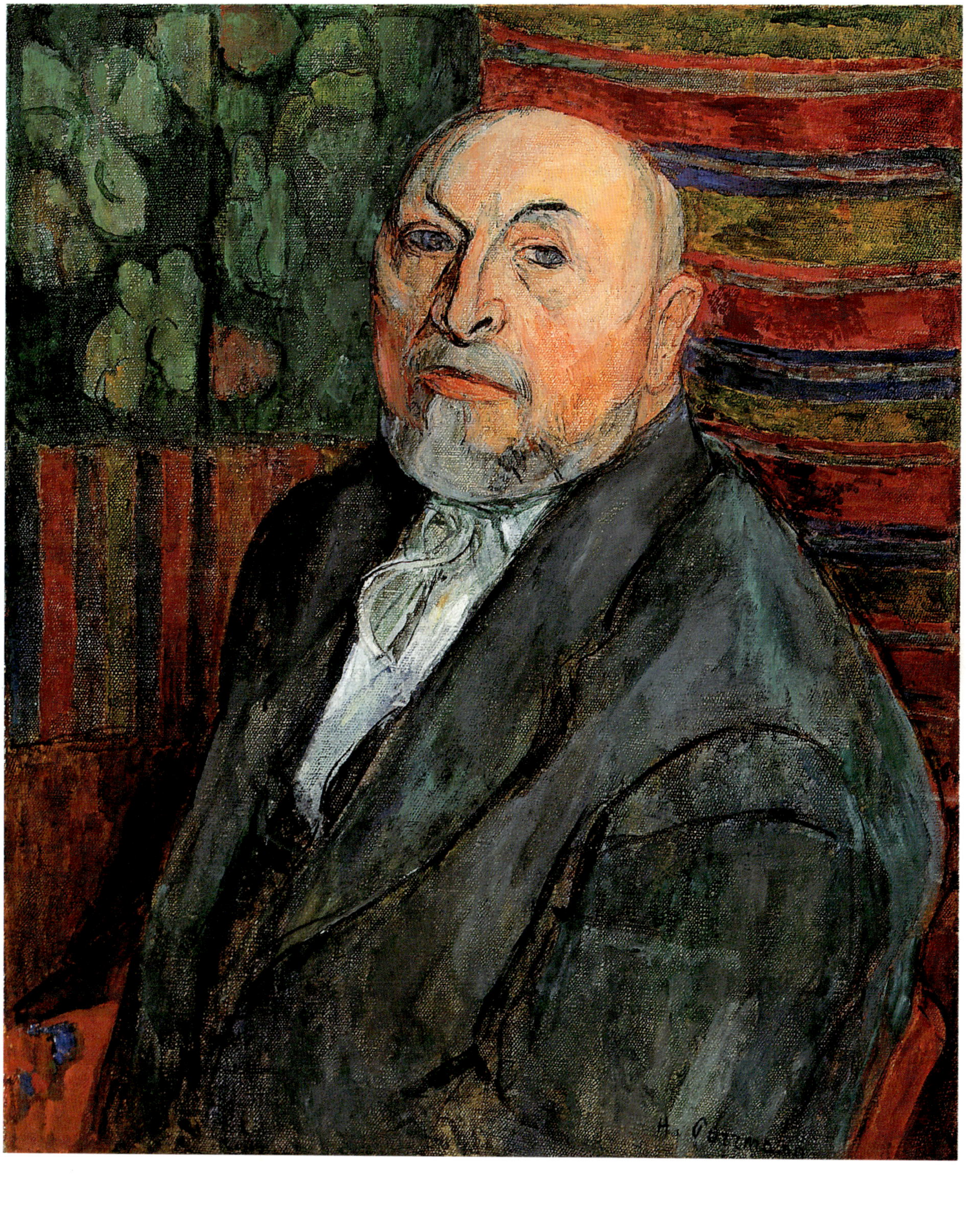

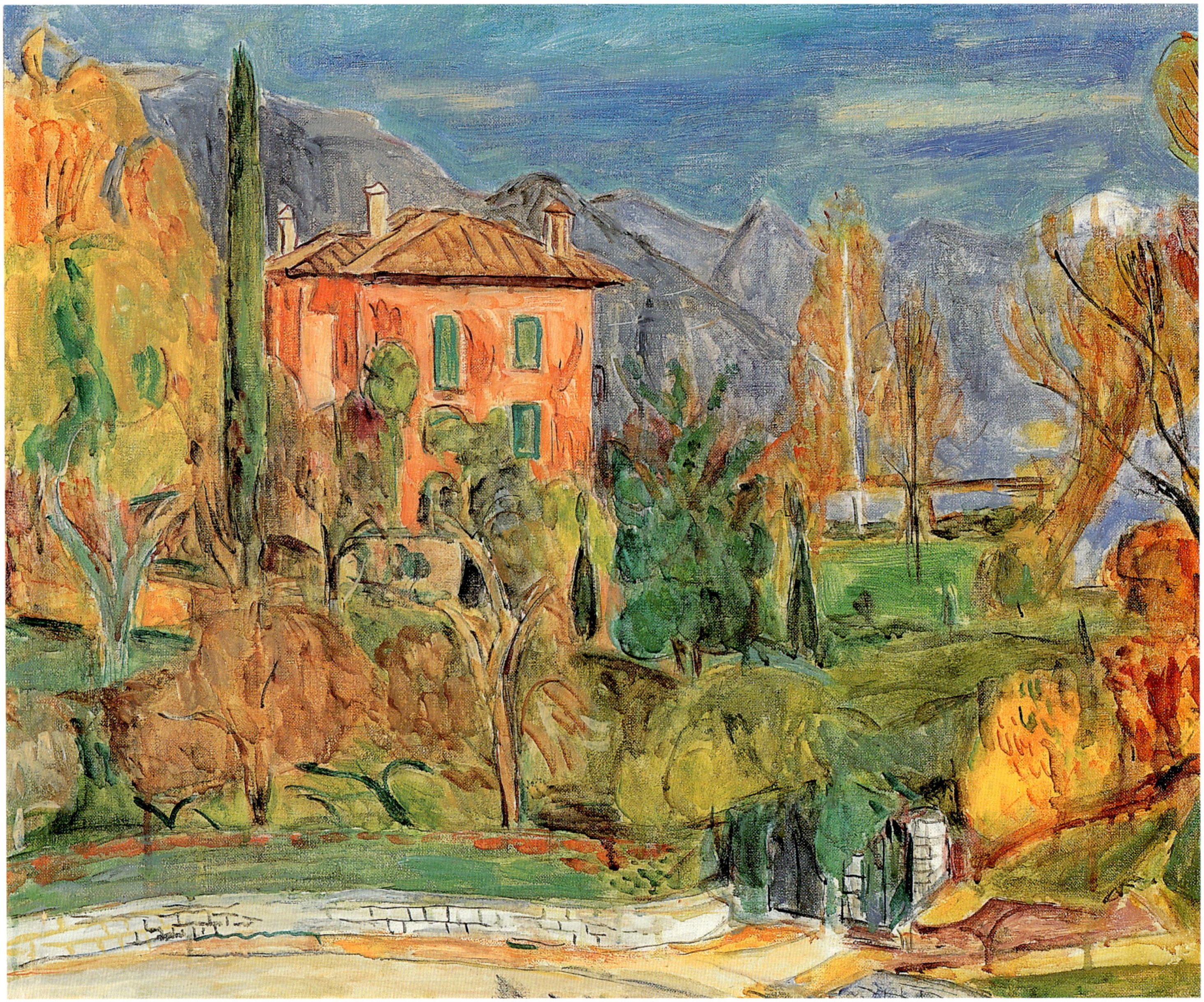

Landschaft mit rotem Haus
Montagnola
Öl/Lw, 51 x 59,5 cm
Privatbesitz

Haus mit Balkon in Montagnola, 1945
Öl/Lw, 56,5 x 68,1 cm
Saarland Museum Saarbrücken
Stiftung Saarländischer Kulturbesitz

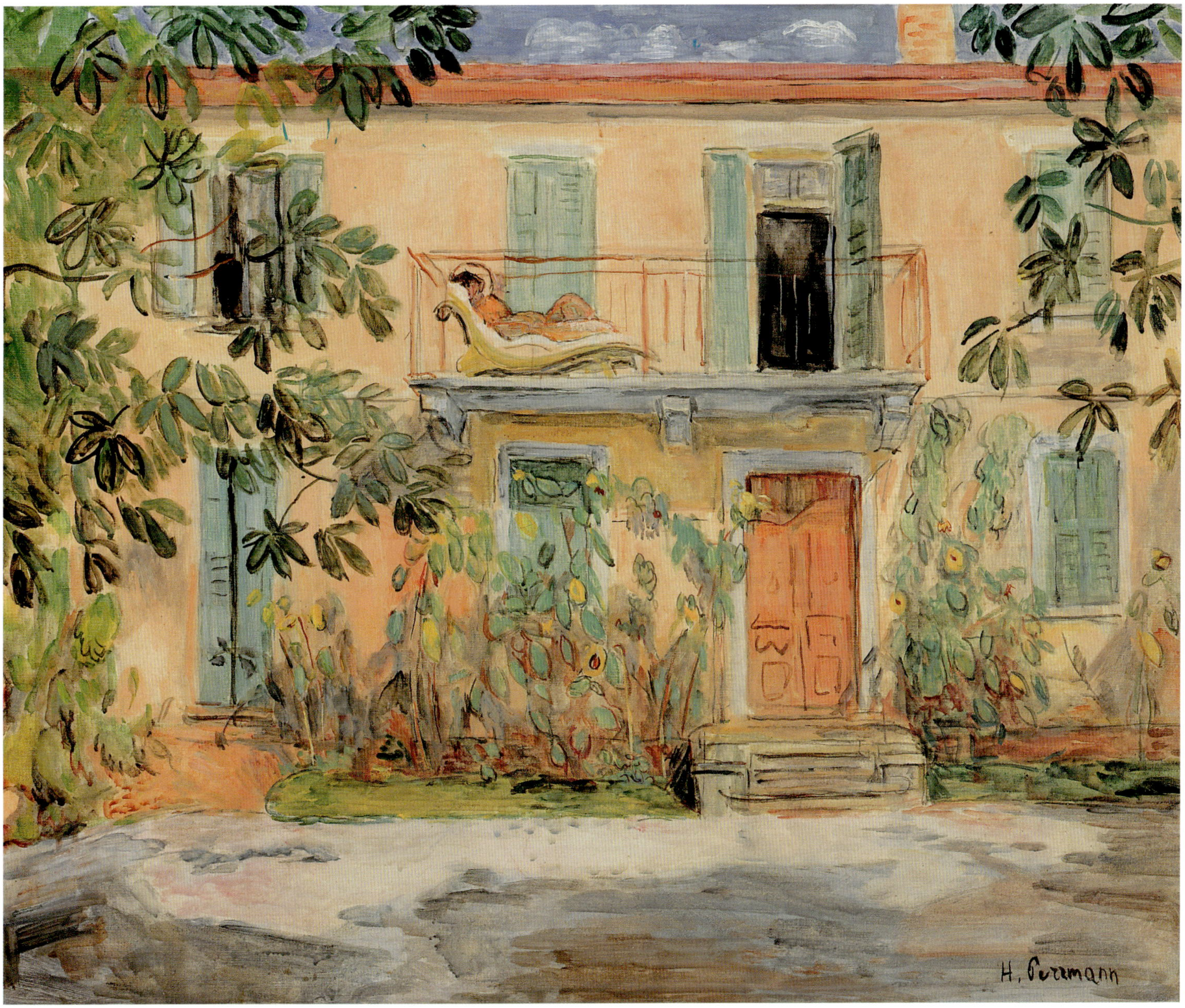
H. Purrmann

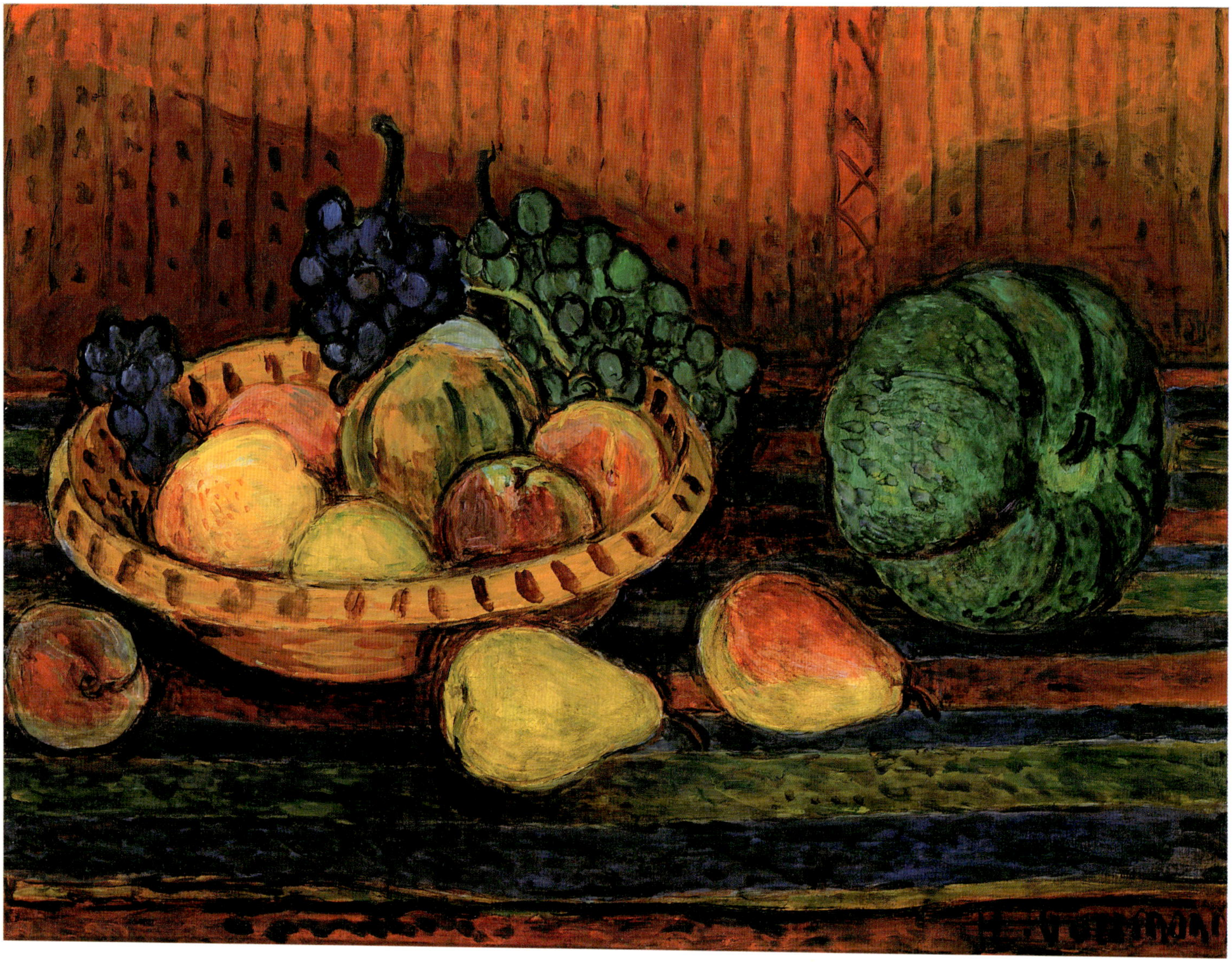

Stilleben mit Früchten, Montagnola 1945
Öl/Lw, 52 x 67 cm
Saarland Museum Saarbrücken
Stiftung Saarländischer Kulturbesitz

Ursula B. II
Montagnola, um 1945
Öl/Lw, 73 x 60 cm
Privatbesitz

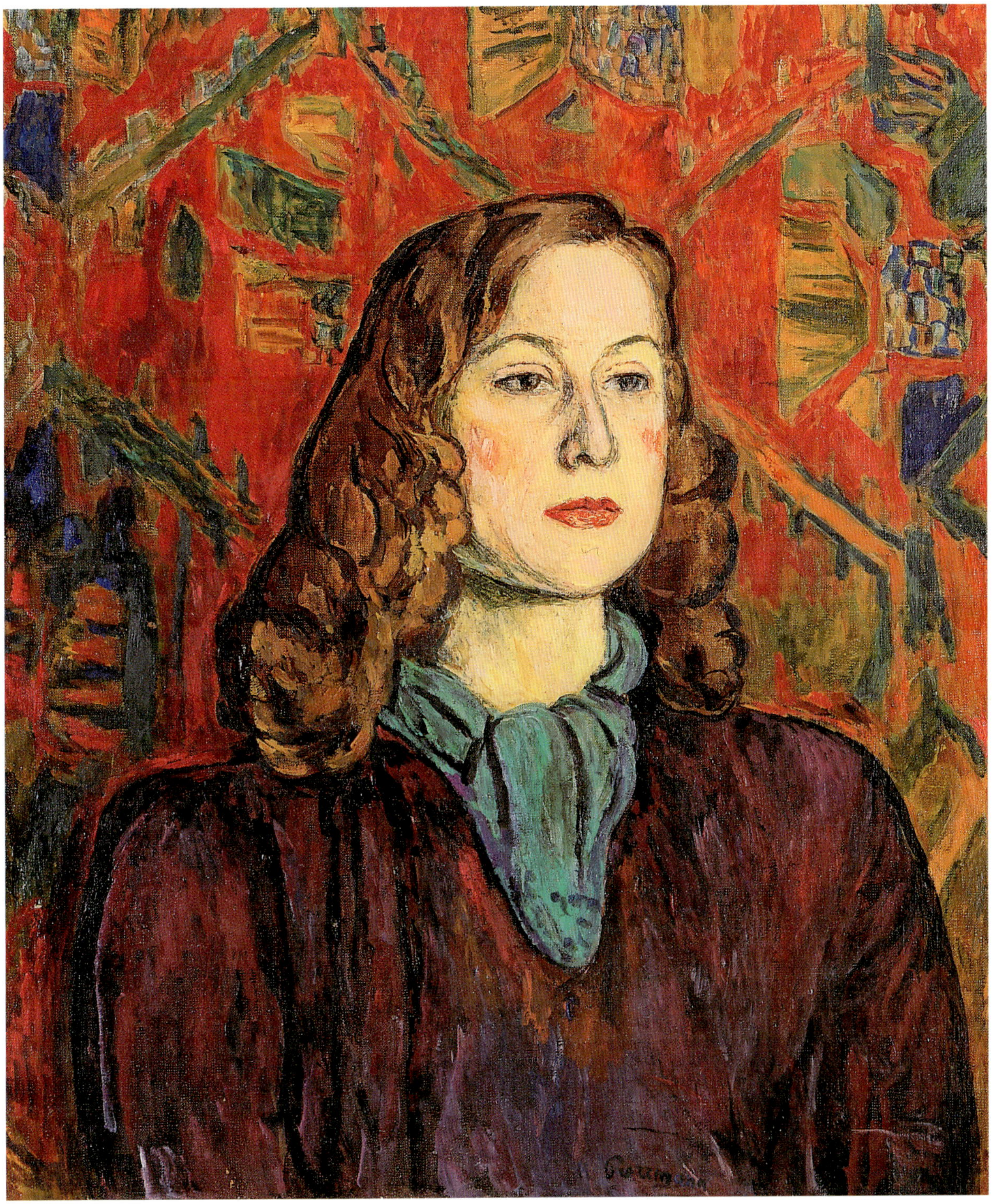

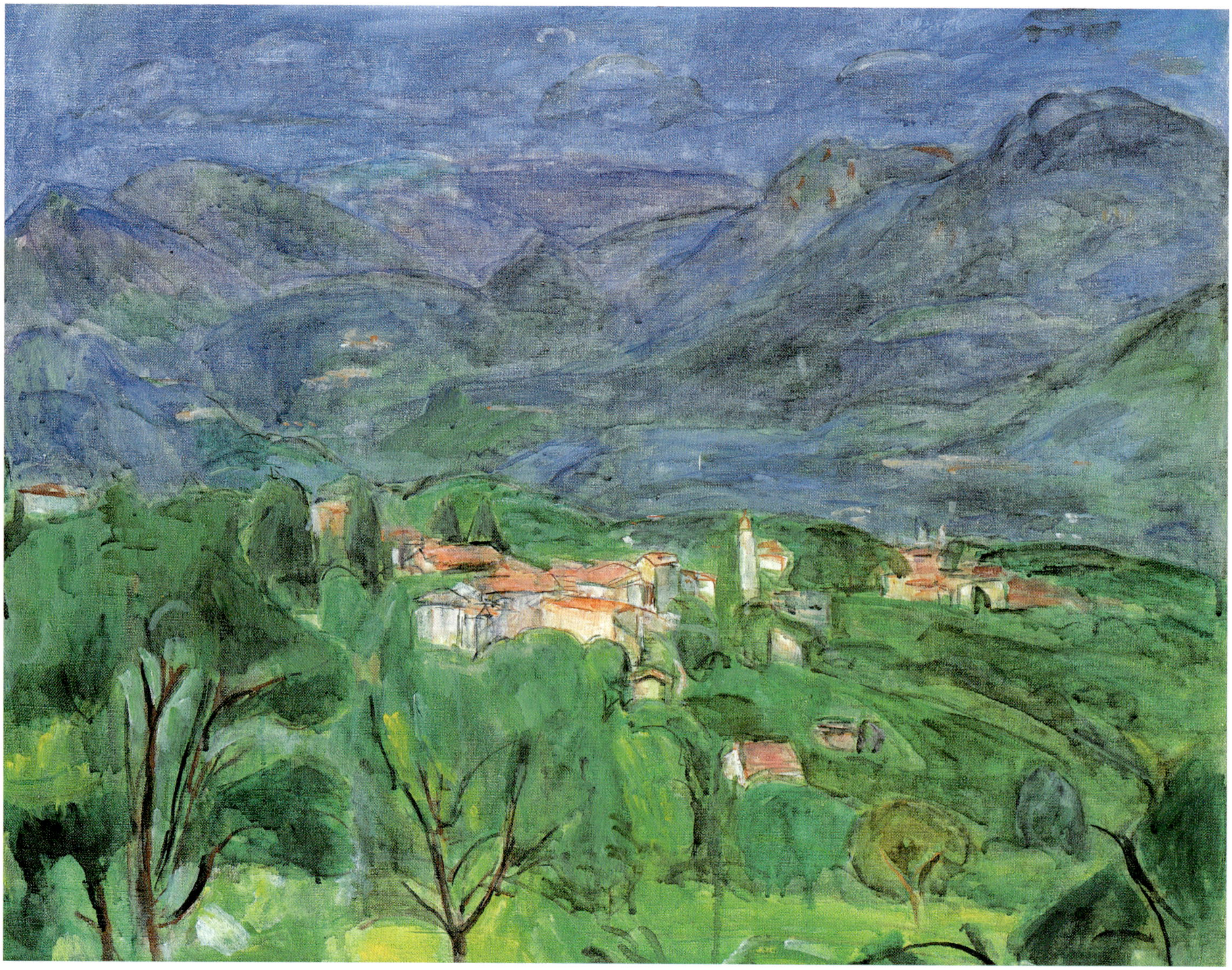

Landschaft bei Lugano, Montagnola 1950
Öl/Lw, 65 x 81 cm
Privatbesitz

Tessiner Landschaft, um 1950
Öl/Lw, 64 x 80 cm
Privatbesitz

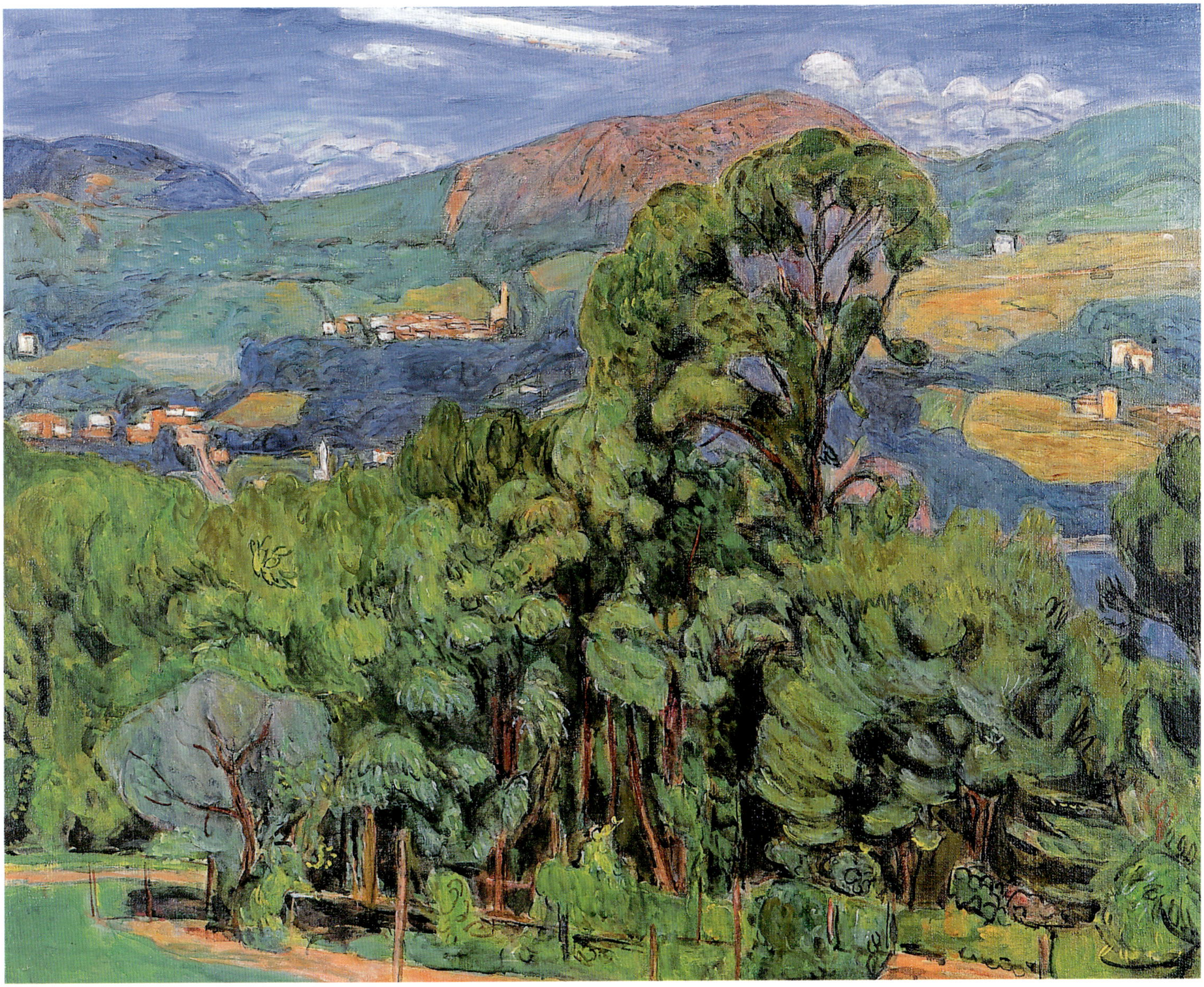

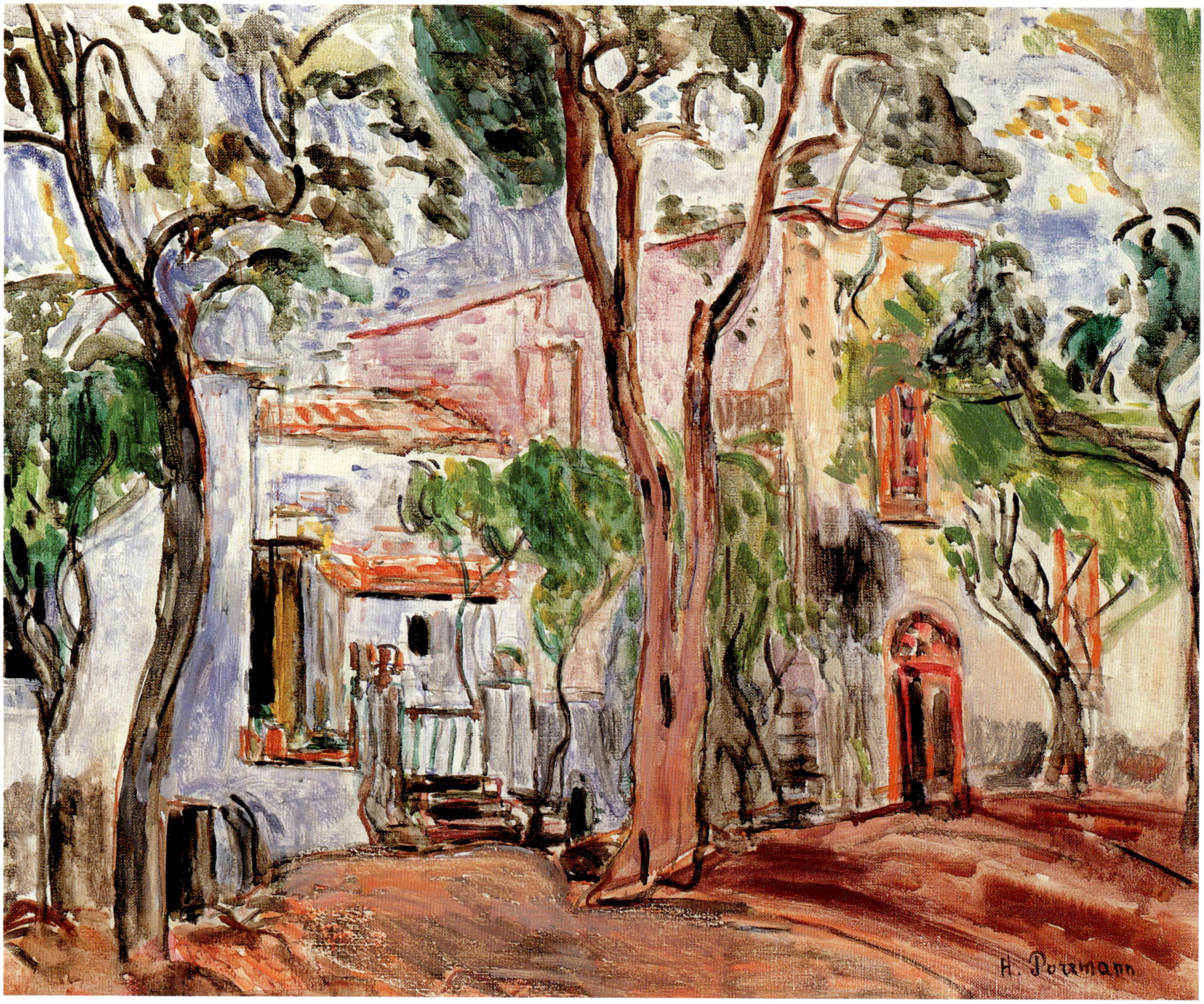


Camposorrent I (südliche Häuser mit Bäumen), 1951/52
Öl/Lw, 50 x 61,5 cm
Saarland Museum Saarbrücken
Stiftung Saarländischer Kulturbesitz

Camposorrent II, 1951/52
Öl/Lw, 50,5 x 61 cm
Saarland Museum Saarbrücken
Stiftung Saarländischer Kulturbesitz

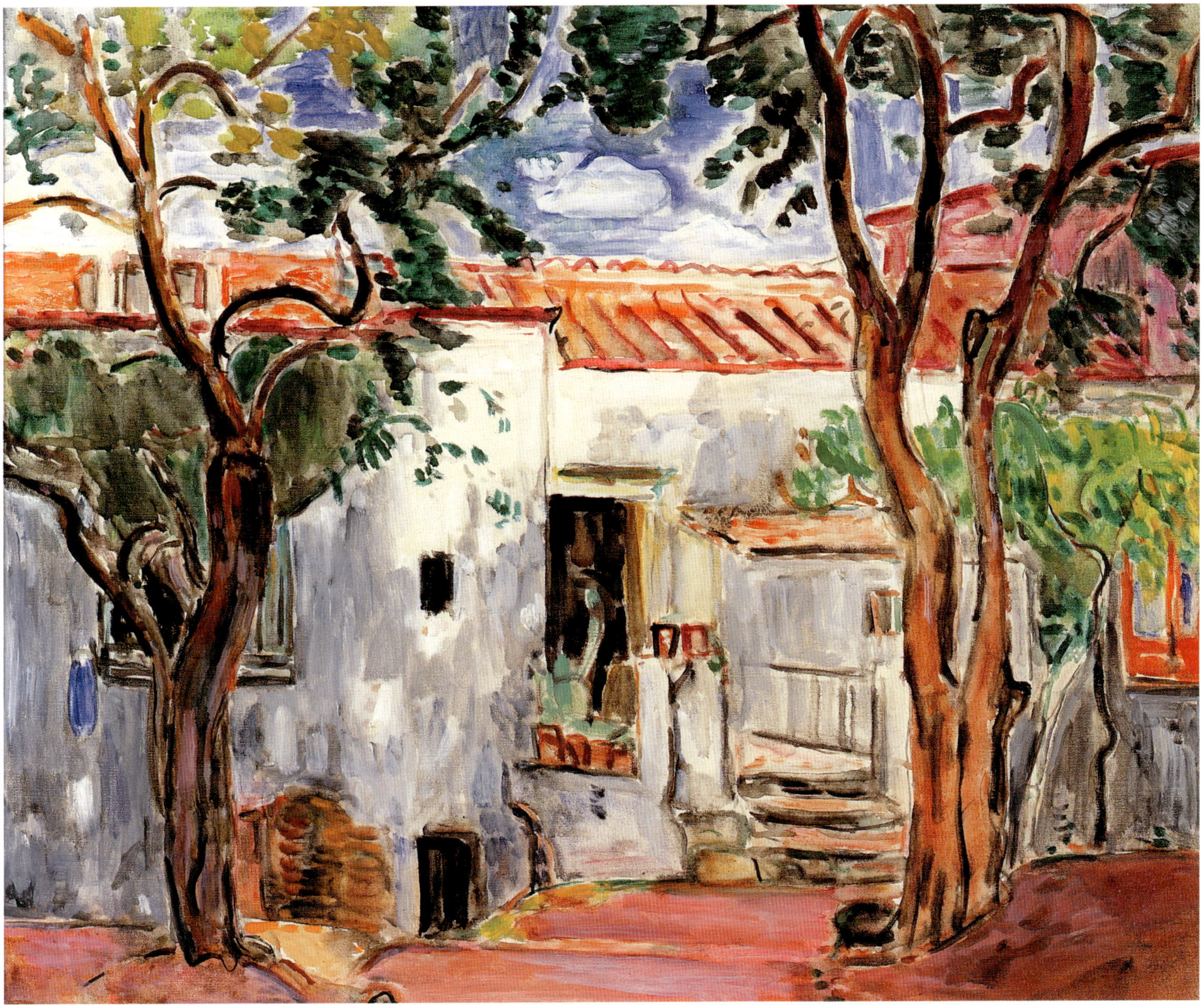

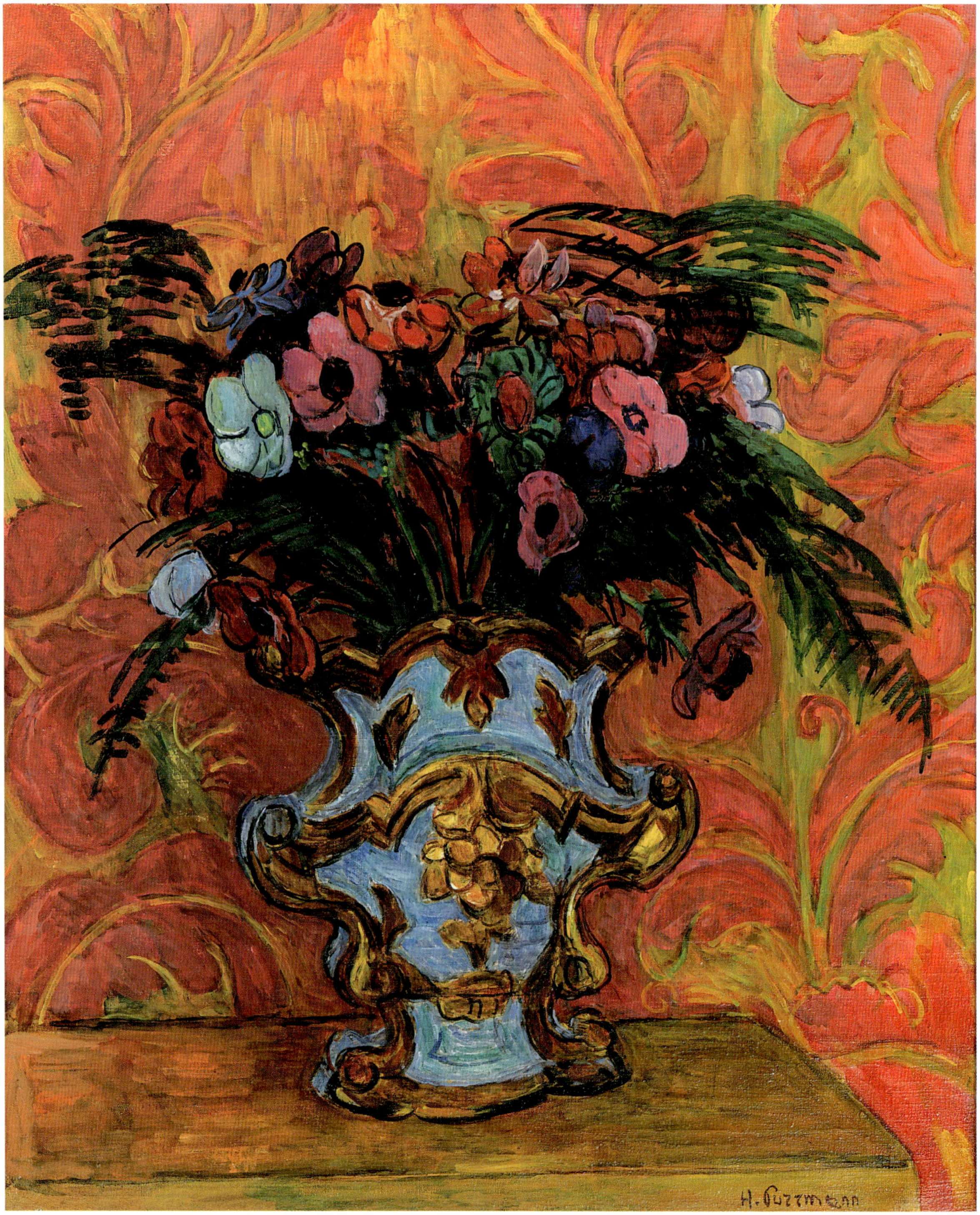

Stilleben mit Anemonen und Farn in Barockvase,
Montagnola 1953/54
Öl/Lw, 80 x 65 cm
Privatbesitz

Stilleben mit Farn, Anemonen und Barockvase,
Montagnola 1954/55
Öl/Lw, 81 x 65 cm
Privatbesitz

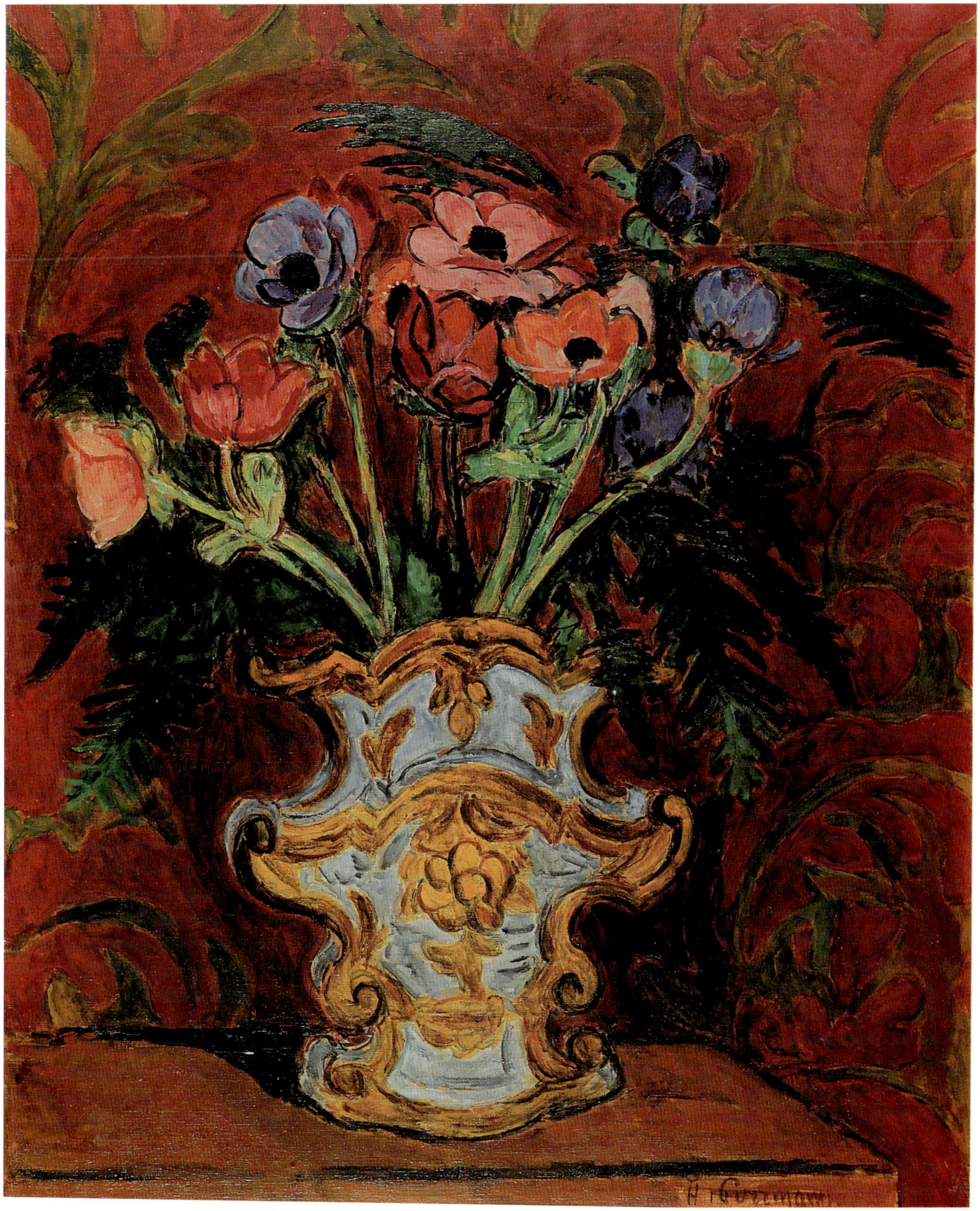

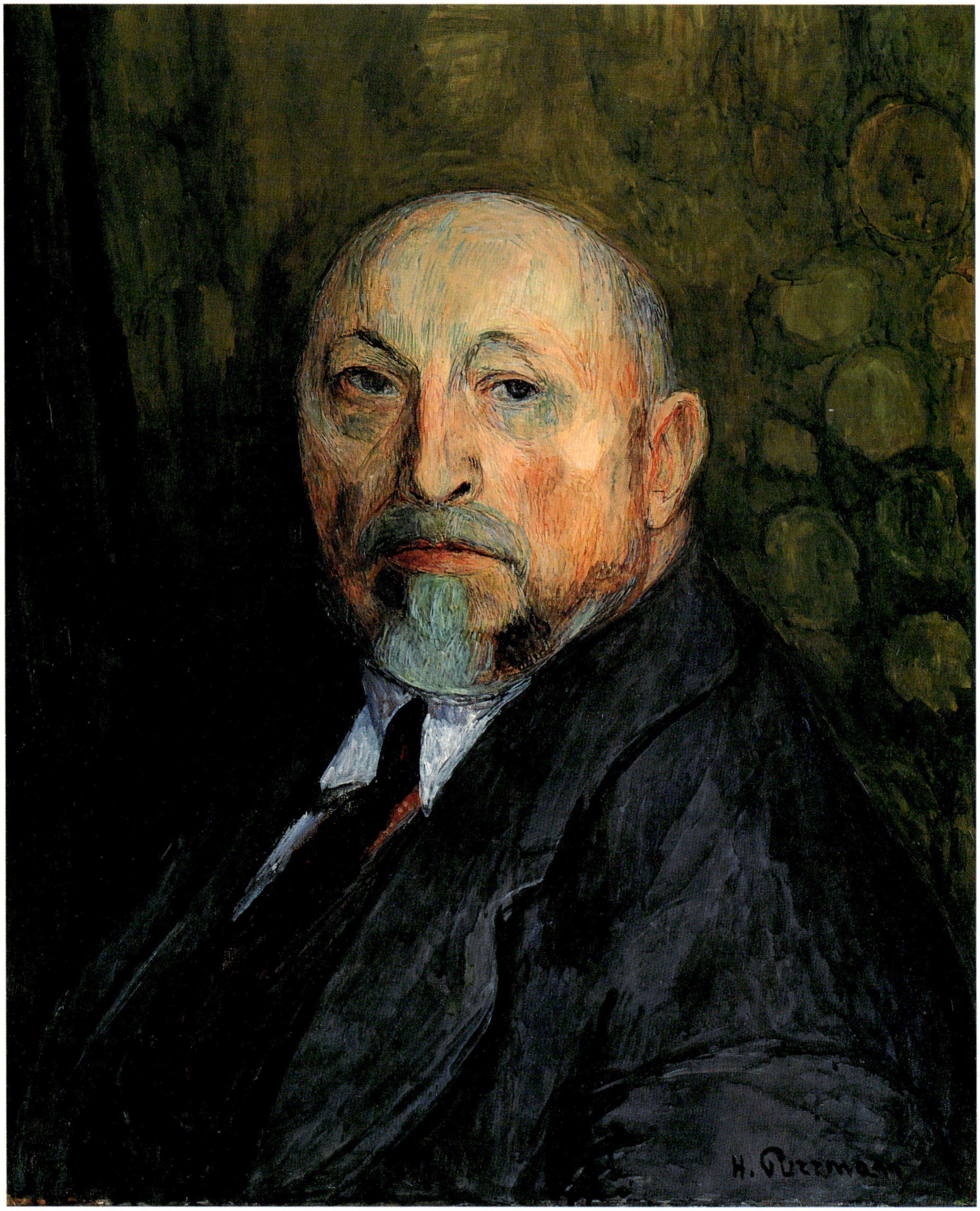

Selbstbildnis, Montagnola 1952
Öl/Lw, 73 x 60 cm
Privatbesitz

Selbstbildnis, Montagnola 1953
Öl/Lw, 74 x 61 cm
Wilhelm-Hack-Museum Ludwigshafen a. Rh.

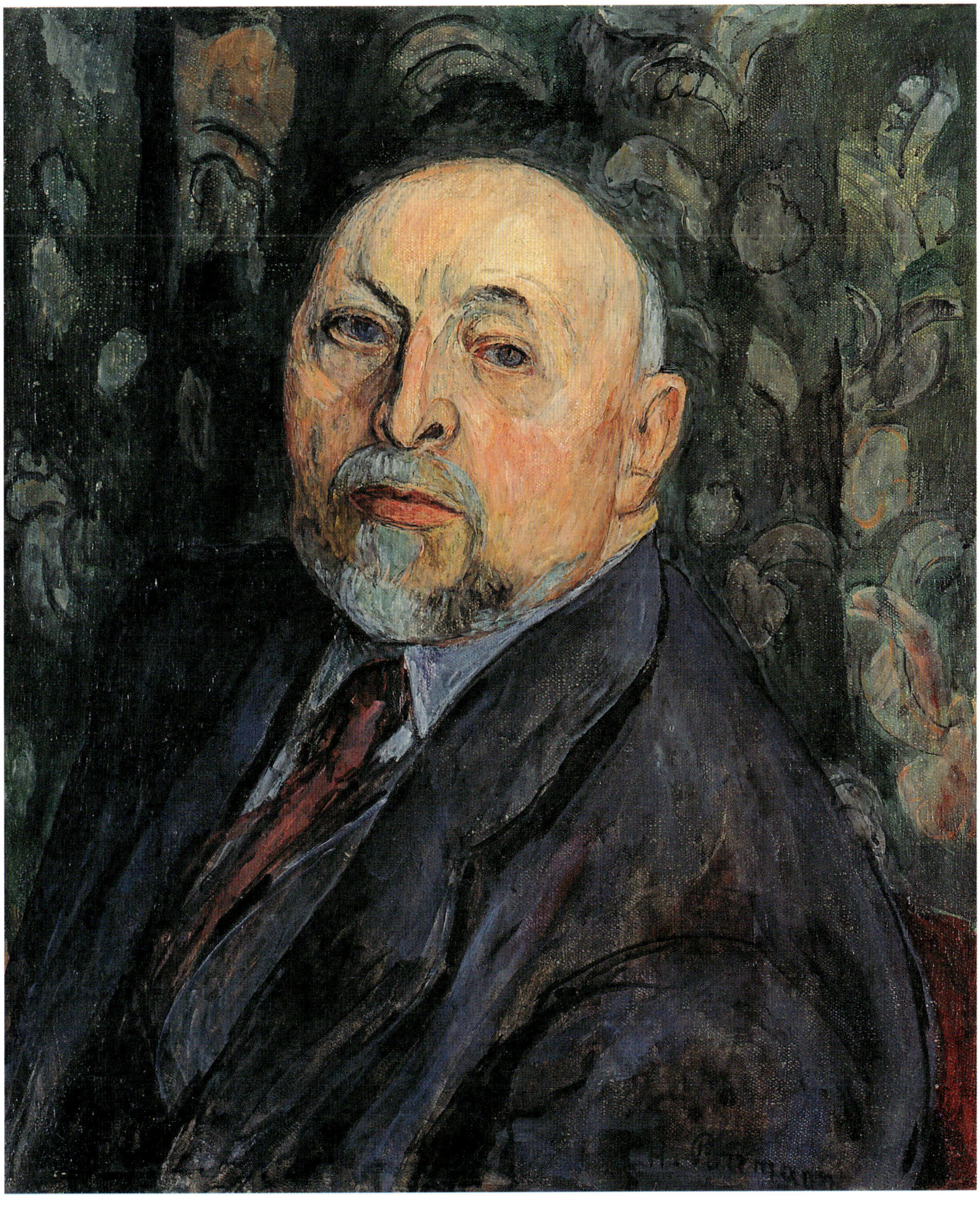

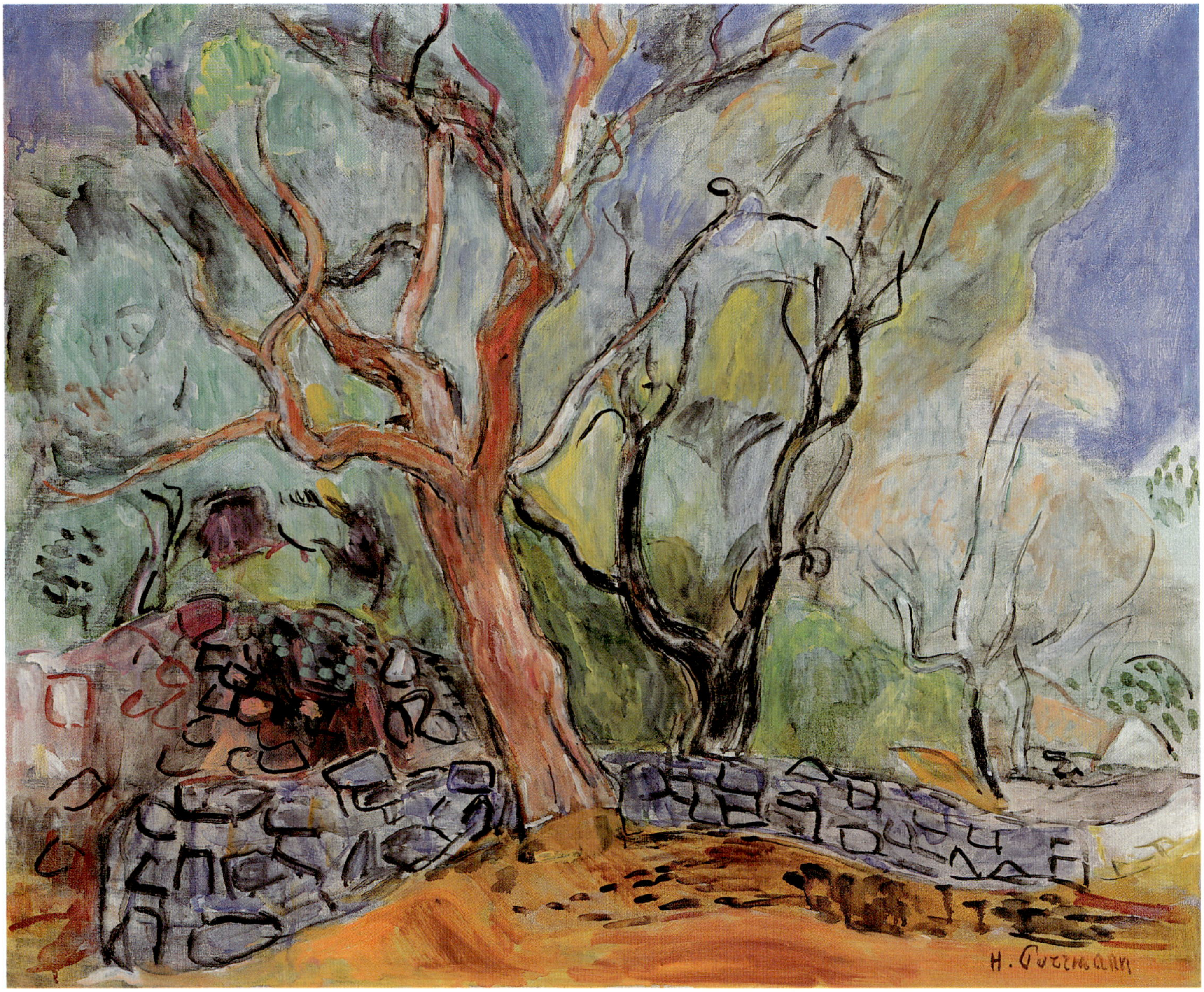

Olivenbäume, Lacco Ameno 1956

Öl/Lw, 55 x 65 cm

Kunstbesitz der Stadt Speyer

Landschaft in Lacco Ameno, 1956

Öl/Lw, 52 x 61 cm

Privatbesitz

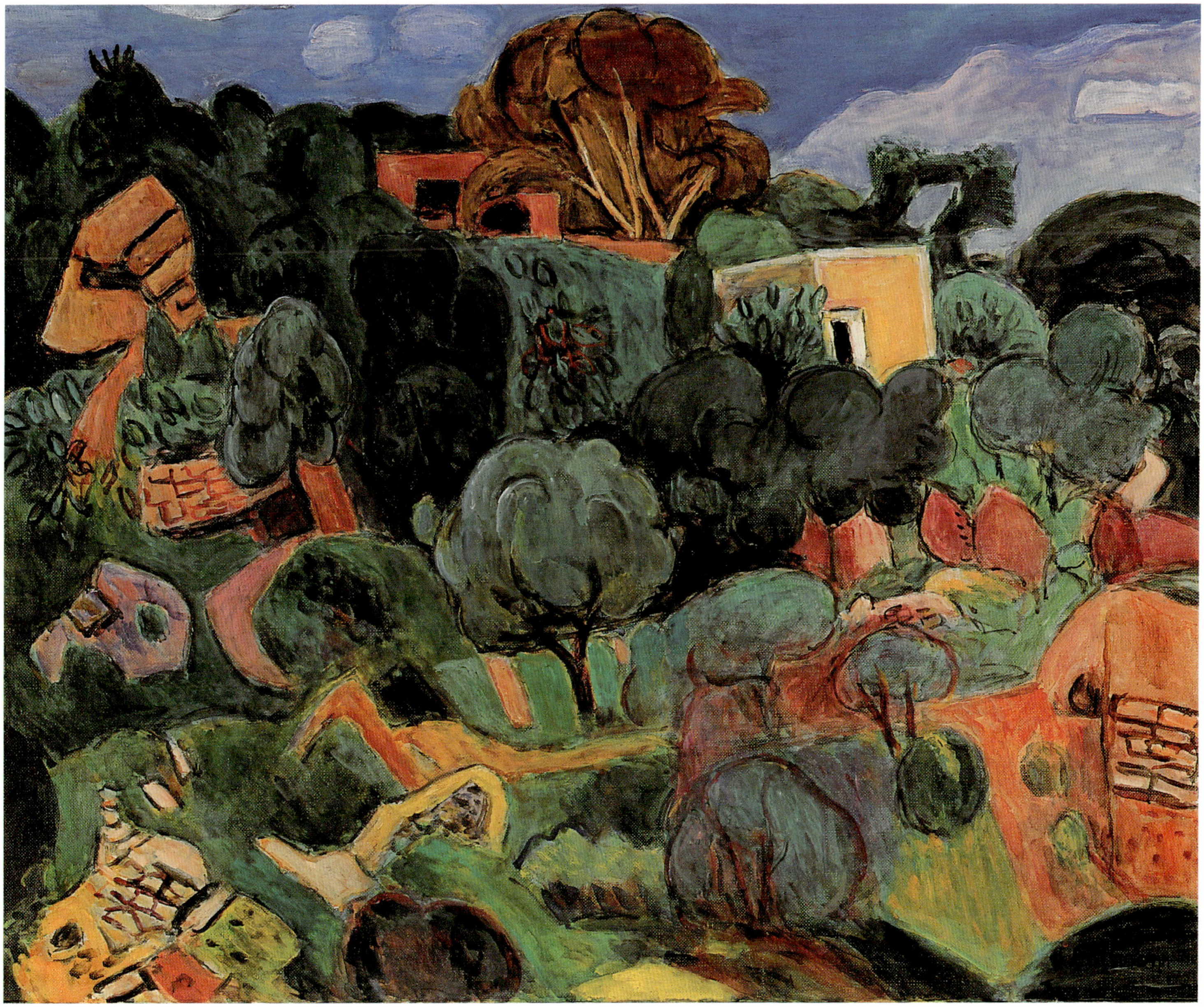

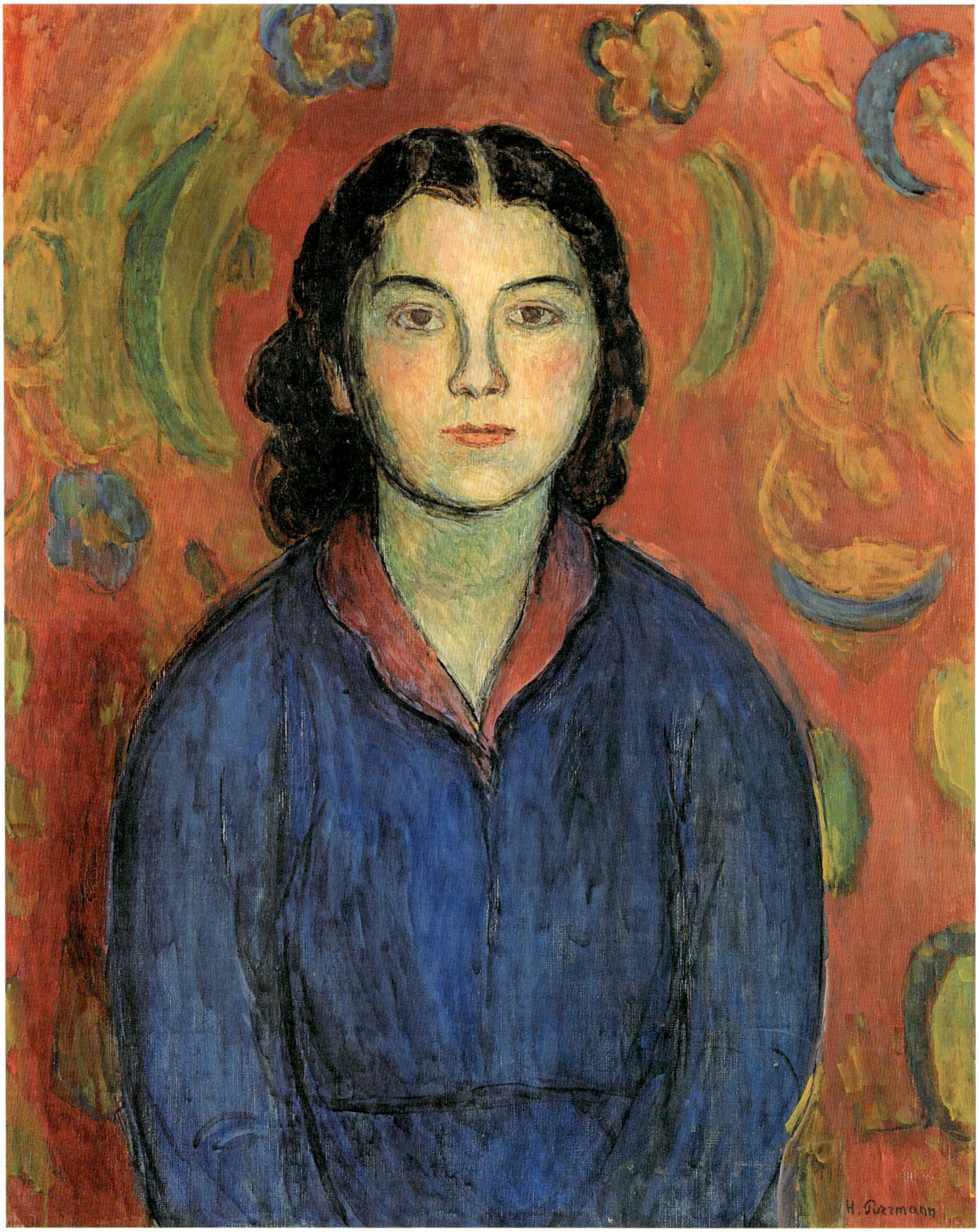


Tessiner Mädchen, Montagnola 1955
Öl/Lw, 79 x 63 cm
Privatbesitz

Heidi Vollmöller I, Montagnola 1957/58
Öl/Lw, 101 x 76 cm
Privatbesitz

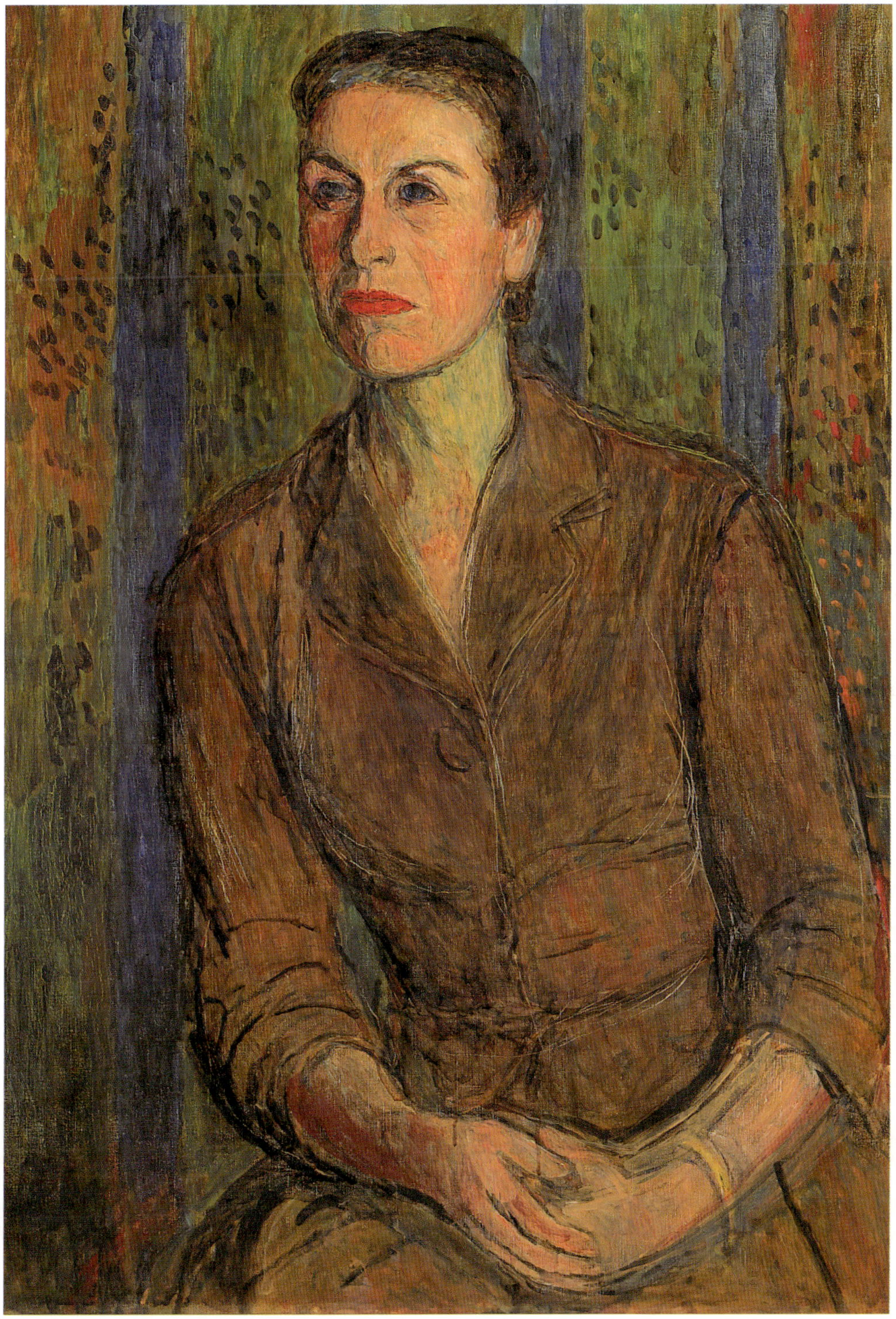

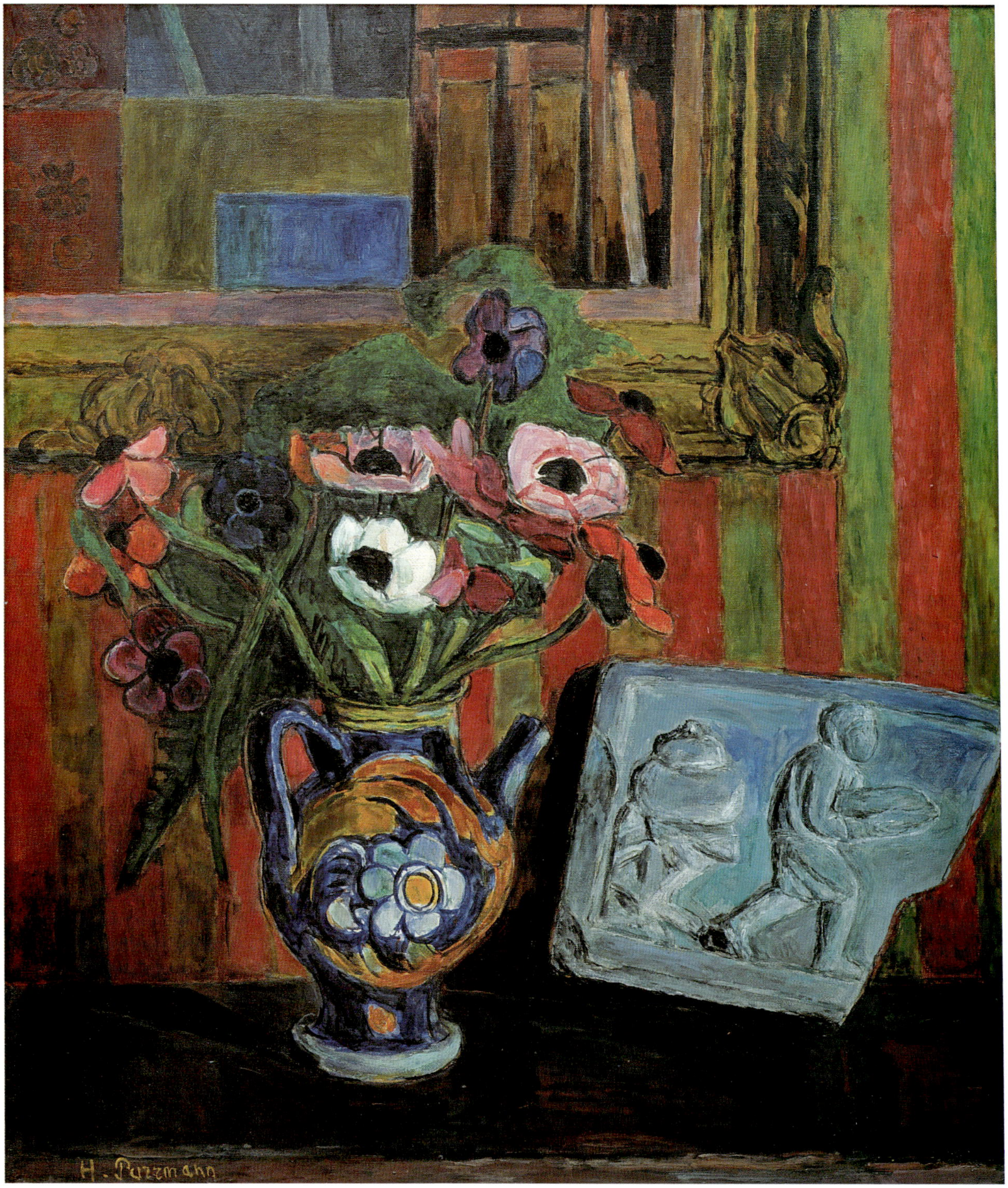


Stilleben mit Anemonen, Spiegel und Relief, Montagnola 1957
Öl/Lw, 89 x 76 cm
Privatbesitz

Blumenstilleben, Lacco Ameno 1956
Öl/Lw, 73 x 60 cm
Städtische Galerie Würzburg

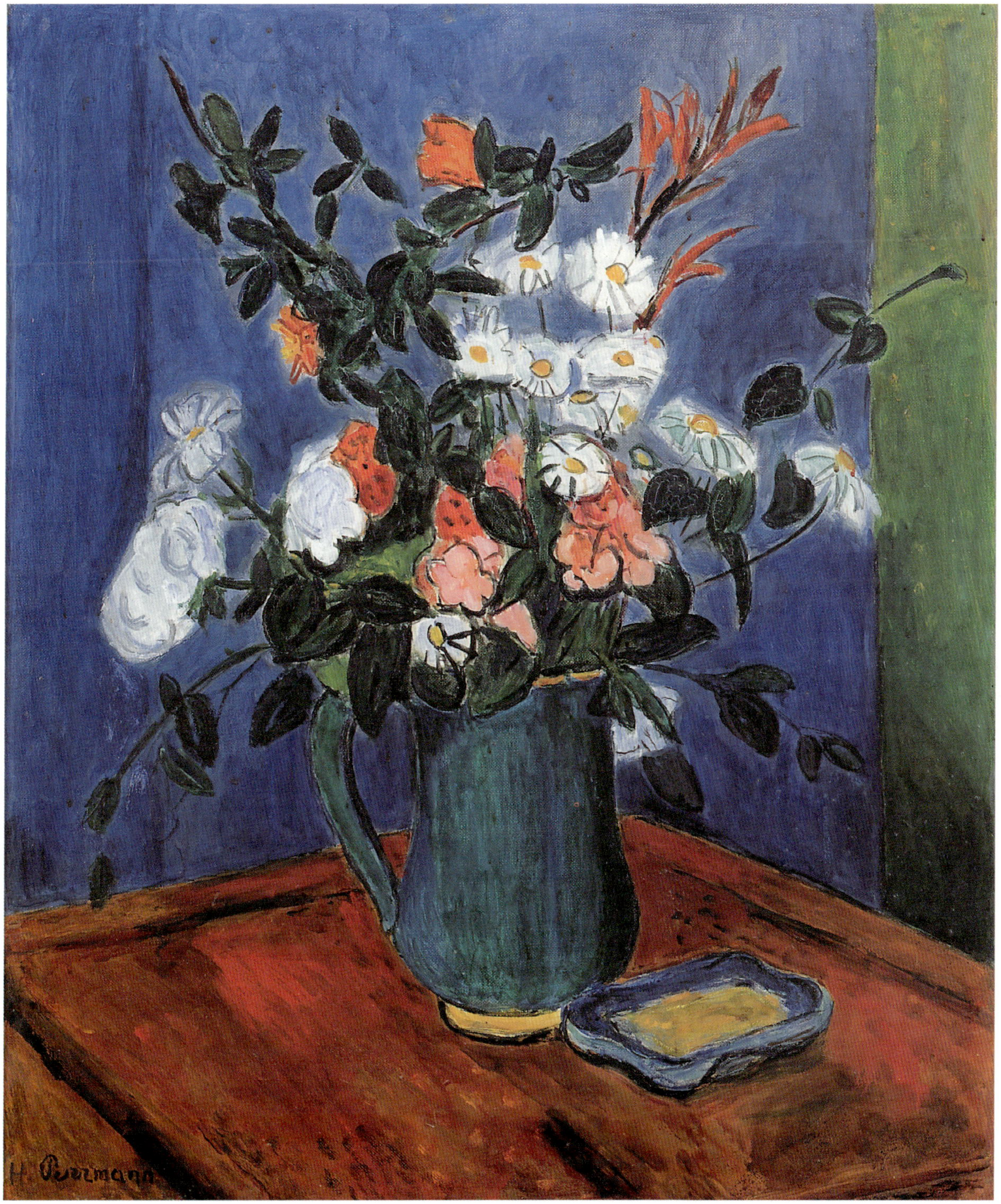
H. Purrmann

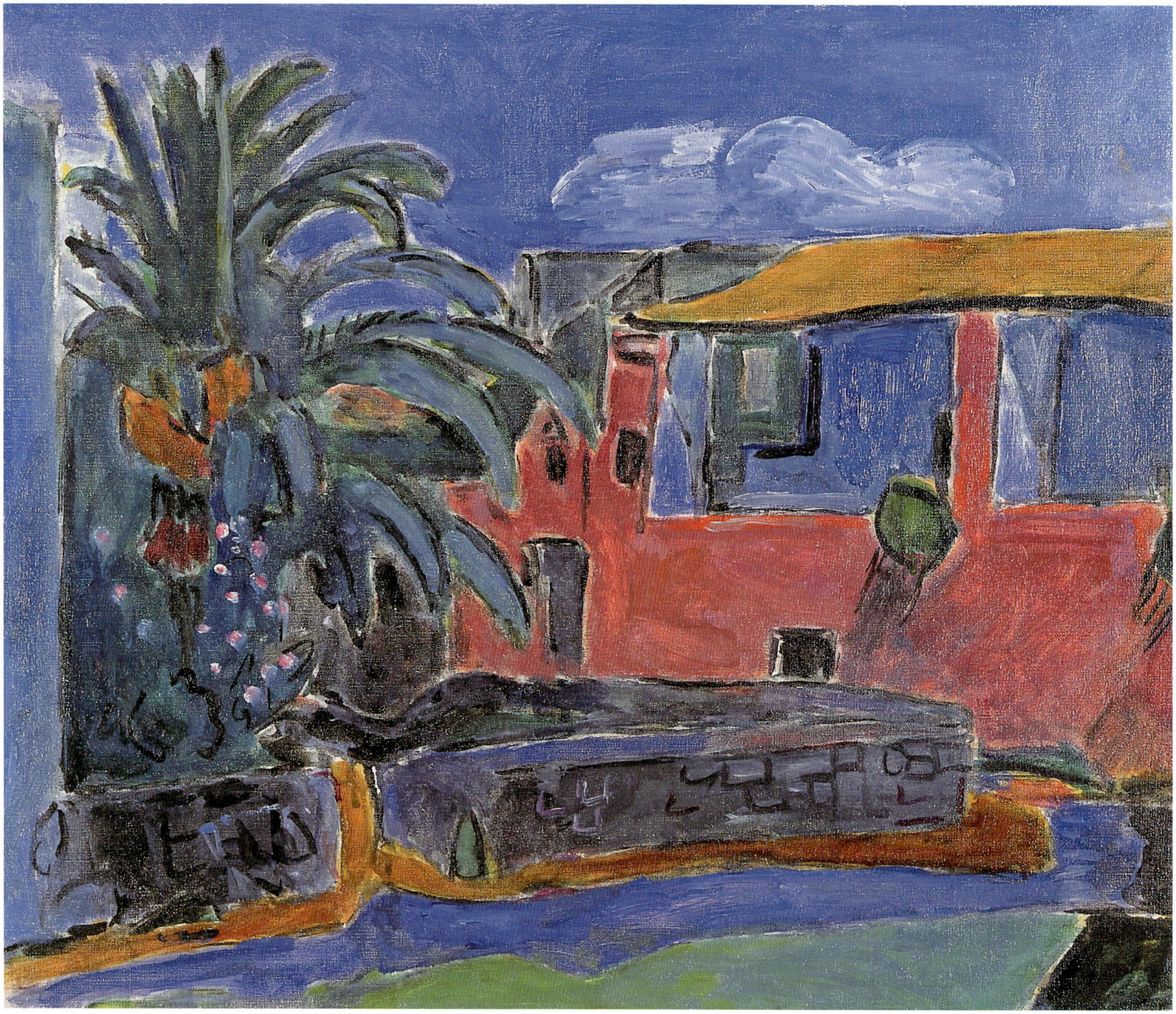

Palme und rotes Haus, Porto d'Ischia 1957

Öl/Lw, 38 x 45 cm

Privatbesitz

Hafen mit Segelbooten, Porto d'Ischia 1957

Öl/Lw, 65 x 76 cm

Privatbesitz

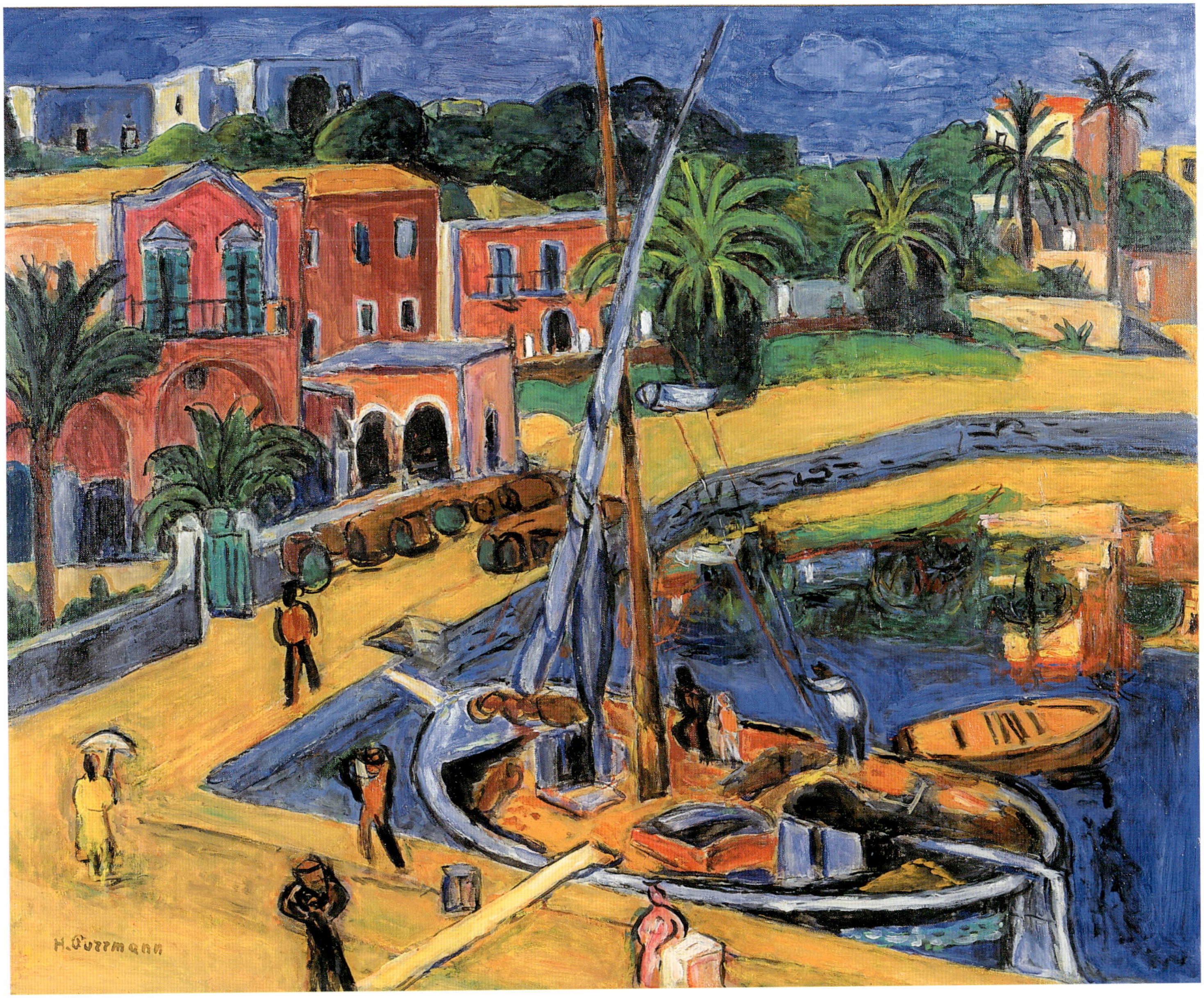
H. Purrmann

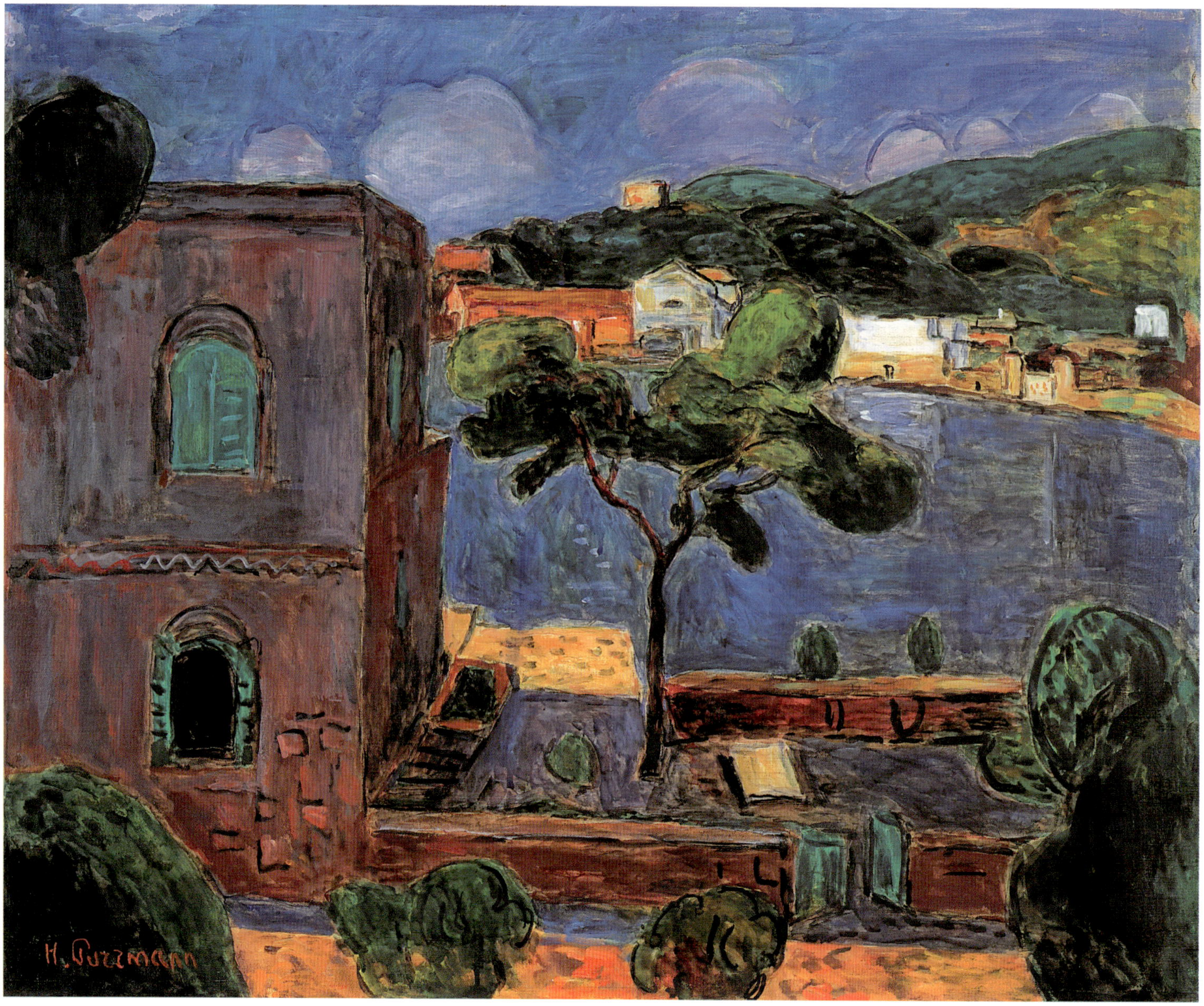


Graues Haus am süditalienischen Hafen, Porto d'Ischia 1957
Öl/Lw, 52 x 62 cm
Zweckverband Oberschwäbische Elektrizitätswerke

Hafen von Porto d'Ischia, 1958
Öl/Lw, 60 x 73 cm
BfG Bank AG

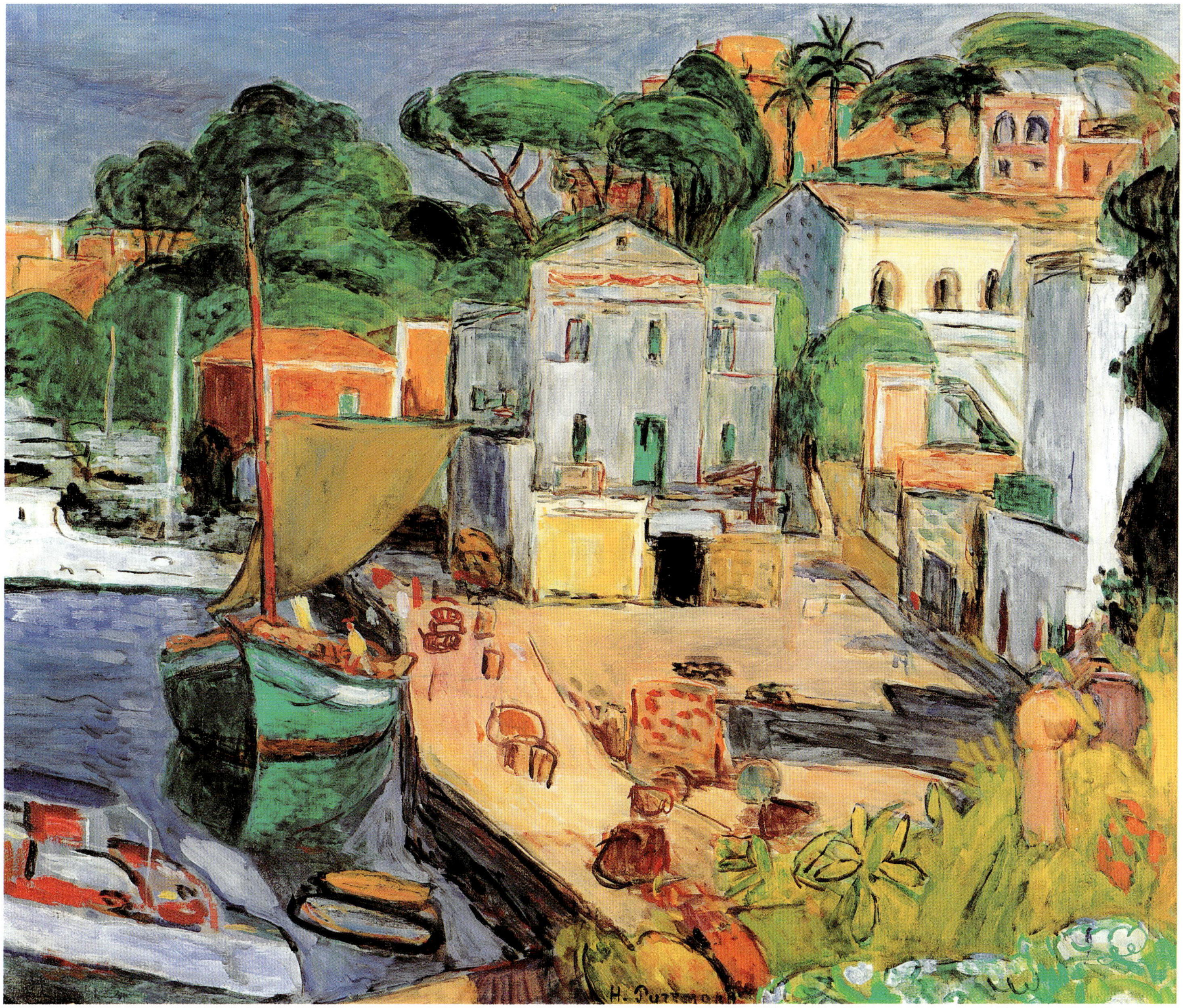
H. Purrmann

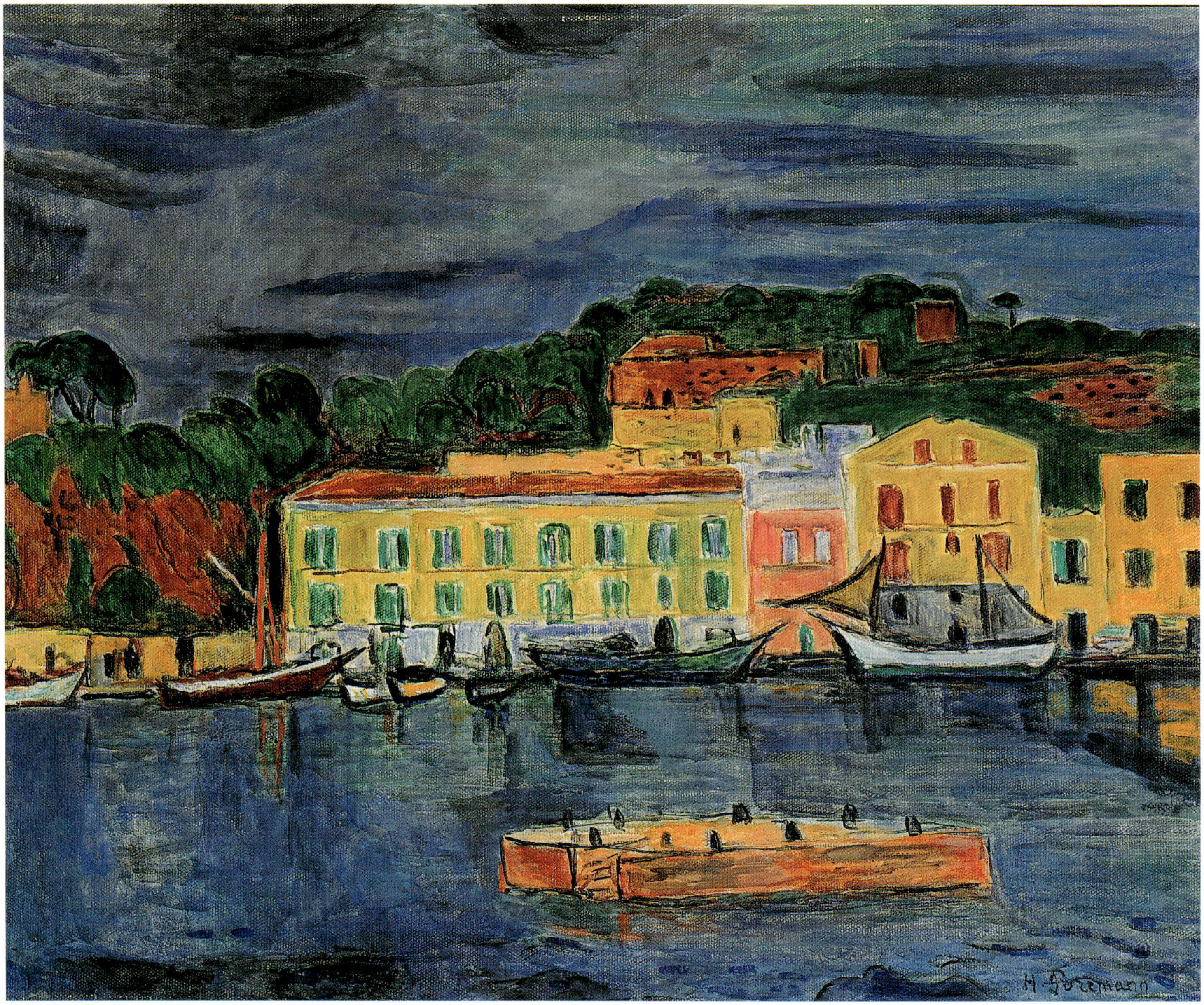

Gewitterstimmung, Porto d'Ischia 1957
Öl/Lw, 59,5 x 73 cm
Privatbesitz

Gewitterlandschaft, Porto d'Ischia 1956
Öl/Lw, 67 x 80 cm
Kunstmuseum Düsseldorf

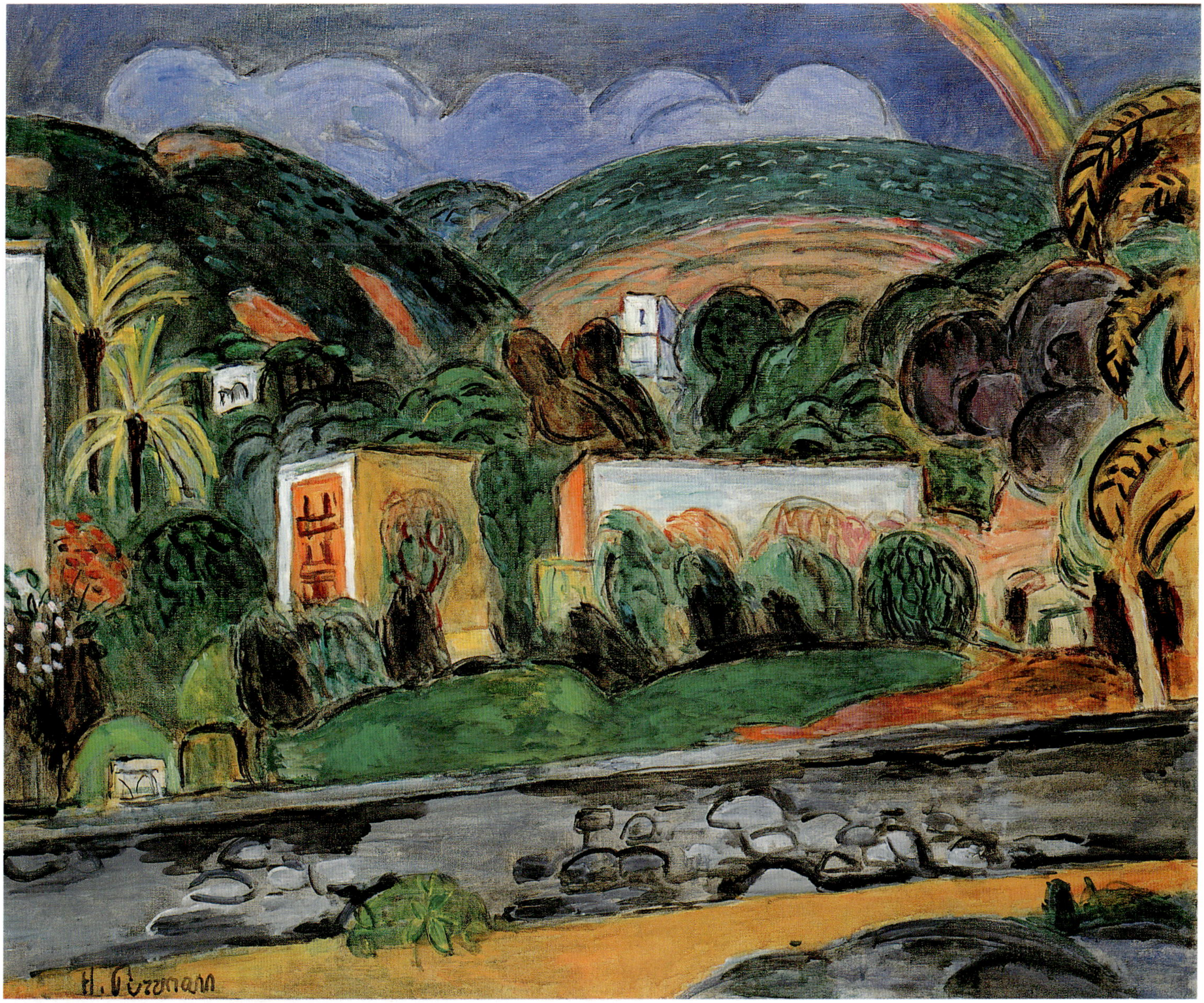
H. Purrmann

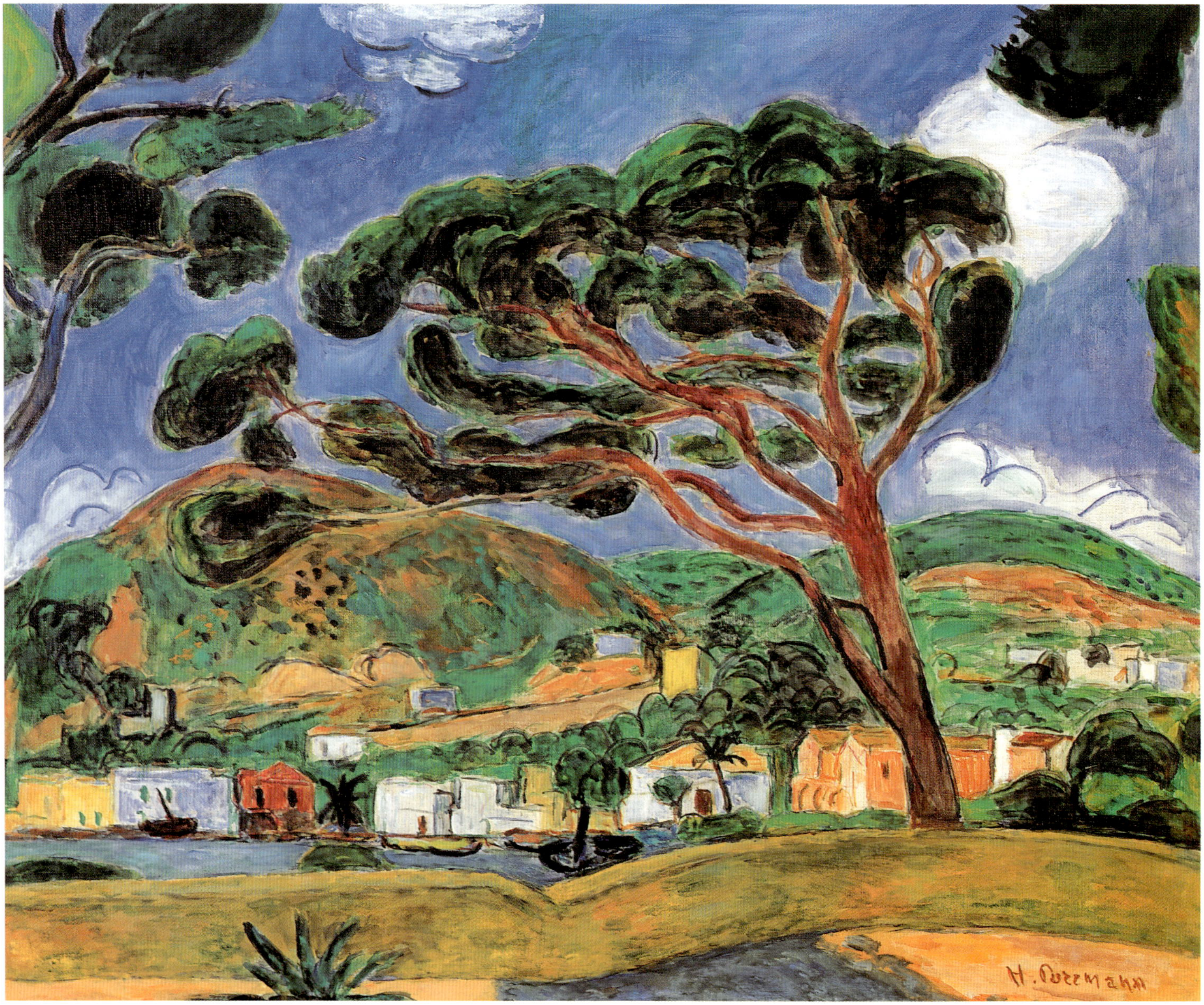

Porto d'Ischia, 1957
Öl/Lw, 53 x 64 cm
BfG Bank AG

Palmengarten auf Ischia, um 1957
Öl/Lw, 53 x 64 cm
Wilhelm-Hack-Museum Ludwigshafen a. Rh.

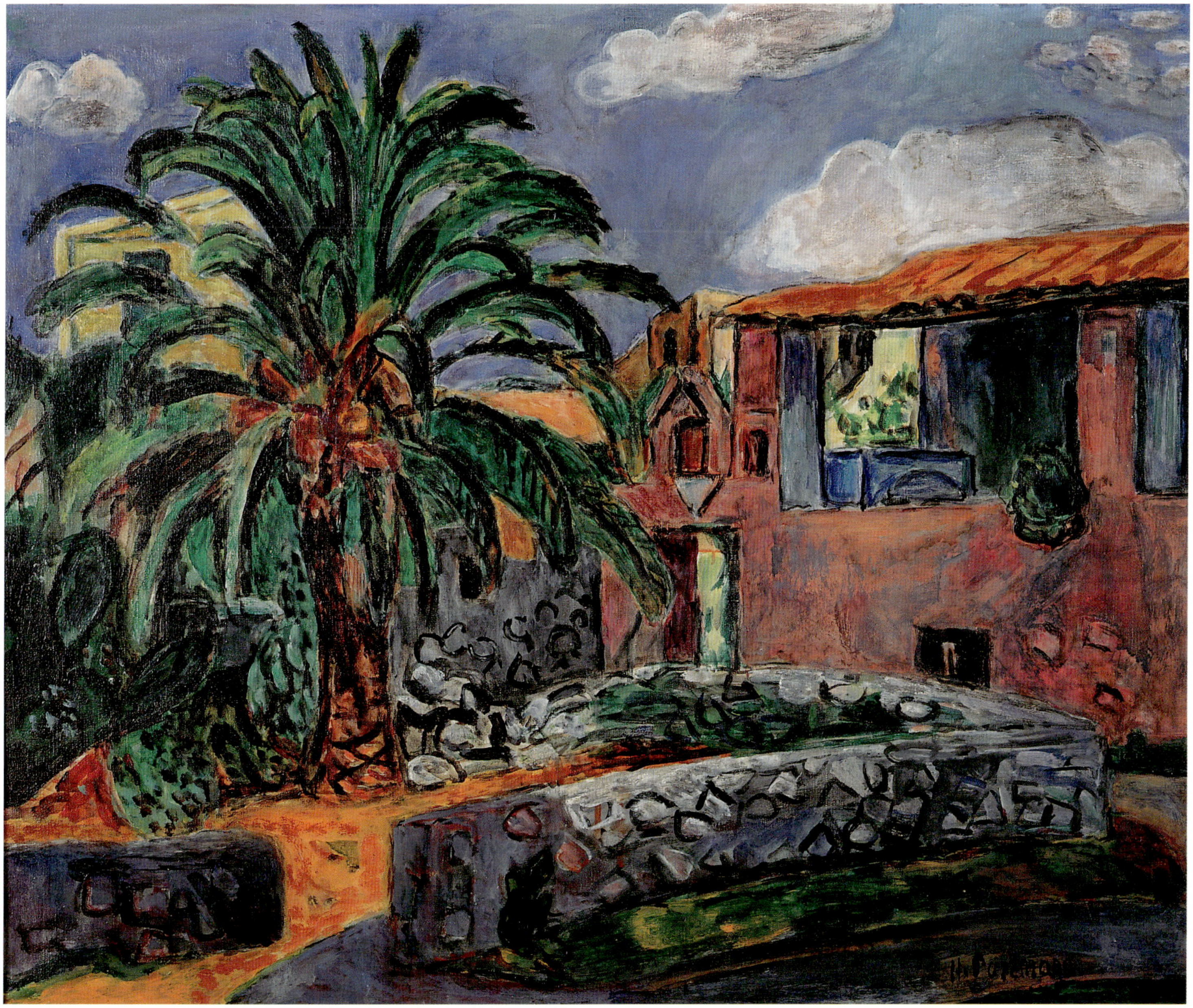

Montagnola 1959–1966

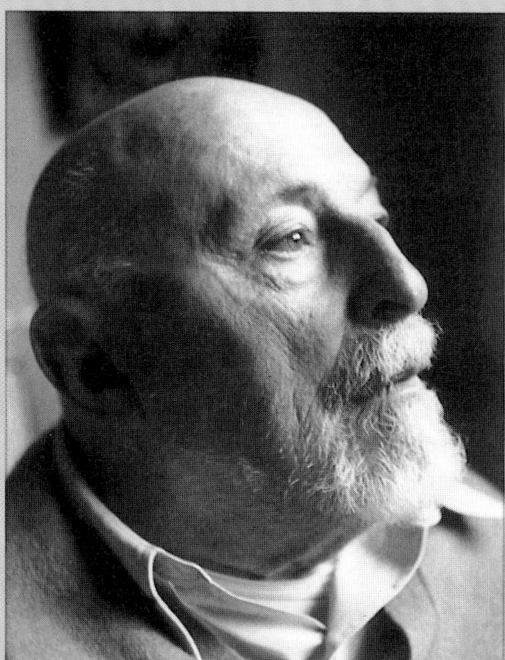

...Abstrakte Bilder sind heute das, was man von einem »modernen« Künstler verlangen zu müssen glaubt. Man geht in Abstraktionen so weit, daß man jedes Naturstudium verwirft und das konkrete Leben zu vermeiden sucht. Es will mir scheinen, daß man die Erscheinungen des Lebens allzu leicht Deformationen opfert und Gefahr läuft, die Kunst zu einem Spiel herabzuwürdigen...

Hans Purrmann

## Montagnola 1959–1966

Nach einer schweren Erkrankung 1959 während eines Gastaufenthaltes in der Villa Massimo in Rom kehrt Hans Purrmann nach Montagnola zurück. Seitdem ist er auf den Rollstuhl angewiesen. Trotz der Behinderung reist er in den Sommermonaten der Jahre 1962–65 nach Levanto an der italienischen Riviera, wo er in der Villa von Le Lagore wohnt.

Wegen seiner körperlichen Einschränkung konzentriert er sich auf Motive der nächsten Umgebung wie die Kapelle, den Brunnen und andere Motive im Park der Villa. Die Bilder aus Levanto nehmen mit ihren leuchtenden, glühenden Farben und den gerundeten Formen eine Sonderstellung ein. In der gegenseitigen Bezugnahme der festen runden Formen zeigt sich ein verstärkter Wille zu größter innerbildlicher Stabilität und Dichte.

Manches malt Purrmann jetzt nur nach der Erinnerung. »Dabei kommt mir die Erkenntnis zu Hilfe, daß mit dem Natur-Abmalen allein nichts getan ist; wenn dies zu einem künstlerischen Ergebnis führen soll, so müssen der Malerei bestimmte Gesetze unterlegt werden, die zu einer Ordnung führen, die eine Repräsentation der Natur gestatten, und die alle Gefühle und Erlebnisse als Interpretation der Naturvorbilder geistig einregistrieren.«

Die leuchtenden Farben erscheinen als Ausdrucksform des strahlenden Lichtes; die der Farbe innewohnenden Werte schaffen den Bildraum.

Purrmann selbst schreibt in seinem Vorwort zu »Stilleben und Landschaften«: »Meine Darstellungen sollten sich flächenhaft auf der Leinwand abspielen und nur die jeweiligen Farbkontraste sollten mir das Mittel in die Hand geben, Licht und Erscheinung zu provozieren. Ich suchte auch Flächen gegeneinander auszuspielen und mit der Perspektive frei umzugehen. Es ist ja nicht so, daß die Natur ein fertig komponiertes Bild darstellt, das man nur anzumalen braucht.«

In seinem Alterswerk gelangt Purrmann zu einer besonderen Geschlossenheit und Einheit des Stils, es zeigt sich sein tiefes Verständnis und Einvernehmen mit der Natur, das einer großen inneren Reife entspringt. Es ist, um mit Edmund Hausen zu sprechen, »der Stil eines glücklichen Alters«, trotz aller Schwierigkeiten und großen Verluste, die Purrmann in seinem Leben zu meistern hatte. Sein Werk zeichnet sich durch die unbeirrte Beständigkeit in der Suche nach Vollendung aus.

Sabine Kaufmann

Anemonen im Wasserkrug, Montagnola 1962
Öl/Lw, 81 x 65 cm
Bundeskanzleramt Bonn

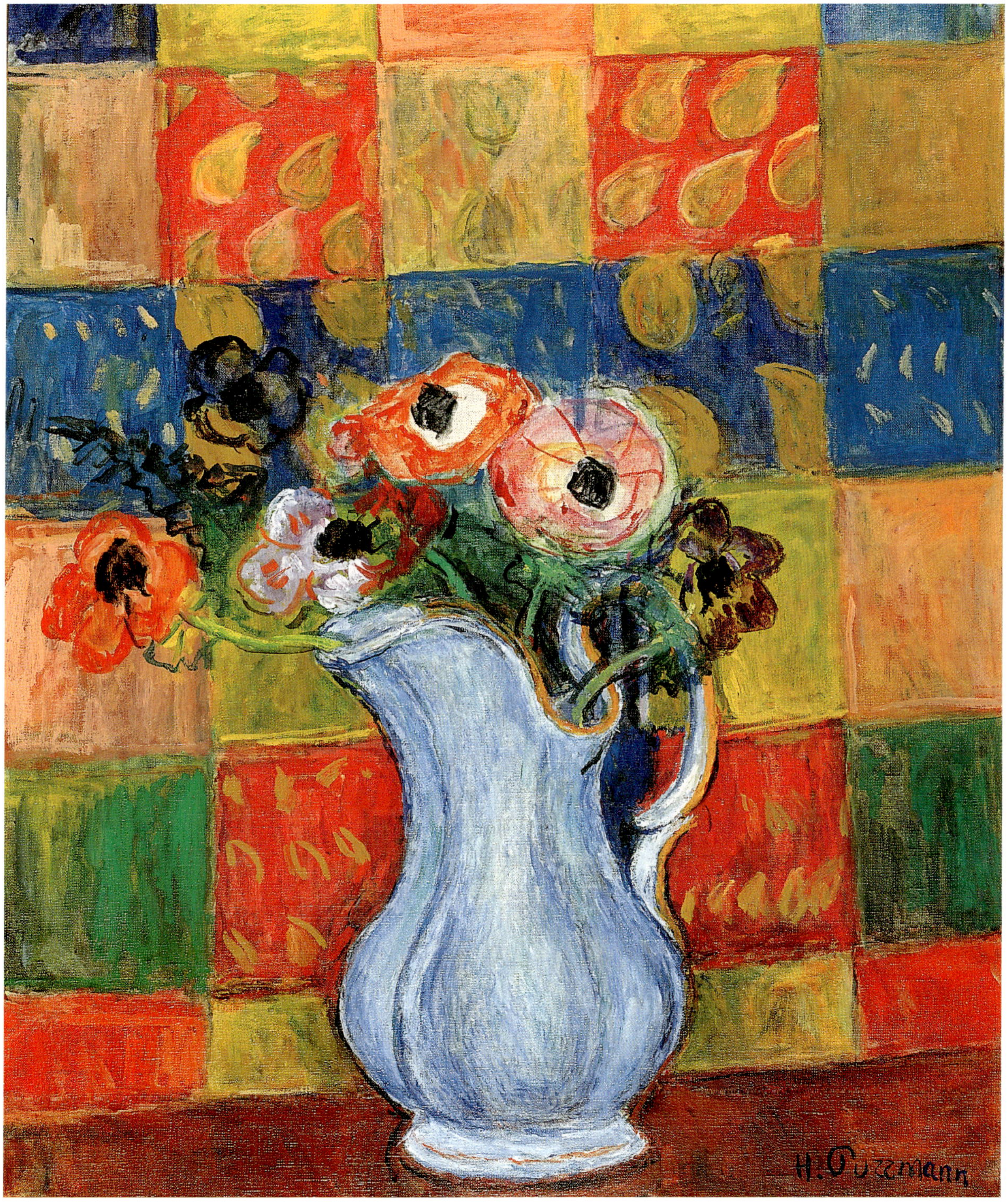

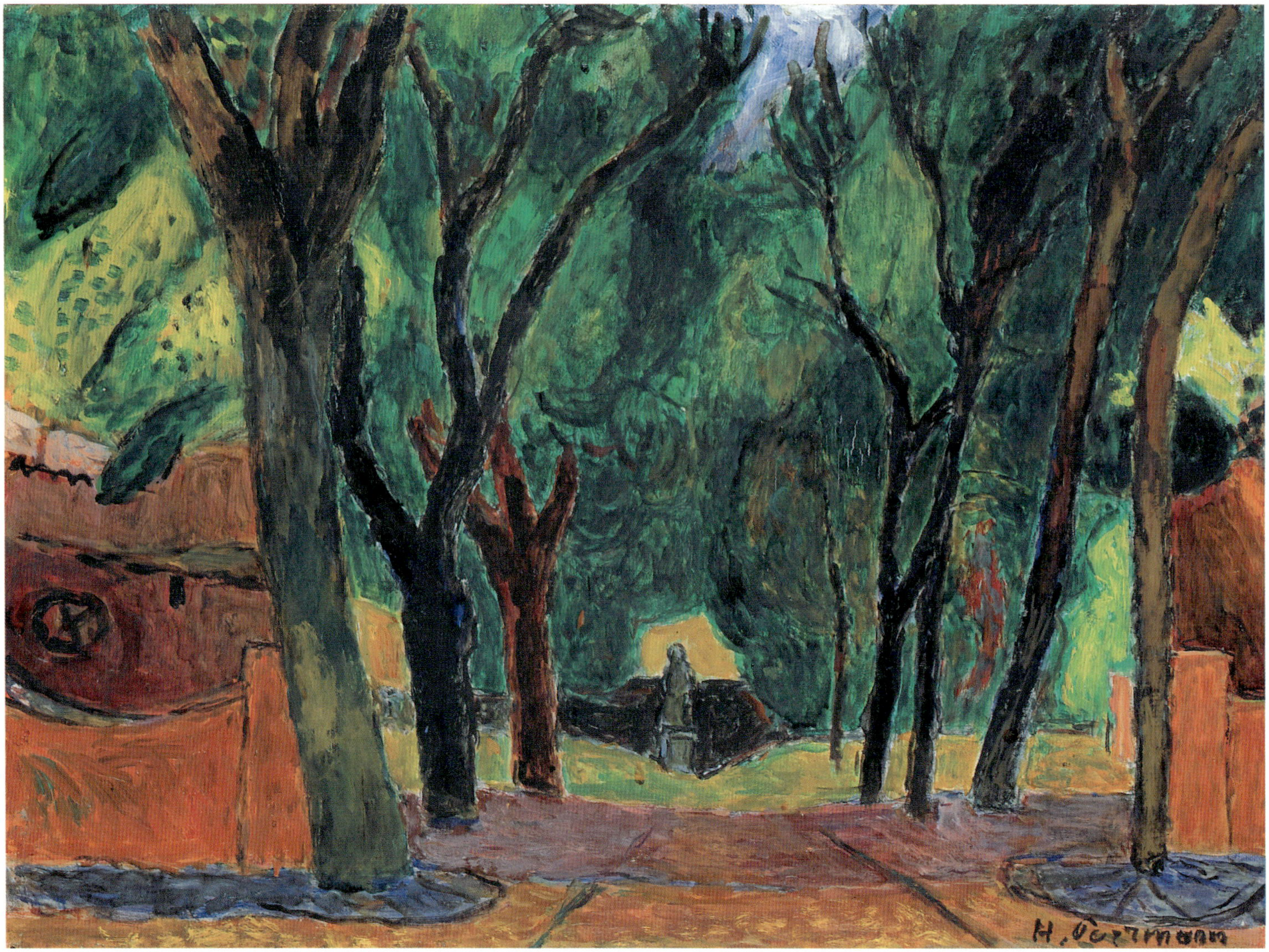

Park der Villa Massimo in Rom, 1959
Öl/Lw, 30 x 40 cm
Privatbesitz

Italienischer Brunnen in Levanto, 1962
Öl/Lw, 59 x 70 cm
Pfalzgalerie Kaiserslautern

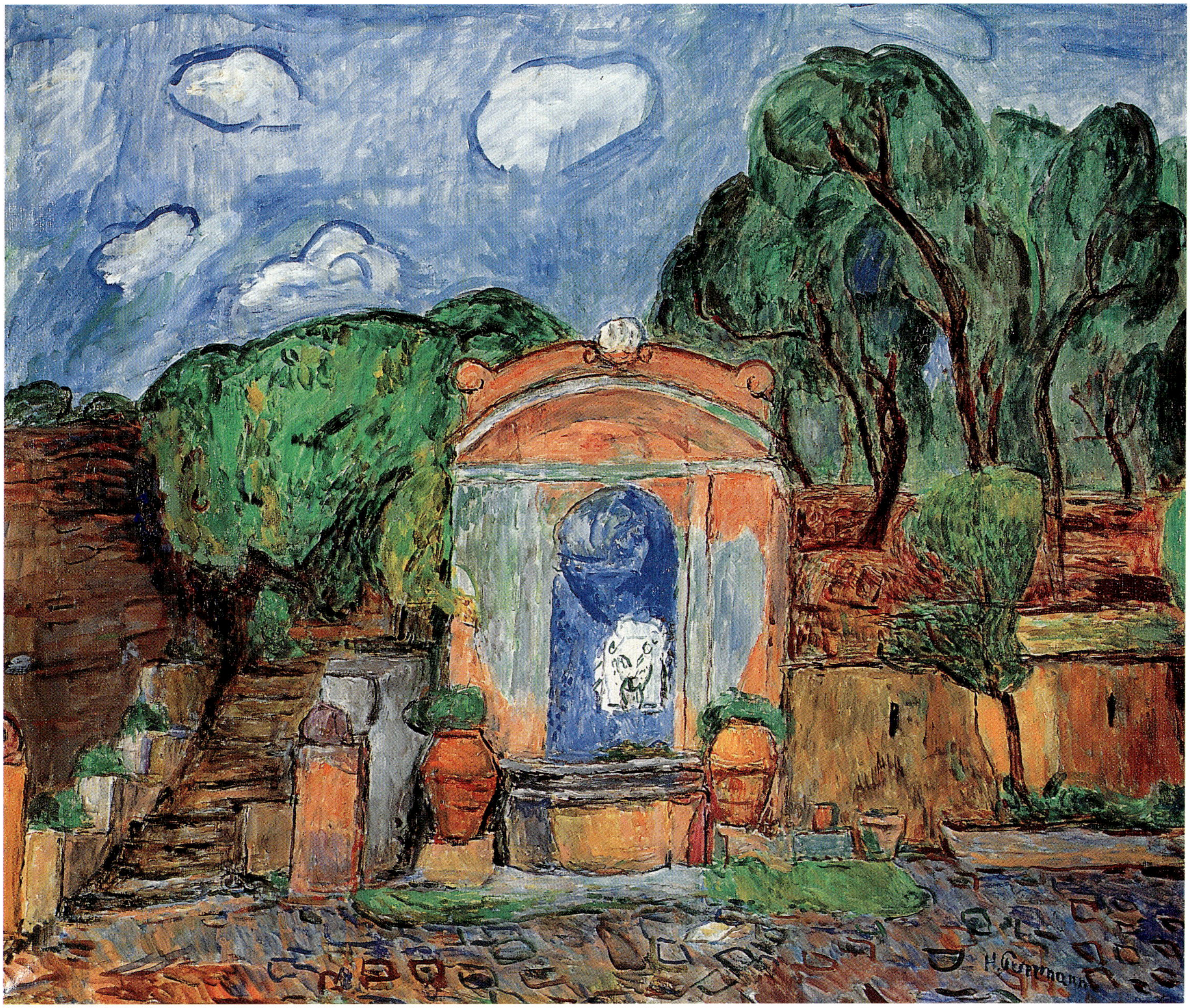

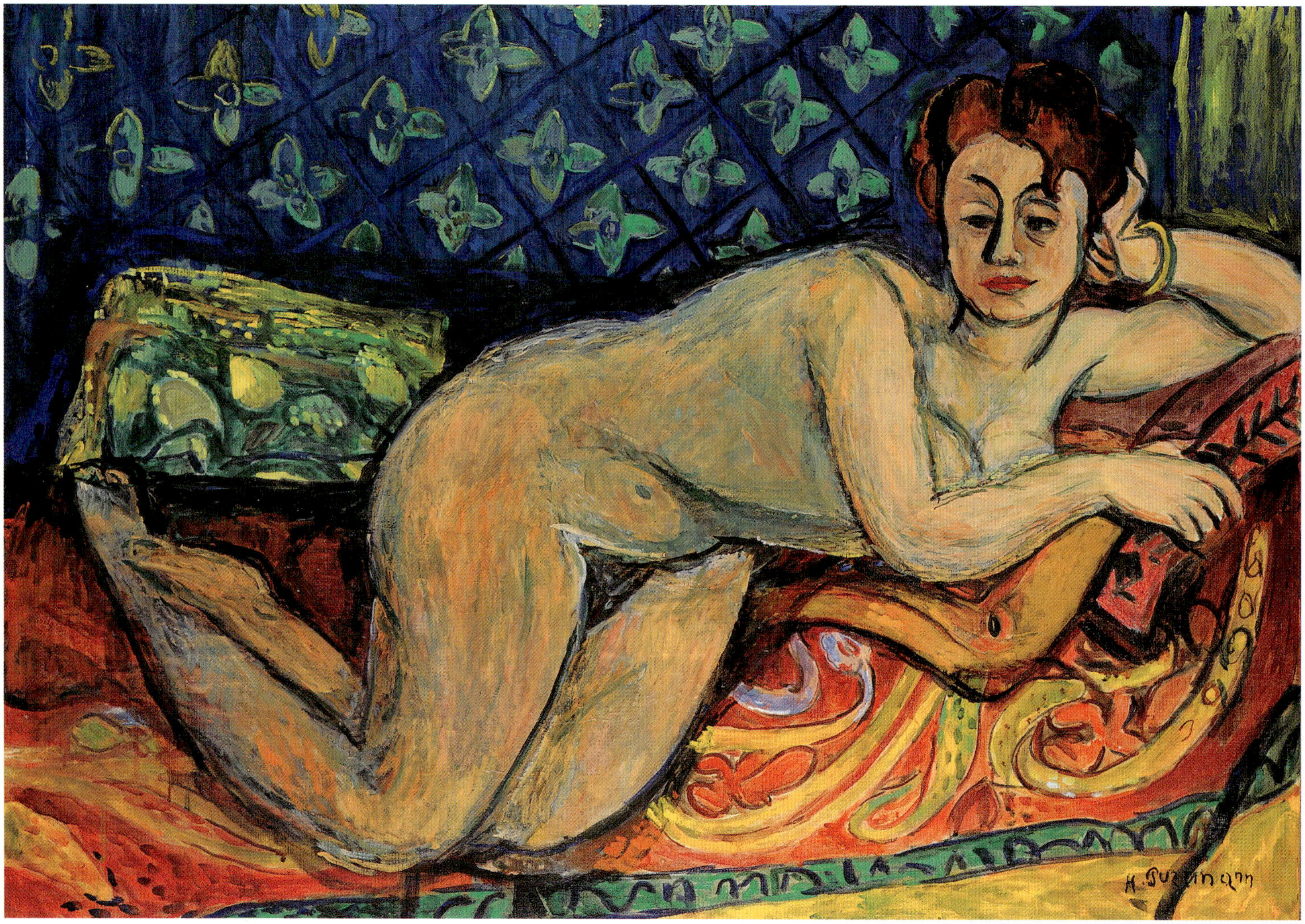

Akt auf Smyrnadecke, Montagnola 1962/64
Öl/Lw, 65 x 91 cm
Privatbesitz

Sitzender Halbakt, Montagnola 1964/65
Öl/Lw, 73 x 59 cm
Privatbesitz

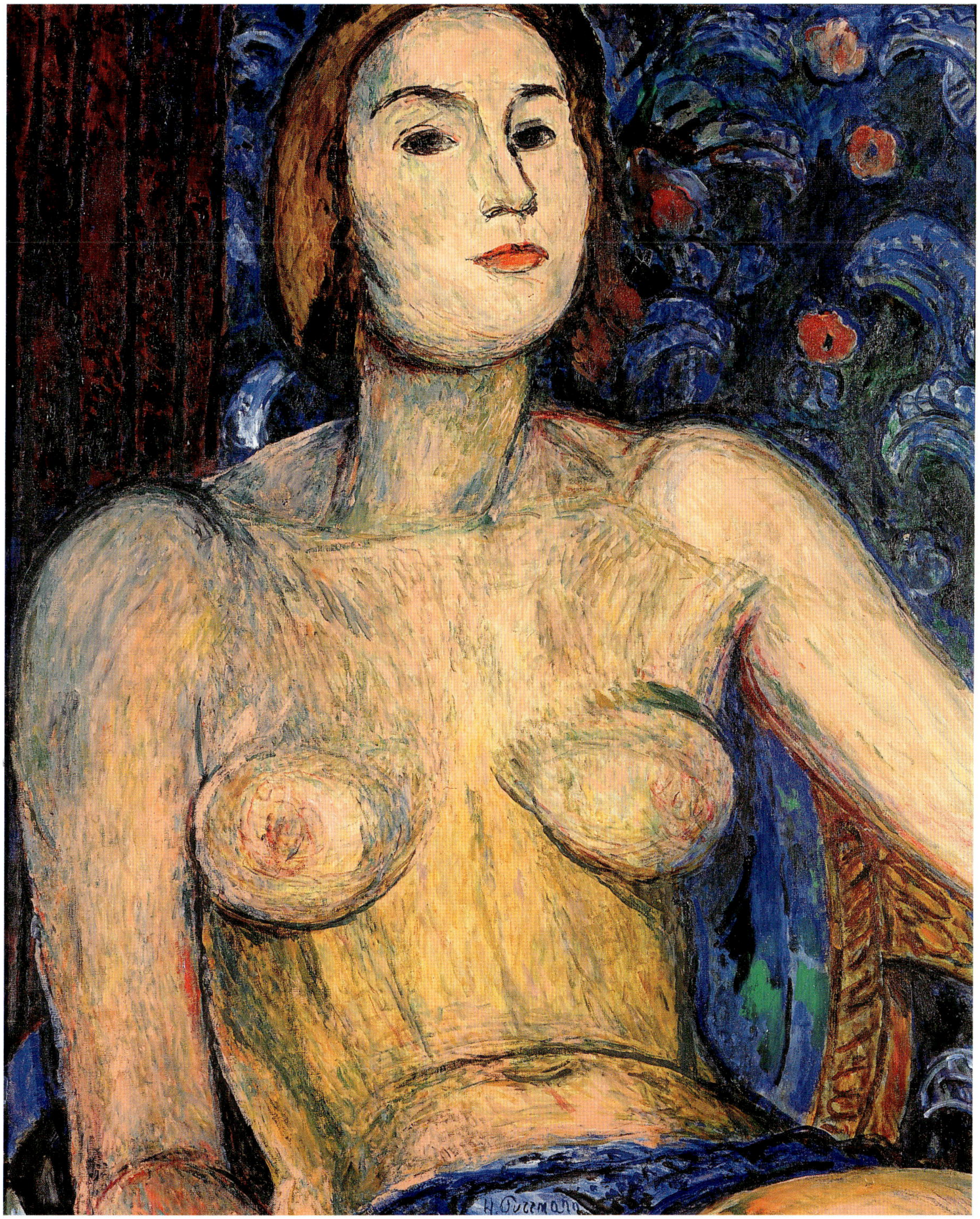

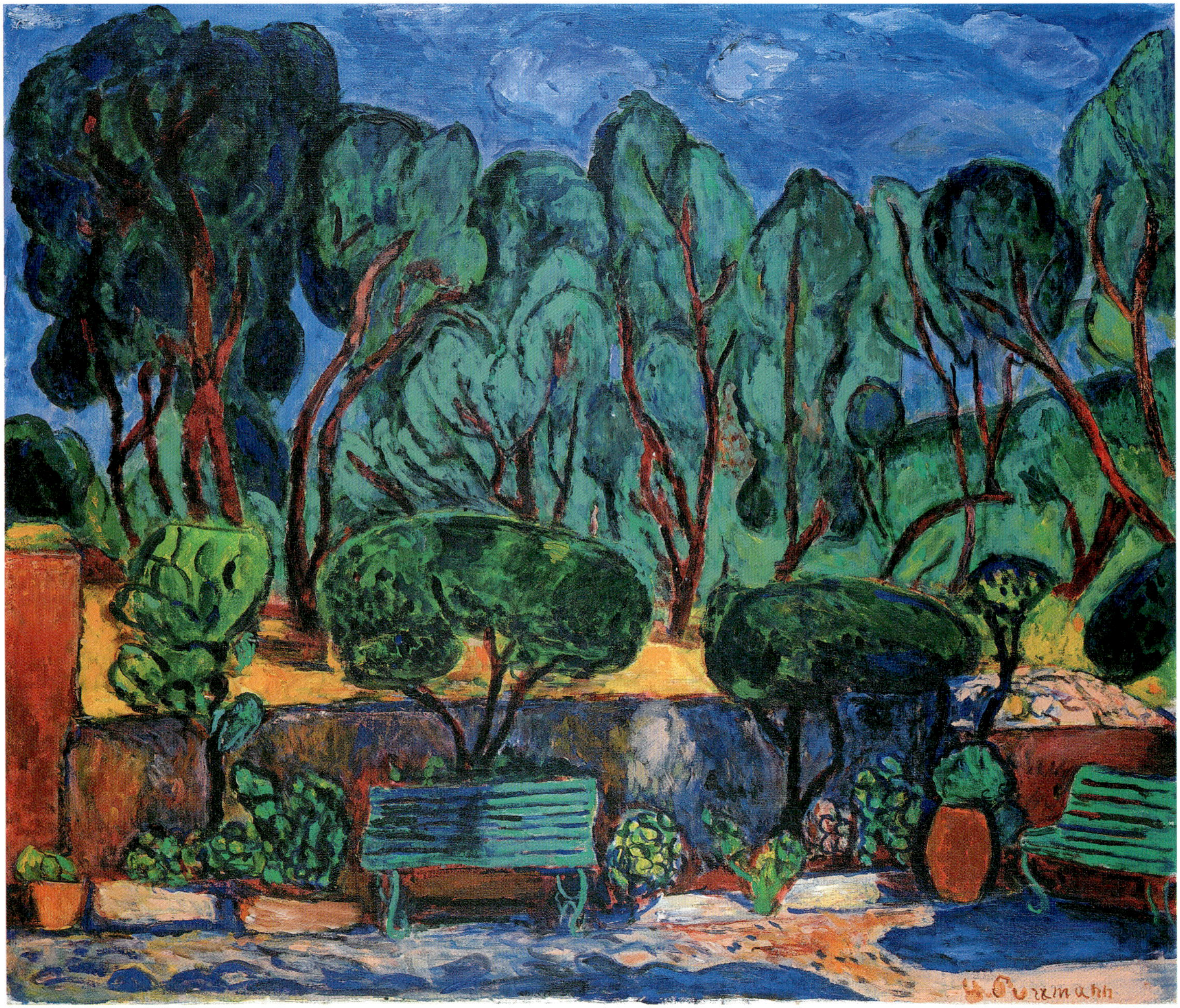

Grüne Bänke vor Oliven, Levanto 1964
Öl/Lw, 52 x 61 cm
Privatbesitz

Brunnen in Levanto 1965
Öl/Lw, 65 x 79 cm
Privatbesitz

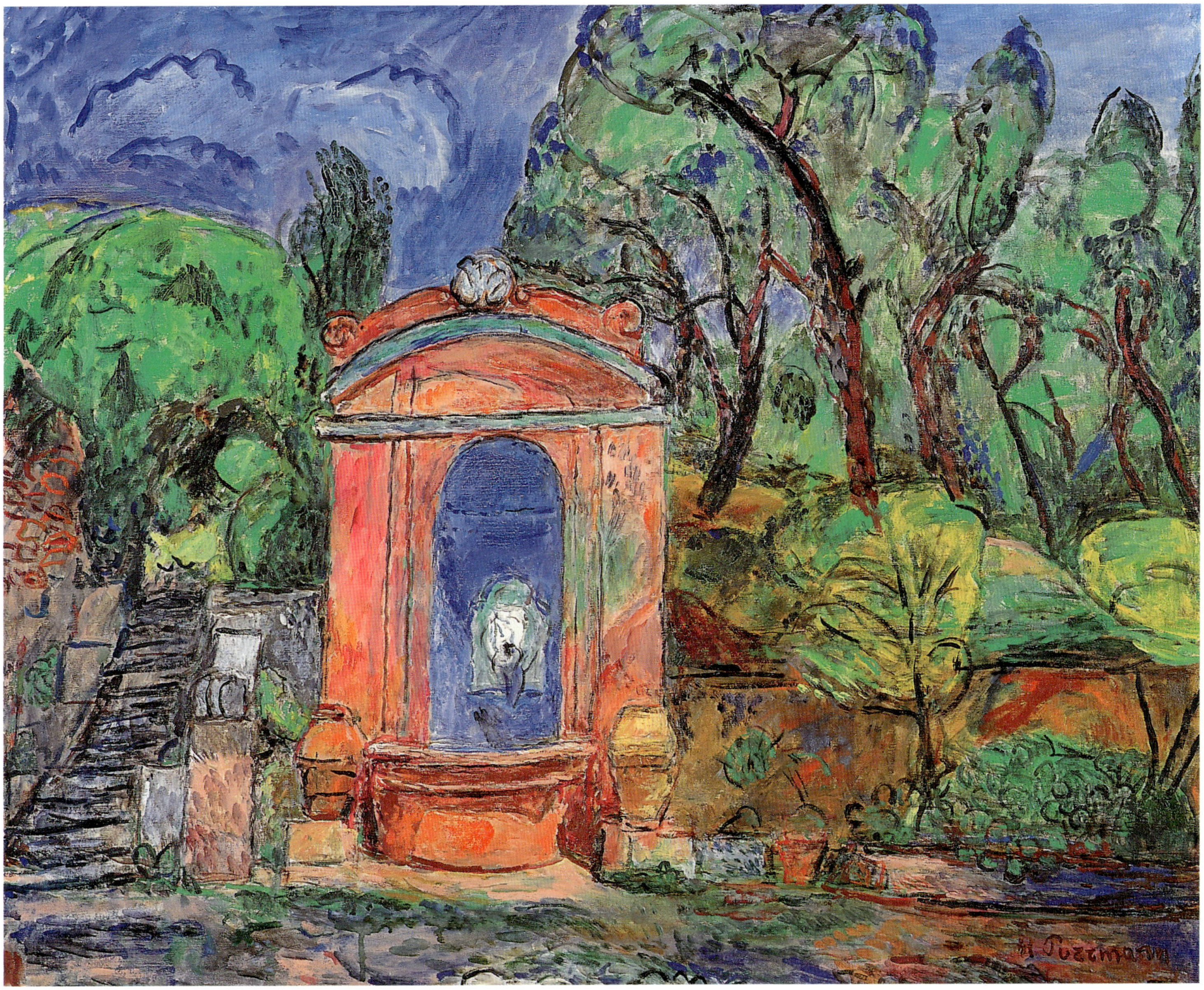

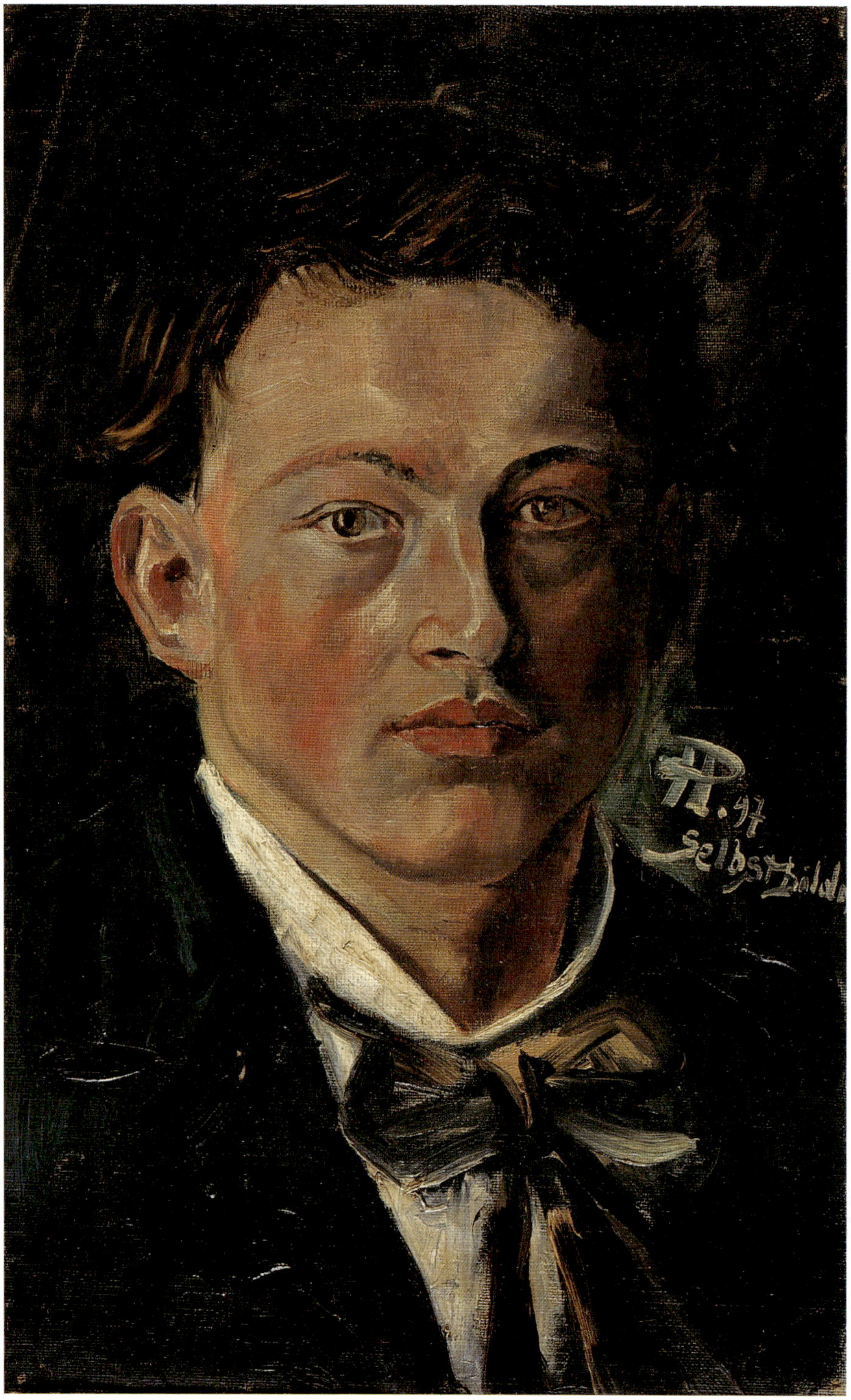

Selbstbildnis, Speyer 1897

Öl/Lw, 30 x 24 cm

Kunstbesitz der Stadt Speyer

# Hans Marsilius Purrmann. Stationen seines Schaffens

Maria Härich

## 1880–1905
## Speyer, München

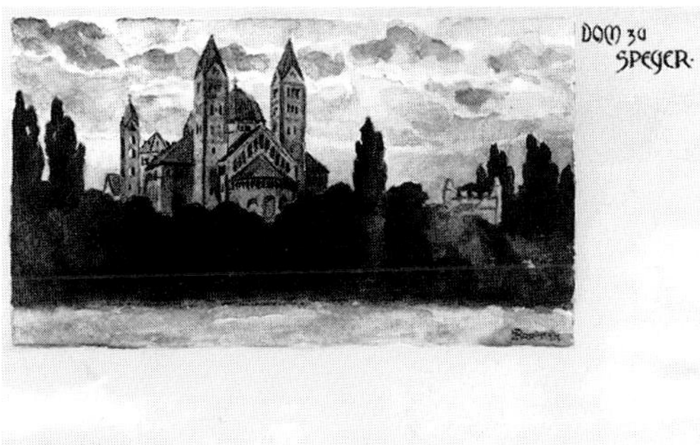


Hans Purrmann, Entwurf für eine Postkarte mit dem Speyerer Dom, Aquarell, um 1895

### 1880–1897

»In Speyer am 10. April 1880 geboren und daselbst aufgewachsen, besuchte ich nur bis zum dreizehnten Lebensjahre die Schule, um dann die Lehrzeit in der Werkstatt meines Vaters, in welcher dieser mit vielem handwerklichem Können das Maler- und Tünchergewerbe ausübte, anzutreten ...«[1] So beginnt Hans Purrmann seinen Lebenslauf, den er anläßlich einer Ausstellung in Kaiserslautern im Jahre 1927 verfaßt.

Als Sohn des Malermeisters Georg Heinrich Purrmann und dessen Frau Elisabeth verlebt er die Kindheits- und Jugendjahre in seinem Geburtshaus in der Kleinen Greifengasse 14 in Speyer. Er besucht zunächst die Volkschule, dann die Realschule.

Anschließend erlernt er im väterlichen Betrieb das Handwerk des Tünchers und Dekorationsmalers. »Bei meinen späteren Reisen«, schreibt er viele Jahre später, »kam mir der hohe Wert der handwerklichen Erziehung zum Bewußtsein, die er [der Vater] mir angedeihen ließ.«[2] Ferner besucht Hans Purrmann die Kunstgewerbeschule in Karlsruhe, wo er Rudolf Levy kennenlernt, der Purrmanns Lebensweg bis 1943 als ein guter Freund und Künstlerkollege begleiten sollte. Purrmann bewundert ihn: »Was war ich ihm gegenüber für ein ungeschickter, biederer Kleinstädter, der ich noch kurz zuvor die Farbtöpfe durch Speyer getragen und verwanzte Zimmer getüncht hatte – dabei allerdings von einem starken Künstlerehrgeiz erfüllt. Das Handwerk stak mir und Levy nur sehr locker in den Knochen, und wir benutzten die Kunstgewerbeschule mit wenig Begeisterung dazu, es weiter auszubilden ... Rudolf Levy und mich interessierte und uns lag am Herzen, was an der Kunstakademie und nicht was an der Kunstgewerbeschule vor sich ging.«[3]

Eine Schlüsselfigur in Purrmanns Jugendjahren ist der Pirmasenser Lehrersohn Wilhelm Wittmann: »... schon in früher Jugend ist er mir ein Freund geworden, und ich habe sehr viel von ihm für meine Ausbildung gewonnen ... Ich hatte ihn in München kennengelernt. Als ich in Speyer den Farbwagen durch die Straßen schob und Wanzenbuden ausräumen mußte, blieb er mein Freund.«[4]

1897 schreibt sich Hans Purrmann als Student an der Akademie der Bildenden Künste in München ein, die zu diesem Zeitpunkt hohes Ansehen genießt und Schüler aus ganz Europa anzieht. Zunächst wird er in die Zeichenklasse Gabriel von Hackls aufgenommen.

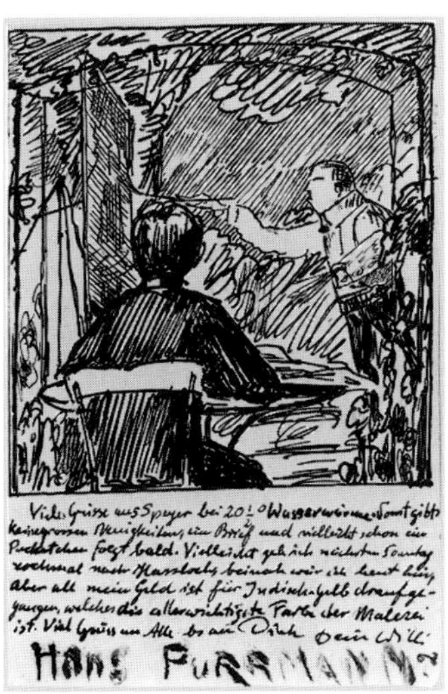

Postkarte mit Hans Purrmann an der Staffelei gezeichnet von Wilhelm Wittmann, 1904

### 1900–1905

Im Juli des Jahres 1900 stirbt Purrmanns Vater. Dadurch bleibt der Sohn weiterhin an den Maler- und Tüncherbetrieb in Speyer gebunden. Der Bruder Hans Purrmanns Heinrich übernimmt den Betrieb. Purrmann selbst arbeitet dort während der Sommermonate. Im Winterhalbjahr setzt er sein Studium an der Münchner Akademie fort, deren renommiertester Lehrer Franz von Stuck (1863–1928) ist. Bei ihm studiert Purrmann ab 1901 zunächst in der Mal- dann in der Komponierklasse. In München lernt er Albert

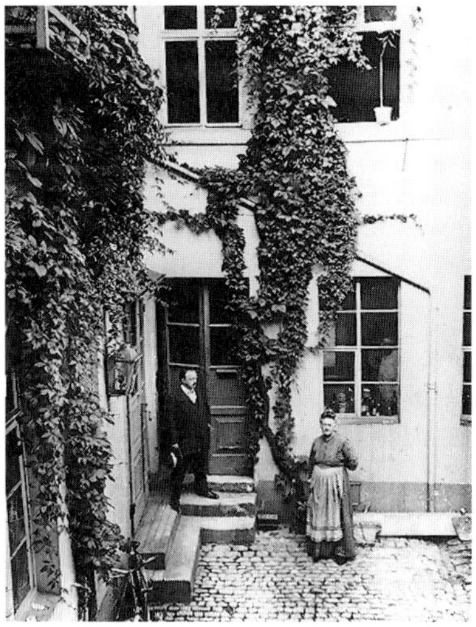

Die Mutter und der Bruder Hans Purrmanns im Hof des Hauses in der Kleinen Greifengasse 14, Speyer

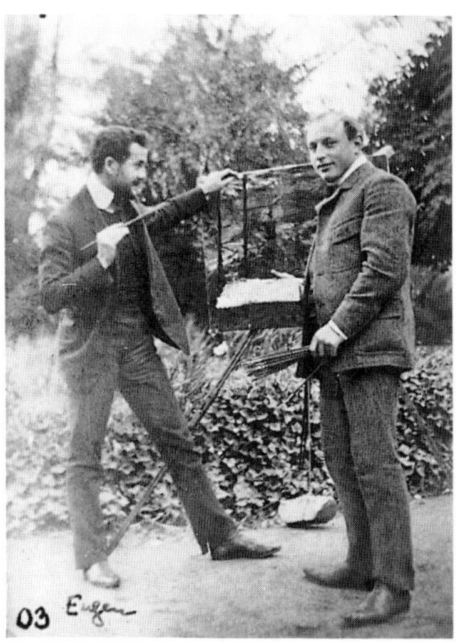


Hans Purrmann und Eugen von Kahler, 1903

Weisgerber kennen: »Unsere Wege liefen früh und längere Zeit nebeneinander her: wir lernten uns bei der Aufnahmeprüfung in der Münchner Akademie kennen, entdeckten unsere beiderseitige Pfälzer Herkunft, schlossen als Landsleute um so leichter und herzlicher Freundschaft und studierten zusammen unter der Leitung von Hackl und Stuck ... Ich bewunderte ihn.«[5] Neben Weisgerber und Purrmann befinden sich Eugen von Kahler (1882–1911), Willi Geiger (1878–1971), Paul Klee (1879–1940) und Wassily Kandinsky (1866–1944) in der Klasse Franz von Stuck, in dessen Malklasse aufgenommen zu werden »eine Bestätigung und Anerkennung einer Begabung war, auf die man stolz sein konnte«.[6] 1903/4 ist Hans Purrmann zweimal zu Gast bei seinem Freund Eugen von Kahler (1882–1911) in Svinar bei Prag.

Angeregt durch die Lektüre der Zeitschrift »Kunst und Künstler« begibt sich Hans Purrmann im Winter 1904/5 nach Berlin, wo »ein Erblühen der Kunst im Gang zu sein schien, Corinth und Slevogt, die in München nicht durchdringen konnten, waren längst dorthin übergesiedelt...«[7] Hans Purrmann mietet ein kleines Wohnatelier in einem Hinterhaus, besucht die Museen, zeichnet Abendakte bei Levin-Funke und macht die Bekanntschaft von Heinrich Zille (1858–1929): »und allabendlich fand sich dort [bei Levin-Funke] ein Xylograph mit schwarzverätzten Händen ein, der mit seinen Zeichnungen, die treffend den Berliner Typ erfaßten, meine Aufmerksamkeit erregte. Es war der damals noch unbekannte Heinrich Zille«.[8] Purrmann bemüht sich um ein Reisestipendium des Kunstmäzens Graf Schack. Franz von Stuck empfiehlt jedoch Willi Geiger, der das Stipendium auch erhält. Auf Anraten des Kunsthistorikers Karl Voll wendet sich Hans Purrmann an den Kunsthändler Paul Cassirer in Berlin, dem er einige Bilder zur Einsicht zusendet. Dieser veranlaßt ohne Purrmanns Wissen, daß vier Gemälde in der Ausstellung der Berliner Secession gezeigt werden. Purrmann erfährt davon, als er »an einem sonnigen Vormittag auf hohem Gerüst das Firmenschild eines Tabakladens der Hauptstraße malte. Ein als Speyerer Original bekannter Zeitungsvertreiber war es, der mir zurief: ›Herr Purrmann, Sie stehen heute groß in der Frankfurter Zeitung, kommen Sie herunter!‹ Meier-Graefe hatte eine neueröffnete Berliner-Secessionsausstellung besprochen und mich darin als ein neues Talent bezeichnet. ... Hinzukommenden Neugierigen wurde das vorgelesen, und ich war der glücklichste Mensch geworden.«[9] Max Liebermann persönlich teilt Purrmann die Wahl zum aktiven Mitglied der Sezession durch ein Handschreiben mit, das der Pfälzer Künstler »in der bohèmehaften Nachlässigkeit meiner dreiundzwanzig Jahre unbeantwortet ließ«. Seit 1905 beteiligt sich Purrmann regelmäßig an den Ausstellungen der Berliner Sezession. Auch in der Pfalz, Purrmanns Heimat, werden seine Werke 1905 in einer vom Pfälzer Kunstverein initiierten Austellung gezeigt. Als Cassirer Purrmann auffordert, ganz nach Berlin überzusiedeln, zieht dieser es jedoch vor, seinen Freunden von der Münchner Akademie, Rudolf Levy und Albert Weisgerber, nach Paris zu folgen.

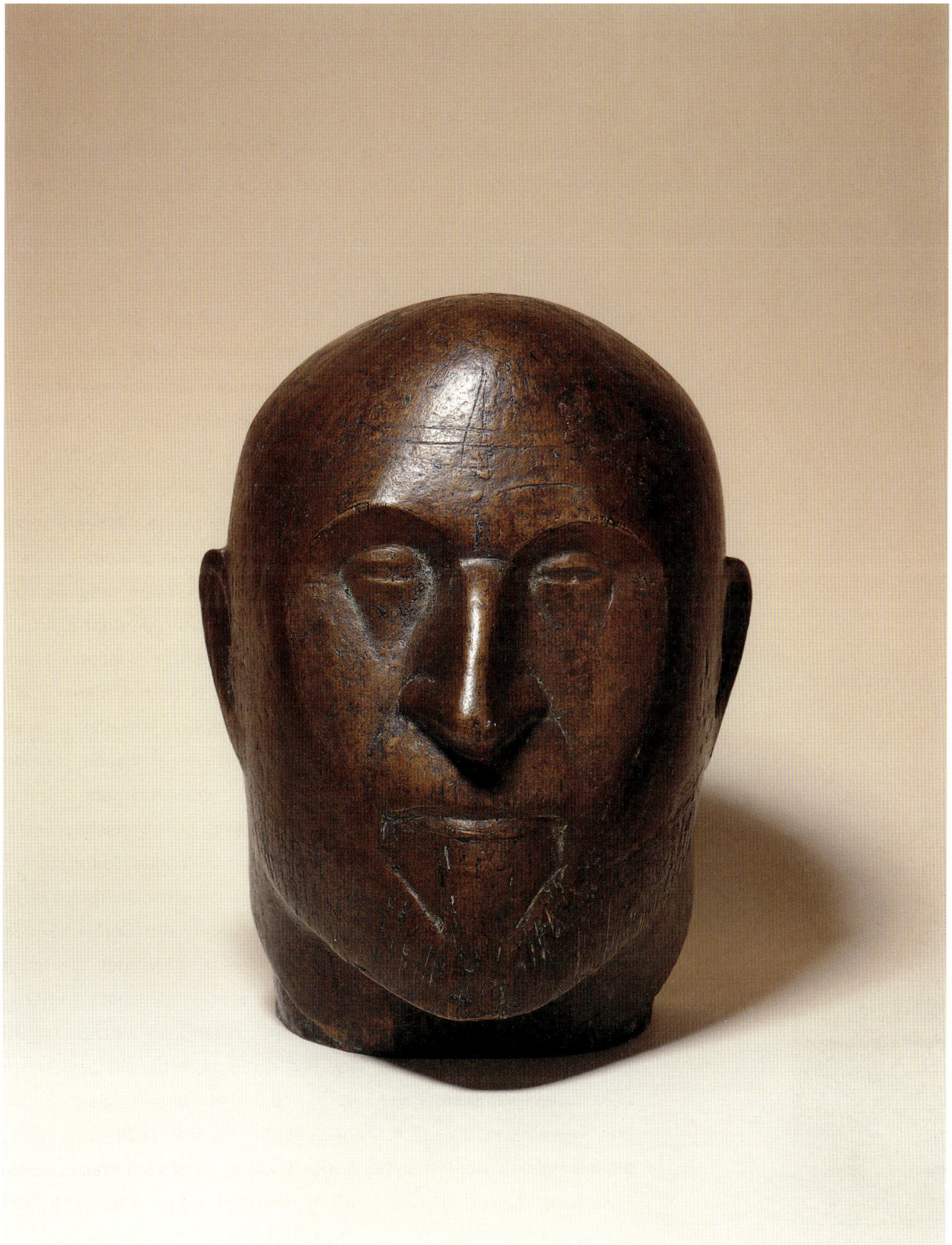

Emy Roeder (Würzburg 1890–1971 Mainz)
Bildnis Hans Purrmann, 1950/51, Bronze, H: 27 cm
Saarland Museum Saarbrücken
Stiftung Saarländischer Kulturbesitz

## 1905–1914
## Paris

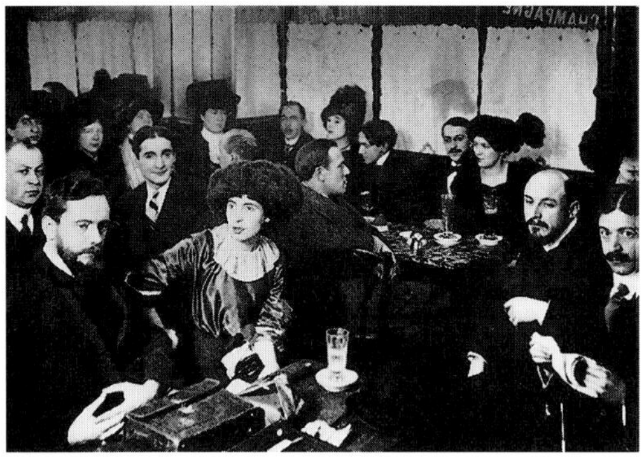

Hans Purrmann im Cafè du Dôme, um 1910

### 1905–1909

»Als ich 1905 zum ersten Mal in Paris ankam, wurde ich von Weisgerber und Rudolf Levy am Bahnhof in Empfang genommen. Sie führten mich gleich ins Café du Dôme.«[10] Hans Purrmann wohnt zunächst im Boulevard Raspail 202. Häufig verkehrt er im Café du Dôme, der »Lager-, Treff- und Ruhepunkt«[11] deutscher Künstler, Literaten, Kunstkritiker und Kunsthändler und anderer Intellektueller an der Ecke des Boulevard Montparnasse. Rudolf Levy, Albert Weisgerber, Walter Bondy, Eugen von Kahler sowie Wilhelm Uhde, Jules Pascin und Rudolf Großmann gehören zu den Dômiers, die, wie Purrmann schreibt, »förmlich eine Familie bildeten«.[12] Auch Wilhelm Lehmbruck, Lyonel Feininger und Oskar Moll besuchen das Café, wo Purrmann auch den späteren deutschen Bundespräsidenten, Theodor Heuss, kennenlernt.

Paris wird zu einem bedeutenden Wendepunkt in Purrmanns künstlerischem Schaffen: Er macht die Bekanntschaft mit dem Fauvismus, namentlich mit dem Begründer der »Wilden«, mit Henri Matisse. Erstmals sieht Purrmann im Pariser Herbstsalon 1906 Werke der »Fauves« unter ihnen das Bild »Frau mit Hut und Fächer« von Henri Matisse. Als er den Künstler bei Sarah und Michael Stein persönlich kennenlernt, beginnt eine lange und intensive Zusammenarbeit der beiden Künstler: »... und so ergab es sich, daß ich mit dem Maler zusammengeführt wurde: es war Matisse. Er machte Eindruck auf mich und es begann eine lange Freundschaft«.[13] Im Jahre 1908 wird auf die Anregung von Hans Purrmann und Sarah Stein hin die Académie Matisse gegründet – ein Schulatelier von Henri Matisse, dem Purrmann als Massier (Obmann) vorsteht. Die Akademie befindet sich zunächst im Convent des Oiseaux, 56, Rue de Sèvres und wird dann ins Kloster Sacré-Cœur, Boulevard des Invalides, Ecke Rue de Varenne, verlegt. Unter den zahlreichen Schülern befinden sich Oskar Moll und seine Frau Margarete sowie Purrmanns langjähriger Freund Rudolf Levy und seine zukünftige Frau Mathilde Vollmoeller.

Hans Purrmann ist es ein großes Anliegen, seinen Lehrer und Freund in Deutschland bekannt zu machen. Dreimal reist er gemeinsam mit Matisse in die Heimat. Im Jahre 1908 führt die erste Reise nach Speyer, Heidelberg, Nürnberg und München. Purrmann berichtet, daß sie in Speyer gemeinsam mit Oskar Moll und dessen Frau Margarete die Werkstätten eines Töpfers besuchten, wo Matisse drei Vasen bemalt habe, die jedoch beim Brennen verdorben seien.[14] Es handelt sich hierbei um die Töpferei Klostermann in Speyer.

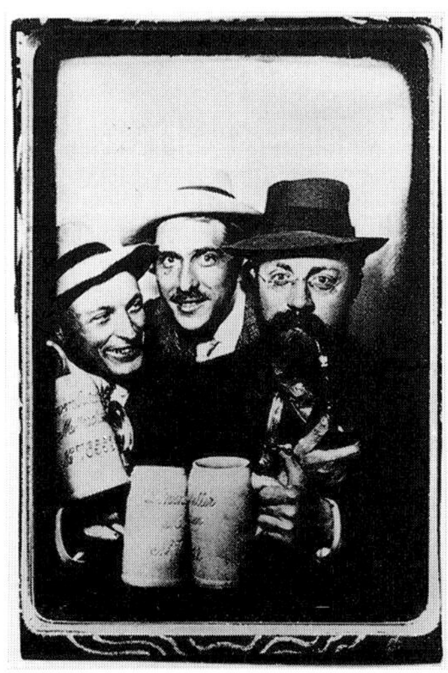

Hans Purrmann, Henri Matisse und Albert Weisgerber in München, 1908

### 1909–1914

Die zweite Reise Purrmanns und Matisse' nach Deutschland findet im Dezember 1909 bis Januar 1910 statt. Purrmann hat als Mitglied der Berliner Secession den Auftrag erhalten, »eine Ausstellung von allerjüngster französischer Kunst für Berlin zusammenstellen«.[15] Er schlägt vor, ausschließlich Matisse zu zeigen: »Eine Reihe der schönsten

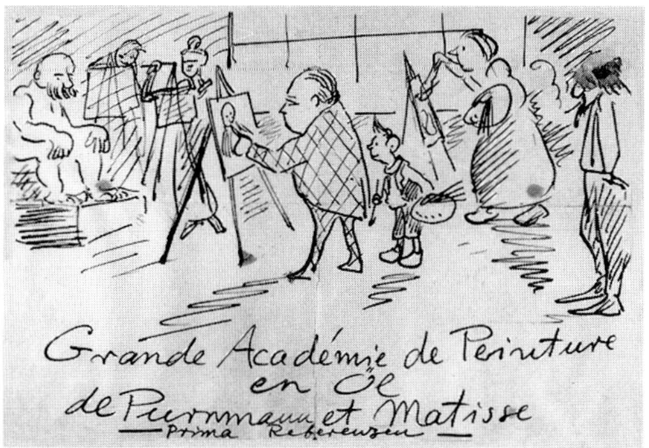


Karikatur der Académie Matisse mit Hans Purrmann von Wilhelm Wittmann

Bilder wurde nach Berlin geschickt. Man zog dort andere Leute zu Rat, wurde unsicher und schrieb, man wolle nur einen kleinen Teil der Bilder ausstellen.« Purrmann und Matisse faßten »den unglücklichen Plan, nach Berlin zu reisen und persönlich nachzuhelfen. Mit schlimmeren Vorwürfen, diesen ›Reklamefranzosen‹ nach Berlin gebracht zu haben, hätte ich nicht empfangen und entmutigt werden können«.[16] Die erste Matisse-Ausstellung sollte im Salon Cassirer gezeigt werden. Doch als Max Liebermann der Einladung von Purrmann und Matisse folgend zur Hängung der Bilder kam, »schüttelte er bedenklich sein Haupt, fürchtete für der Jugend Verderben und beschäftigte sich weit liebevoller mit seinem Dackel als mit den Bildern von Matisse«.[17] Die Ausstellung wird nie der Öffentlichkeit gezeigt. Zuvor werden die Werke »abgehängt, weder gezeigt, noch Kunstfreunden angeboten«.[18] Auf der Rückreise besuchen Purrmann und Matisse Karl Ernst Osthaus, den Gründer des Folkwangmuseums in Hagen, wo die beiden Christian Rohlfs (1849–1938) kennenlernen. Im Spätsommer des Jahres 1910 reisen Purrmann und Matisse das dritte Mal nach München, um eine Ausstellung zu besuchen. Im gleichen Jahr stellt Hans Purrmann eigene Werke in Paris aus: »...die Bilder kamen rechtzeitig für die Ausstellung an, diese war nur 12 Tage und hatte einen ungeheuren Erfolg...«[19]
Von Paris aus suchen Purrmann und Matisse die künstlerische Inspiration im Süden. Sie reisen nach Collioure an der französisch-spanischen Grenze und nach Cassis bei Marseille (1909–1913). 1911 ist Purrmann in Ajaccio auf Korsika anzutreffen, wohin ihn ein Jahr später seine Hochzeitsreise führen sollte. Am 13. Januar 1912 heiratet er die Fabrikantentochter Mathilde Vollmoeller. Die Schwester des Dichters Karl Vollmoeller ist selbst Malerin. Sie steht in enger Verbindung mit Rainer Maria Rilke, den Purrmann auf diesem Weg kennenlernt. Ende des gleichen Jahres kommt ihre Tochter Christine zur Welt. In der Pariser Wohnung hat das Ehepaar eine Kunstsammlung von hohem Rang zusammengetragen, zu deren Objekten Werke von Auguste Renoir, Paul Casein, Henri Rousseau, Henri Matisse und Pablo Picasso zählen. Im Januar 1914 wird der Sohn Robert geboren. Als der Erste Weltkrieg ausbricht, befindet sich Hans Purrmann mit seiner Familie in Beilstein in der Nähe von Stuttgart bei der Familie Mathilde Vollmoellers. Die Rückkehr nach Paris ist unmöglich. Der gesamte Besitz einschließlich aller Kunstwerke wird sequestriert und später versteigert.

1914–1935
Langenargen, Berlin

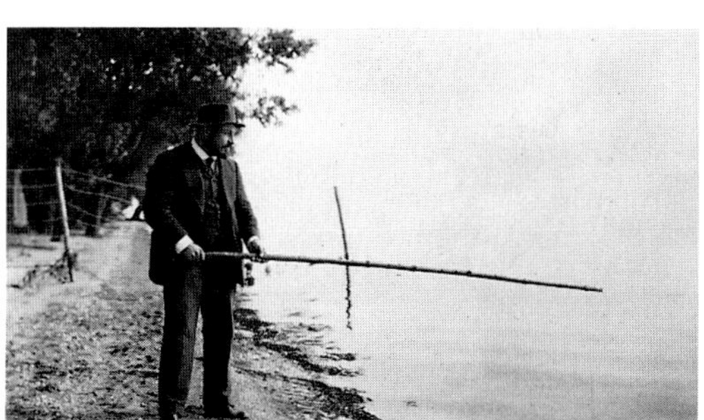

Hans Purrmann in Langenargen am Bodensee

1914–1916
Nach dem Aufenthalt in Beilstein 1914 lebt die Familie Purrmann in Langenargen am Bodensee, wo der Künstler 1919 ein Fischerhaus erwirbt. Im Jahre 1915 fällt Purrmanns Künstlerkollege Albert Weisgerber bei Fromelles (Ypern). In einem Beileidsbrief an dessen Frau drückt er seine Fassungslosigkeit und Trauer über den Tod des Freundes aus: »...Trost liebe Frau Weisgerber, kann ich Ihnen in dieser Lage fast kaum aussprechen, ich finde diesen selbst recht bitter...«[20] Im gleichen Jahr wird Hans Purrmann als

außerordentliches Mitglied der Neuen Münchner Secession im Katalog der Frühjahrsausstellung dieser Künstlergemeinschaft genannt, der er bis 1937 angehören wird.

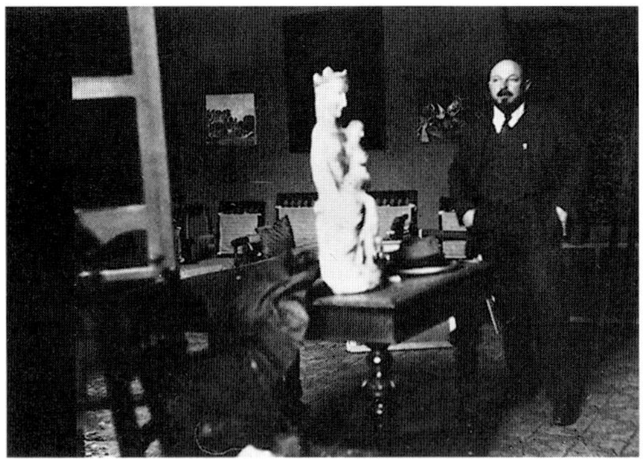

Hans Purrmann im Atelier in Berlin, um 1916

1916–1920

Von 1916 bis 1935 lebt Purrmann in Berlin, verbringt den Sommer jedoch weiterhin in Langenargen am Bodensee. Im September 1916 wird sein drittes Kind Regina geboren. Der Maler und seine Familie leben zunächst in Schmargendorf, Marienbad 1, dann am Lüzowufer 13. In Berlin treffen sich die Künstler aus dem ehemalige Kreis des Café du Dôme in Paris wieder. Das »Romanische Café« wird ihr Stammlokal. Durch die Bekanntschaft mit Curt Glaser und Karl Scheffler wird Purrmann für viele Jahre Mitarbeiter der Zeitschrift »Kunst und Künstler«. Viele seiner Essays sind überliefert. Sein erster Beitrag ist der berühmte Aufsatz »Aus der Werkstatt Henri Matisses«, als es 1922 durch seine Mitwirkung endlich gelungen ist, in der Berliner Galerie Flechtheim eine Ausstellung der Werke von Matisse zu zeigen.
Auf den Vorschlag Max Liebermanns und Max Slevogts hin wird Purrmann im Jahre 1919 Mitglied der Preußischen Akademie der Künste. Er schreibt an Heinz Braune: »Was sagst Du, ich bin Mitglied der Kgl. Akademie der Künste! Die höchste Malerehre in Deutschland ! Kokoschka wurde auch gewählt...«[21] Mehrfach bietet man Purrmann eine Professorenstelle an, er lehnt jedoch ab.

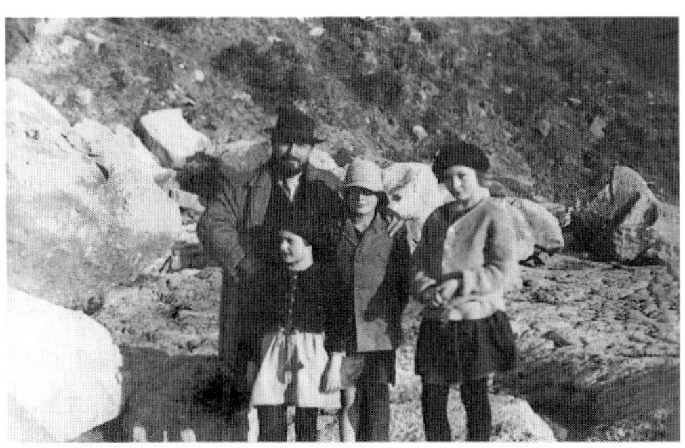

Hans Purrmann und seine Kinder in Sorrent

1920–1935

In den zwanziger Jahren ist der Künstler sehr aktiv. Er stellt er in der Galerie »Pro Arte« in Basel aus (1925) und wird Mitglied der Künstlervereinigung »Der Kreis« am Bodensee. 1927 findet eine große Einzelausstellung in der Landesgewerbeanstalt Kaiserslautern, der heutigen Pfalzgalerie, statt. Im folgenden Jahr werden in der Berliner Akademie der Künste 30 Gemälde Purrmann ausgestellt.
Purrmanns Sehnsucht nach dem Süden treibt ihn in den Berliner Jahren zu Studienaufenthalten in Spanien, Italien und Frankreich. In den Wintermonaten der Jahre 1921/22–1925 hält er sich in Sorrent auf, 1924 in Porto d'Ischia, 1924/25 und 1926 in Rom. 1929 reist er nach Hendaye an der französisch-spanischen Grenze, wo er schwer erkrankt die baldige Rückreise antreten muß. Seine nächste Studienreise führt ihn 1930 nach Sanary-sur-Mer in Südfrankreich, wo er die Bekanntschaft von Werner Gilles macht. Die dort entstandenen Bilder werden 1931 in der Ausstellung der Berliner Secession präsentiert. Karl Scheffler bezeichnet die Werke als »die schönste Sommerernte, die dieser Maler jemals heimgebracht hat«[22].
Auch in der Pfalz findet Purrmann Beachtung: 1929 nimmt er an einem Wettbewerb für Wandmalerei teil, den der Oberregierungsrat Ullmann vom Baudezernat der pfälzischen Bezirksregierung Speyer initiiert. Die Rochuskapelle in Hohenecken bei Kaiserslautern soll zu einer zentralen Gedenkstätte für die Gefallenen des Ersten Weltkrieges umgestaltet werden. Purrmann fertigt 28 Aquarelle, die jedoch nicht zur Ausführung kommen. Gleichwohl werden sie zunächst im Kunstverein Speyer, in Kaiserslautern und in Berlin ausgestellt.

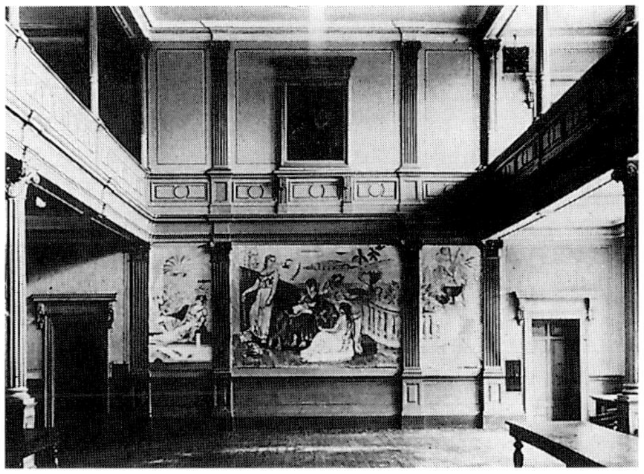

Hans Purrmanns Triptychon
»Allegorie der Kunst und Wissenschaft«
im Kreistagssaal in Speyer

Der Auftrag, ein Triptychon für den Sitzungssaal des Kreistags Pfalz im Regierungsgebäude in Speyer zu schaffen, verbindet Purrmann erneut mit seiner Heimat. Im Rahmen dieses großformatigen Werkes mit dem Thema der Allegorie der Kunst und Wissenschaft sieht sich Hans Purrmann erstmals den politischen Anfeindungen des Nationalsozialismus ausgesetzt. Der »Völkische Beobachter«, das Parteiorgan der NSDAP, zählt ihn neben Dix, Feininger, Kandinsky, Kirchner, Beckmann, Heckel, Kokoschka und Schmitt-Rottluff zu »den Männern von vorgestern«. Das Triptychon wird in den folgenden Jahren mittels einer Hakenkreuzdraperie verhüllt.

Im Februar 1935 stirbt Max Liebermann. Seine Bestattung wird von der Gestapo überwacht – Liebermann war Jude. Wenige setzen sich dem Risiko aus, seiner Beerdigung beizuwohnen, unter Ihnen Hans Purrmann: »Mit Kardorff ging ich dann zur Feier auf dem alten Friedhof in Berlin ... Karl Scheffler hielt die Rede und die bedrückende Stimmung war kaum zu überwinden, die meinen Freund Kardorff und mich überfiel. Wir waren die einzigen Maler und nur das schwermütige und schöne Gesicht der so hochstehend menschlichen und künstlerischen Käthe Kollwitz leuchtete aus der kleinen Menge Leidtragender heraus. Außer durch Max J. Friedlaender und Adolph Goldschmidt waren auch die Kunstwissenschaft und die Museen nicht zahlreicher vertreten ... Bald habe ich dann Deutschland verlassen.«[23]

## 1935–1943
## Florenz

Hans Purrmann und seine Familie siedeln im Oktober des Jahres 1935 nach Florenz über, wo der Künstler das Ehrenamt des Leiters der Villa Romana bis 1943 übernimmt. Der Künstler kann sich so der nationalsozialistischen Repression in Deutschland weitgehend entziehen. Dennoch, eine eidesstattliche Erklärung von Prof. Dr. Heinz Braune aus dem Jahre 1949 bezeugt, daß Gemälde Hans Purrmanns »durch die von Hitlers Beauftragten durchgeführte ›Reinigung‹ der Museen von artfremden oder ›entarteten Kunstwerken‹ beschlagnahmt, entfernt und vernichtet wurden«.[24]

Als Hitler Florenz 1938 einen Besuch abstattet, wird Purrmann vorübergehend in Haft genommen.

Viele deutsche Künstler wie Curt Glaser, Leopold Stein, Purrmanns langjähriger Freund Rudolf Levy, Emy Roeder, Gerhard Marcks und andere finden in diesen Jahren der künstlerischen Unterdrückung Zuflucht in der Villa Romana.

Von Florenz aus bereist Purrmann die Toskana und Italien. 1937/38 hält er sich in Castiglioncello, Siena und Lerici auf, 1939 in Trient, und 1940 besucht er Fano an der Adria. Purrmanns letztes Jahr in Florenz sollte ein Schicksalsjahr werden: Er verliert die Wohnung in Berlin durch einen Bombenangriff. Sein Bruder Heinrich stirbt in Speyer. Der schwerste Schicksalsschlag ist jedoch der Tod seiner Frau Mathilde, die in Langenargen am Bodensee bestattet wird. Als die deutsche Truppen Florenz nach Mussolinis Sturz besetzen, verliert Purrmann seine Freunde Friedrich Kriegbaum und Rudolf Levy.

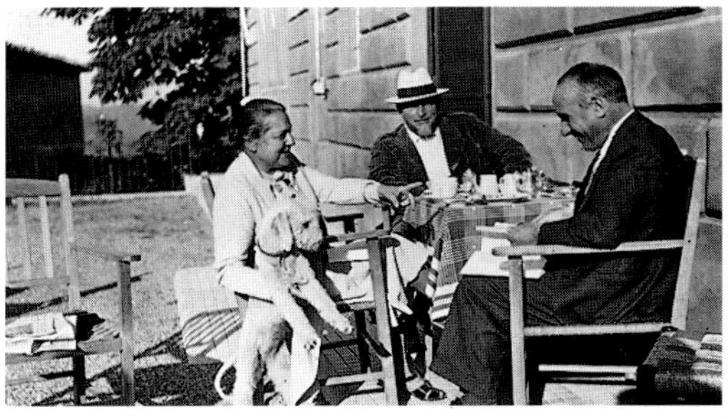

Mathilde und Hans Purrmann, Toni Stadler
bei der Villa Romana

Der Künstler selbst flieht in die Schweiz. Er schreibt: »Noch nicht von einer schweren Krankheit genesen, wurde ich, von einer Ärztin begleitet, bald darauf in die Schweiz eingelassen.«[25]

1943–1966
Montagnola

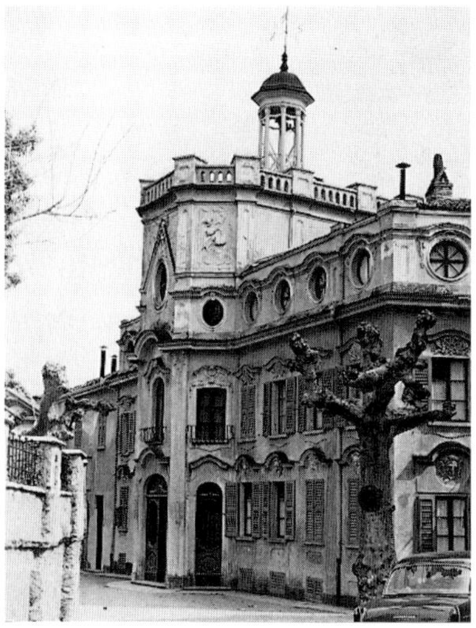

Die Casa Camuzzi in Montagnola

1943–1958
Die Unterstützung des Schweizer Konsuls ermöglicht Purrmann die Flucht aus Italien. Er lebt zunächst in Castagnola bei Lugano, dann im Hotel »Bellevue« in Montagnola. Später wird die »Casa Camuzzi« zu seinem lebenslangen Wohnsitz – ein kleines Barockschlößchen, das auch Hermann Hesse lange bewohnt hat, der den Garten der Villa in seinem Werk »Klingsors letzter Sommer« beschreibt. Angeregt durch Purrmanns Arbeit an einem Selbstportrait, schreibt Hesse ein Gedicht, welches er dem Künstler widmet.
Von Montagnola aus verfolgt Purrmann die deutsche Kunstszene und setzt sich nach Kriegsende als Mitglied des deutschen Künstlerbundes mit Unterstützung von Theodor Heuss für den Erhalt der Villa Romana in Florenz ein. Die Gründung der »Pfälzischen Sezession« als Gemeinschaft Kunstschaffender in der Pfalz befürwortet Purrmann und tritt ihr selbst im Jahre 1947 bei. Ebenso ist er Mitglied der Arbeitsgemeinschaft Pfälzer Künstler.
Hohe Ehrungen und eine Vielzahl an Ausstellungen begleiten den künstlerischen Weg Purrmanns in seinen letzten Lebensjahren. 1949 wird er Ehrenmitglied der Akademie der Bildenden Künste, München. 1950 erscheint anläßlich seines 70. Geburtstages die erste Monographie Purrmanns, die Edmund Hausen verfaßt hat. Im selben Jahr nimmt Purrmann an einer großen Kollektivausstellung in Luzern teil, und Edmund Hausen initiiert eine Ausstellung seiner Werke, die in Kaiserslautern, Speyer, Mannheim, Stuttgart, München, Hamburg, Bremen und Bochum gezeigt wird. Ferner beteiligt sich der Maler an den alljährlichen Ausstellungen im Haus der Kunst München – dort, wo seine Werke einst als »entartet« an den Pranger gestellt wurden. 1949 erscheint sein Aufsatz »Die Einheit des Kunstwerks«. Darin spricht Purrmann über den grundsätzlichen Unterschied zwischen zeitgenössischer und alter Kunst. Dieser läge darin begründet, »daß moderne Künstler im Gegensatz zu den alten Meistern für jedes einzelne Kunstwerk eine Form finden müssen und vielerlei Formen anwenden, was früher nie der Fall gewesen ist. Die alten Meister bekunden eine Vorliebe nur für solche Kunstwerke, die ihr System zeigten; ja, sie übertrugen sie auf Schüler und Nachwelt, während wir selbst die gegensätzlichsten Künste und Stilarten lieben und bewundern können.«[26]

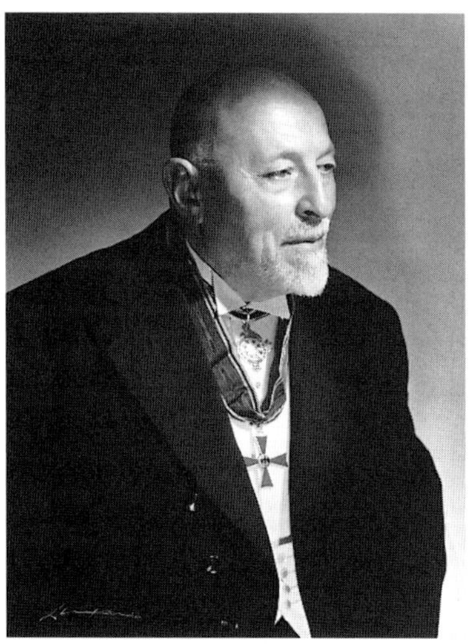

Hans Purrmann als Träger des Ordens Pour le mérite

Im Jahre 1950 wird Hans Purrmann zum Ehrenbürger seiner Heimatstadt Speyer ernannt. Die Verleihung der Ehrenbürgerurkunde im Historischen Museum der Pfalz beschreibt er mit viel Humor: »... erst kurz vor der Feier kam ich nach Speyer und hatte telegraphisch eine Reihe alter Freunde und Arbeiter eingeladen, die einmal mit mir

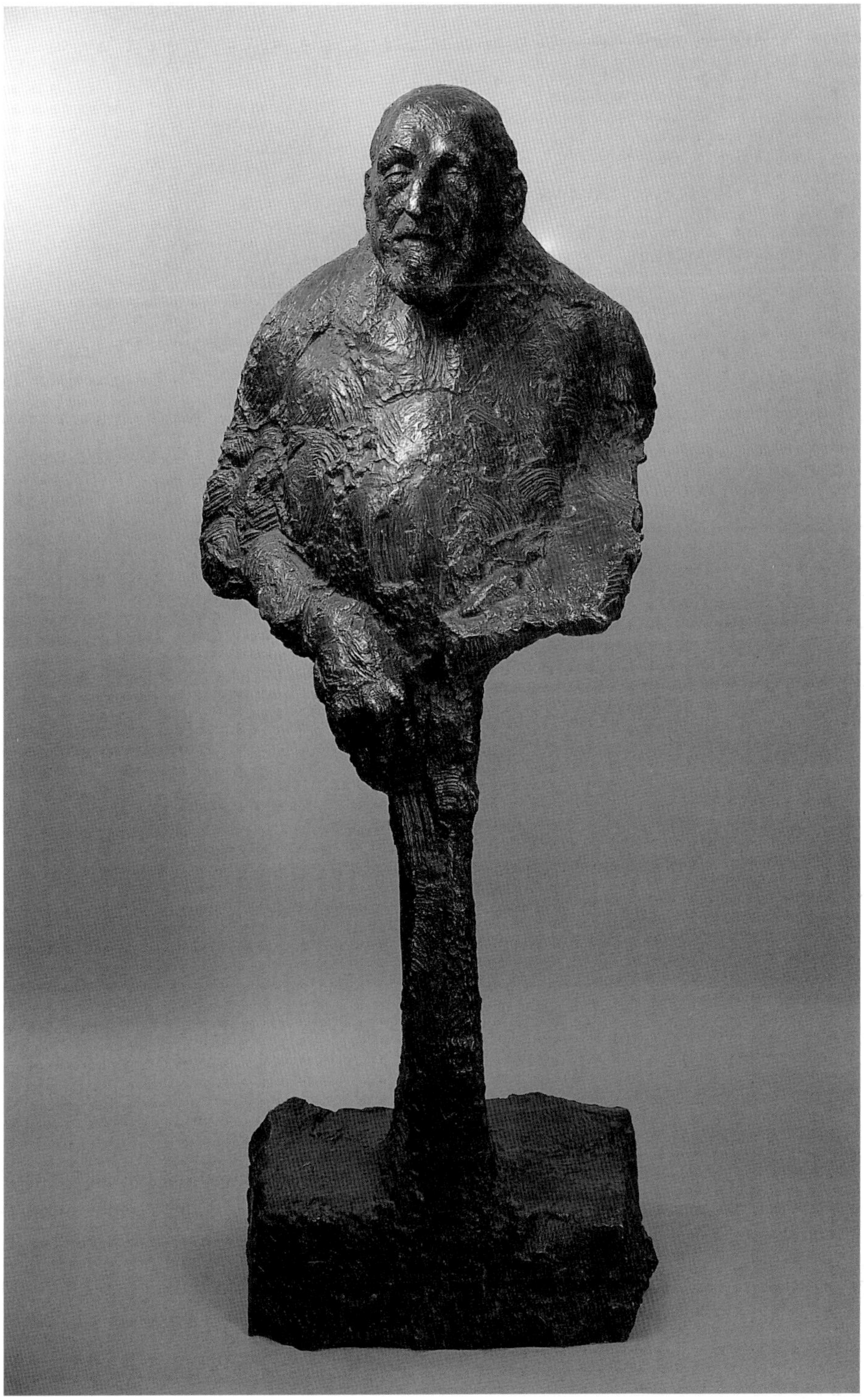

Wieland Förster (geb. 1930 Dresden)
Portraitstele des Malers Hans Purrmann, 1980
Bronze, H: 163,5 cm
Museum der bildenden Künste Leipzig

zusammen gearbeitet hatten, als ich noch Tüncher war. Mit diesem Aufzug alter Freunde trat ich dann in den Saal, in dem Stadträte und Würdenträger versammelt waren, und ich wirkte wohl, als sei ich gekommen, die ›Dreigroschenoper‹ aufzuführen!«[27] In das Jahr 1951 fällt das letzte Zusammentreffen Purrmanns mit Matisse in Nizza.

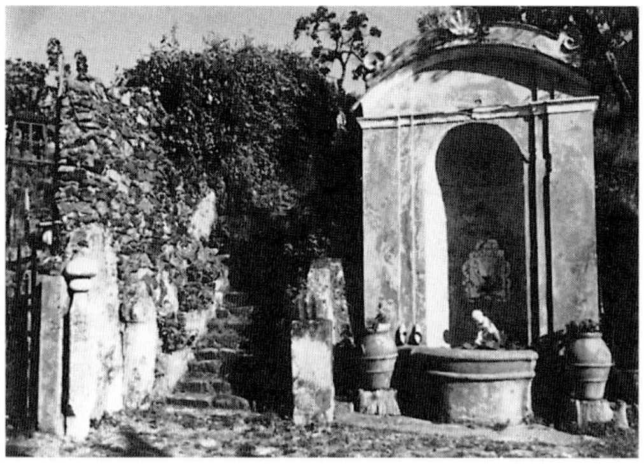

Brunnen in Levanto, 1966

In den 50er Jahren ist er korrespondierendes Mitglied der Bayerischen Akademie der schönen Künste und Mitglied der Preußischen Akademie der Künste in Berlin. 1955 wird Hans Purrmann in den Orden »Pour le mérite« für Wissenschaft und Künste aufgenommen. 1957 nimmt Purrmann den Kunstpreis Rheinland-Pfalz für Malerei entgegen. Auch Italien und Frankreich ehren den einstigen Obmann der Pariser Académie Matisse und Leiter der Villa Romana in Florenz: 1961 wird Purrmann Commendatore dell'Ordine al merito della Repubblica Italiana und 1962 Officier de l'Ordre des Arts et des Lettres de la République Française.

Italien ist für Hans Purrmann auch von Montagnola aus ein beliebtes Ziel seiner Studienreisen: In den Sommermonaten der Jahre 1951 und 1952 begibt er sich nach Sorrent, 1953, 1954, 1955, 1957 und 1958 nach Porto d'Ischia und 1956 nach Lacco Ameno. 1958 reist der Maler nach Venedig, Mailand und Griechenland.

1959–1966

Als Hans Purrmann 1959 zu Gast in der Villa Massimo in Rom ist, wird er von einer schweren Krankheit heimgesucht. Viele Gäste besuchen den Künstler in Montagnola, unter ihnen Marino Marini, Karl Schmidt-Rottluff, Kasimir Edschmid, Emy Roeder und Theodor Heuss. Der rege Briefwechsel mit seinen Künstlerfreunden und Bekannten dokumentiert viel von seiner Kunst- und Lebensauffassung. Eine umfassende Auswahl davon wird in dem von Barbara und Erhard Göpel herausgegebenen Buch »Leben und Meinungen des Malers Hans Purrmann« 1961 zusammengefaßt. Purrmann selbst vollendet zu diesem Anlaß seinen Essay »Wandel ist der Künste Weg«. Darin kennzeichnet er die Krise der modernen Kunst mit folgenden Worten: »Prüfen wir die seelische Stärke und die künstlerische Ausdrucksfähigkeit unserer Zeit, so drängt sich die Ansicht auf, daß die europäischen Künste den Ausdruck eines mit Überalterungsspuren belasteten Schaffens zeigen.« Anläßlich seines 80. Geburtstages finden eine Reihe von Ausstellungen statt. Zu seinem 85. Geburtstag zeigt die Pfalzgalerie Kaiserslautern die Portraits des Künstlers. Obwohl der Künstler seit 1959 an den Rollstuhl gefesselt ist, verbringt er die Sommermonate seiner letzten Lebensjahre in Levanto. Am 17. April 1966 stirbt Hans Purrmann im Kantonalhospital in Basel. Er wird in der Nähe seiner Frau in Langenargen am Bodensee bestattet.

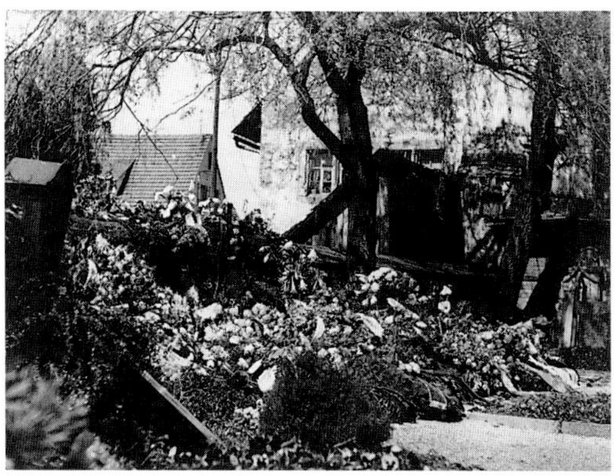

Das Grab Hans Purrmanns in Langenargen

1 Hans Purrmanns »Vita« anläßlich einer Ausstellung in Kaiserslautern, s. Barbara und Erhard Göpel (Hrsg.), Leben und Meinungen des Malers Hans Purrmann, an Hand seiner Erzählungen, Schriften und Briefe, Wiesbaden 1961, S. 9.
2 Hans Purrmann »Erinnerungen an meine Studienzeit«, 1947, s. dies., S. 30.
3 Hans Purrmann »Vita« anläßlich einer Ausstellung in Kaiserslautern 1927, s. dies., S. 12.
4 Brief Purrmanns an Hans Mersmann, 20. Februar 1957, s. dies., S. 303f.
5 Hans Purrmann über Albert Weisgerber, in: »Kunst und Künstler«, s. dies., S. 45.
6 Hans Purrmann in Festschrift Daniel Wohlgemuth, 1956, s. dies., S. 24.
7 Hans Purrmann »Erinnerungen an meine Studienzeit«, 1947, s. dies., S. 37.
8 Ebenda.
9 S. dies., S. 40.
10 Hans Purrmann in der Zeitschrift »Die Kunstauktion«, 1928, S. dies., S. 58.
11 S. dies., S. 59.
12 Ebenda.
13 Hans Purrmann, »Aus der Werkstatt Henri Matisses«, in der Zeitschrift »Kunst und Künstler«, 1922, s. dies., S. 92.
14 Aus: Fragebogen über Matisse, s. dies., S. 248.
15 Hans Purrmann, Katalog Matisse-Ausstellung, Berlin 1930, s. dies., S. 103.
16 Hans Purrmann, »Über Henri Matisse«, in der Zeitschrift »Das Werk«, 1946, s. dies., S. 117.
17 S. dies., S. 118.
18 S. dies., S. 119.
19 Brief an Heinz Braune, Paris, 8. März 1910.
20 Franz Joseph Kohl-Weigand, Mein Freund Hans Purrmann, 1966, S. 4.
21 Brief an Heinz Braune, 24. 2. 1919.
22 In: »Kunst und Künstler«, 29. Jg. 1931, s. Göpel 1961, S. 203.
23 S. dies., S. 213.
24 S. dies., S. 231.
25 Hans Purrmann, Erinnerungen an den Maler Rudolf Levy, 1951, s. dies., S. 221.
26 S. dies., S. 343.
27 Brief an L. Haas, »Die Rheinpfalz« vom 4. 11. 1961.

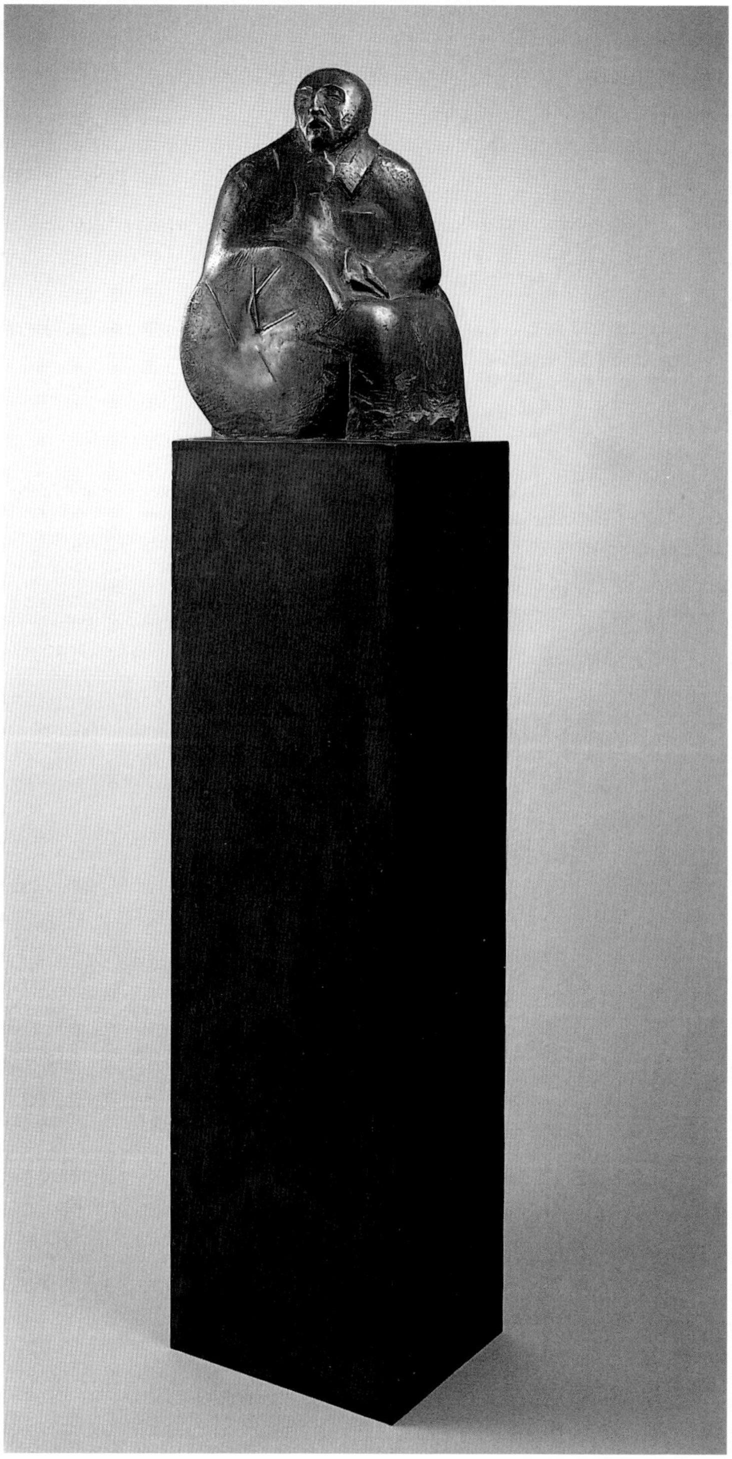

Wolf Spitzer (geb. 1940 Speyer)

Purrmann-Stele

Bronze, H.: 150 cm

## Literatur (Auswahl)


Max Raphael, Purrmanns Atelierecke, in: Das Kunstblatt, Jg. 1, o. J.

Karl Scheffler, Hans Purrmann und der moderne Kolorismus, in: Kunst und Künstler, Jg. 19, 1921, S. 3–18

Hans Purrmann, Ausstellungskatalog, Gewerbemuseum Kaiserslautern 1927

Friedrich Rintelen, Hans Purrmann, in: ders., Reden und Aufsätze, Basel 1927, S. 95ff.

Curt Glaser, Hans Purrmanns Entwürfe für Wandmalereien, in: Kunst und Künstler, Jg. 28, 1930, S. 421–422

Karl Friedrich Ertel, Hans Purrmann, in: Die Rheinpfalz, Ludwigshafen, 9. 4. 1949, Nr. 42

Hans Purrmann, Ausstellungskatalog, Historisches Museum der Pfalz, Speyer 1950

Hans Purrmann, Ausstellungskatalog, Bayerische Staatsgemäldesammlungen, Haus der Kunst, München 1950

Edmund Hausen, Der Maler Hans Purrmann, Berlin 1950

Kasimir Edschmid, Ein Gruß aus Montagnola. Am 11. April 1950 anläßlich des 70. Geburtstages in der Neuen Zeitung, München, erschienen

Richard Seewald, Hans Purrmann, Ausstellungskatalog, Kunstmuseum Luzern 1950

Friedrich Ahlers-Hestermann, Ansprache zur Eröffnung der Purrmann-Ausstellung am 21. März 1951 in Hamburg, dreiseitiges bisher ungedrucktes Schreibmaschinenmanuskript

H. Barr jun., Matisse. New York 1951. Das Register weist 32 Erwähnungen von Purrmann aus, besonders wird die Pariser Zeit behandelt. In der Bibliographie wird unter den Nummern 111 (Vorwort Matisse-Ausstellung), 204 a (aus der Werkstatt Henri Matisse', Kunst und Künstler), 205 (über Henri Matisse, Werk) auf die Aufsätze Purrmanns über Matisse verwiesen, die internationale Beachtung gefunden haben.

Karl Busch, Ein europäischer Künstler. Hans-Purrmann zum 75. Geburtstag, Stimme der Pfalz, Speyer, Jg. 6, Nr. 4, S. 5, 1955

Karl Friedrich Ertel, Hans Purrmann, in: Kurpfalz, Ludwigshafen, Jg. 6, 1955, Nr. 3, S. 7

Karl Friedrich Ertel, Hans Purrmann, in: Die Kunst, München, Jg. 55, 1957/58, Heft 4, S. 125ff.

Der Maler Hans Purrmann. Ölgemälde, Aquarelle, Zeichnungen und Graphik von 1898–1960, Ausstellungskatalog, Kunstverein Hannover 1960

Waldemar Klein (Hrsg.), Hans Purrmann, Stilleben und Landschaften. Mit einer Selbstdarstellung des Malers und einem Nachwort von Kasimir Edschmid, Baden-Baden 1960

Gotthard Jedlicka, Hans Purrmann, in: Jahresring 60/61. Beiträge zur deutschen Literatur und Kunst der Gegenwart, hrsg. v. Kulturkreis im Bundesverband der deutschen Industrie, Stuttgart 1960, S. 55–65

Kasimir Edschmid, Hans Marsilius Purrmann. Zu seinem 80. Geburtstag, in: Frankfurter Allgemeine Zeitung, 11. 4. 1960, Nr. 86, wiederabgedruckt in Hans Purrmann, Stilleben und Landschaften, Baden-Baden 1961

Barbara und Erhard Göpel (Hrsg.), Leben und Meinungen des Malers Hans Purrmann, an Hand seiner Erzählungen, Schriften und Briefe, Wiesbaden 1961

Hans Purrmann, Sommer auf Ischia, Frankfurt 1961

Hans Purrmann, Ausstellungskatalog, Haus der Kunst, München 1962

Hans Purrmann. Das Graphische Werk, Ausstellungskatalog, Pfälzische Landesgewerbeanstalt (heute Pfalzgalerie) Kaiserslautern 1963

Wilhelm Weber, Purrmann als Wandmaler, in: Speculum Artis, Jg. 15, 1963, H. 1, S. 9–17

Hans-Jürgen Imiela, Über den Maler Hans Purrmann, in: Saarheimat, Heft 10, 1964, S. 285ff.

Hans Purrmann zum 85. Geburtstag am 10. April 1965. Bildnisse aus sechs Jahrzehnten, Ausstellungskatalog, Pfalzgalerie Kaiserslautern/Stadt Speyer 1965

Pariser Begegnungen 1904–1914, Café du Dôme, Académie Matisse, Lehmbruck Freundeskreis, Ausstellungskatalog, Wilhelm-Lehmbruck-Museum der Stadt Duisburg, 1965

Hans Purrmann. Gemälde, Aquarelle, Handzeichnungen und Druckgraphik aus der Sammlung Franz-Josef Kohl-Weigand, Ausstellungskatalog, Kunstgeschichtliches Institut der Johannes Gutenberg-Universität Mainz, Mainz 1966

A. Hien, Erinnerungen an den Lehrmeister und Maler Hans Purrmann, in: Frankfurter Allgemeine Zeitung, 7. 5. 1966

Gerhard Marcks, Gedenkworte für Hans Purrmann, Heidelberg 1967

Hans Purrmann. Gemälde und Graphik aus dem Besitz der Pfalzgalerie, Gedächtnisausstellung, Ausstellungskatalog, Pirmasens 1967

Wilhelm Weber, Hans Purrmanns Verhältnis zur Farbe, in: Die Kunst und das schöne Heim, Heft 11, 1967, S. 519ff.

Hans Purrmann (1880–1966). Handzeichnungen, Gemälde, Aquarelle, Druckgraphik aus der Sammlung Franz Josef Kohl-Weigand, St. Ingbert/Saar, Ausstellungskatalog, Städtisches Bodensee-Museum Friedrichshafen 1968

Wilhelm Steigelmann, Hans Purrmann und die Pfalz, Edenkoben 1968

Hans Purrmann. Gemälde, Aquarelle, Handzeichnungen, Druckgrafik aus der Sammlung Franz Joseph Kohl-Weigand, Ausstellungskatalog, Pirmasens 1970

Slevogt, Weisgerber, Purrmann aus der Sammlung Kohl-Weigand, Ausstellungskatalog, Saarland-Museum Saarbrücken 1971

Sammlung Kohl-Weigand. Slevogt, Purrmann, Weisgerber. Aquarelle, Zeichnungen, Graphik, Mannheimer Kunstverein 1975

Hans Purrmann 1880–1966, Ausstellungskatalog, Museum Villa Stuck, München 1976

Hans Purrmann 1880–1966. Gemälde, Aquarelle, Zeichnungen, Druckgraphik, Museum Villa Stuck München 1977

Saskia Ishikawa-Franke, Albert Weisgerber – Leben und Werk, Saarbrücken 1978

Hans Purrmann zum 100. Geburtstag, Ausstellungskatalog, Pfalzgalerie Kaiserslautern 1980

Hans Purrmann (1880–1966). Zu seinem 100. Geburtstag, Ausstellungskatalog, Museum Langenargen am Bodensee 1980

Hans Purrmann zum 100. Geburtstag, Ausstellungskatakog, Mittelrheinisches Landesmuseum Mainz 1980

Hans Purrmann 10. April 1980 – 17. April 1966. Würdigungen zu seinem 100. Geburtstag, Ausstellungskatalog, Museum Langenargen am Bodensee 1980

Hans Kinkel, Der Herr auf der Collina d'oro, in: Frankfurter Allgemeine Zeitung, 5. 5. 1980

Hans Purrmann. Das druckgraphische Werk. Gesamtverzeichnis, Ausstellungskatalog, Museum Langenargen am Bodensee 1981

Hans Purrmann. Malerei-Graphik-Zeichnungen-Plastik, Ausstellungskatalog, Akademie der Künste der Deutschen Demokratischen Republik, Berlin (Ost) 1982

Meisterwerke deutscher Kunst zwischen Impressionismus und Expressionismus. Weisgerber, Slevogt, Purrmann. Ausstellungskatalog, Stiftung Saarländischer Kulturbesitz, Saarland-Museum Saarbrücken in der Volksrepublik China 1984

Bernd Brauksiepe und Anton Neugebauer, Künstlerlexikon. 250 Maler in Rheinland-Pfalz 1450–1950, Mainz 1986, S. 190ff.

Hans Purrmann, Aquarelle, Ausstellungskatalog, Kunstverein Speyer/Museum Langenargen am Bodensee 1986

Hans Purrmann – Gerhard Marcks. Eine Künstlerfreundschaft in Briefen, Langenargen/Sigmaringen 1986

Hans-Jürgen Imiela, Wandbilder Hans Purrmanns, in: Kunst und Kultur am Bodensee, Zehn Jahre Museum Langenargen, Sigmaringen 1986

Der Maler Hans Purrmann, Ausstellungskatalog, Bundeskanzleramt Bonn/Landesmuseum Mainz/Cercle Municipal Luxembourg, Mainz 1987

Matisse und seine deutschen Schüler, Ausstellungskatalog, Pfalzgalerie Kaiserslautern 1988

Th. Levy, C.-J. Tohmfor, Das Café du Dôme und die Académie Matisse, Schwetzingen 1988

Franz von Stuck und seine Schüler, Ausstellungskatalog, Villa Stuck, München 1989, S. 67ff.

Hans Purrmann. Stilleben, Akte, Interieurs, Ausstellungskatalog, Kunstverein Speyer 1990

Purrmann-Haus Speyer, Ausstellungskatalog, Kunstverein Speyer 1990

Clemens Jöckle, Hans Purrmann. Die Maximilianstraße im Fahnenschmuck, in: Pfälzer Heimat, Jg. 41, 1990

Clemens Jöckle, Hans Purrmanns Triptychon im Kreistagssaal zu Speyer, Speyer 1993

Im Licht der Farbe. Hans Purrmann. Stilleben, Akte, Interieurs, Ausstellungskatalog, Gerhard-Marcks-Haus, Bremen 1995

Meinrad Maria Grewenig (Hrsg.), Albert Weisgerber, mit Beiträgen von Ernst-Gerhard Güse, Beate Reifenscheid, Historisches Museum der Pfalz Speyer 1996

Hans Purrmann. Aquarelle, Zeichnungen, Druckgraphik, Bestandskatalog der graphischen Sammlung VII, Pfalzgalerie Kaiserslautern 1996

Friedrich Seel (Hrsg.), Reden über Hans Purrmann, Speyer 1996

Meinrad Maria Grewenig (Hrsg.), Hans Purrmann 1880–1966, Im Raum der Farbe, mit Beiträgen von: Lorenz Dittmann, Meinrad Maria Grewenig, Maria Härich, Sabine Kaufmann, Berthold Roland und Texten von Hans Purrmann, Historisches Museum der Pfalz Speyer 1996

Weiterführende Literatur vor allem in: Barbara und Hans Göpel 1961 sowie im Ausstellungskatalog Hans Purrmann, Berlin 1982.

## Abbildungsnachweis

© Britta Lauer, Duisburg: 50
Peter Gauditz, Hannover: 70, 144, 141
© Pfalzgalerie Kaiserslautern: 3, 25, 30, 90, 91, 119, 151
Rübertsch und Partner KG, Leimen: 29
Museum der bildenden Künste Leipzig, Gerstenberger: 44, 165
Sammlung Landesbank Rheinland-Pfalz: 21
© Landesmuseum Mainz, Foto: Ursula Rudischer: 110, 114
Archiv Berthold Roland, Mannheim: 157, 158o., 161o,
Studio Kauffelt, Mannheim: 97, 131, 195
Rosemarie Nohr, München: 18, 19, 32, 46, 48, 63, 60, 61, 64–65, 71, 73–74, 81, 84–86, 88–89, 92–95, 100, 108–109, 113, 116, 123–125, 128, 130, 134, 136
Saarland Museum Saarbrücken, Stiftung Saarländischer Kulturbesitz, Foto: Carsten Clüsserath: 35–37, 39–43, 83, 103, 106–107, 121–122, 126–127, 159
© Historisches Museum der Pfalz Speyer, Foto: Kurt Diehl: 10, 16, 57–59, 63, 96, 104, 115, 129, 132–133, 142, 149, 156
© Historisches Museum der Pfalz Speyer, Foto: Hans-Georg Merkel: 23, 49, 51, 62, 72, 75, 79, 98, 99, 111–112, 120, 135, 138–139, 152–155
© Gerhard Kayser, Speyer: 168
Hans Purrmann-Archiv, Starnberg: 2, 3, 7, 52, 66, 76, 146, 158u., 160, 161u., 162–164, 166, 174, 175
Elmar Hahn Studios, Veitshöchheim: 137

Die übrigen Abbildungen wurden freundlicherweise von den Leihgebern zur Verfügung gestellt.

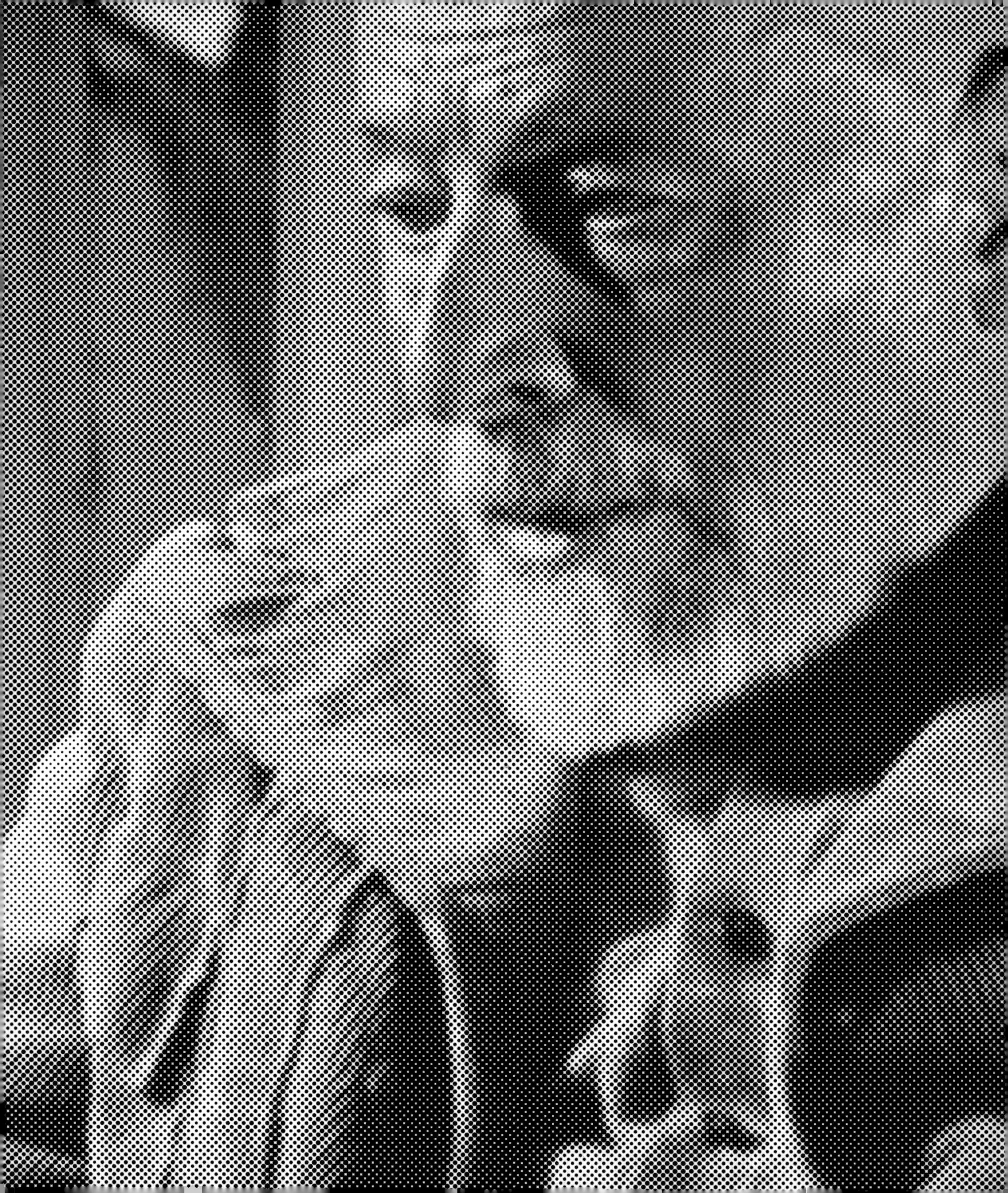

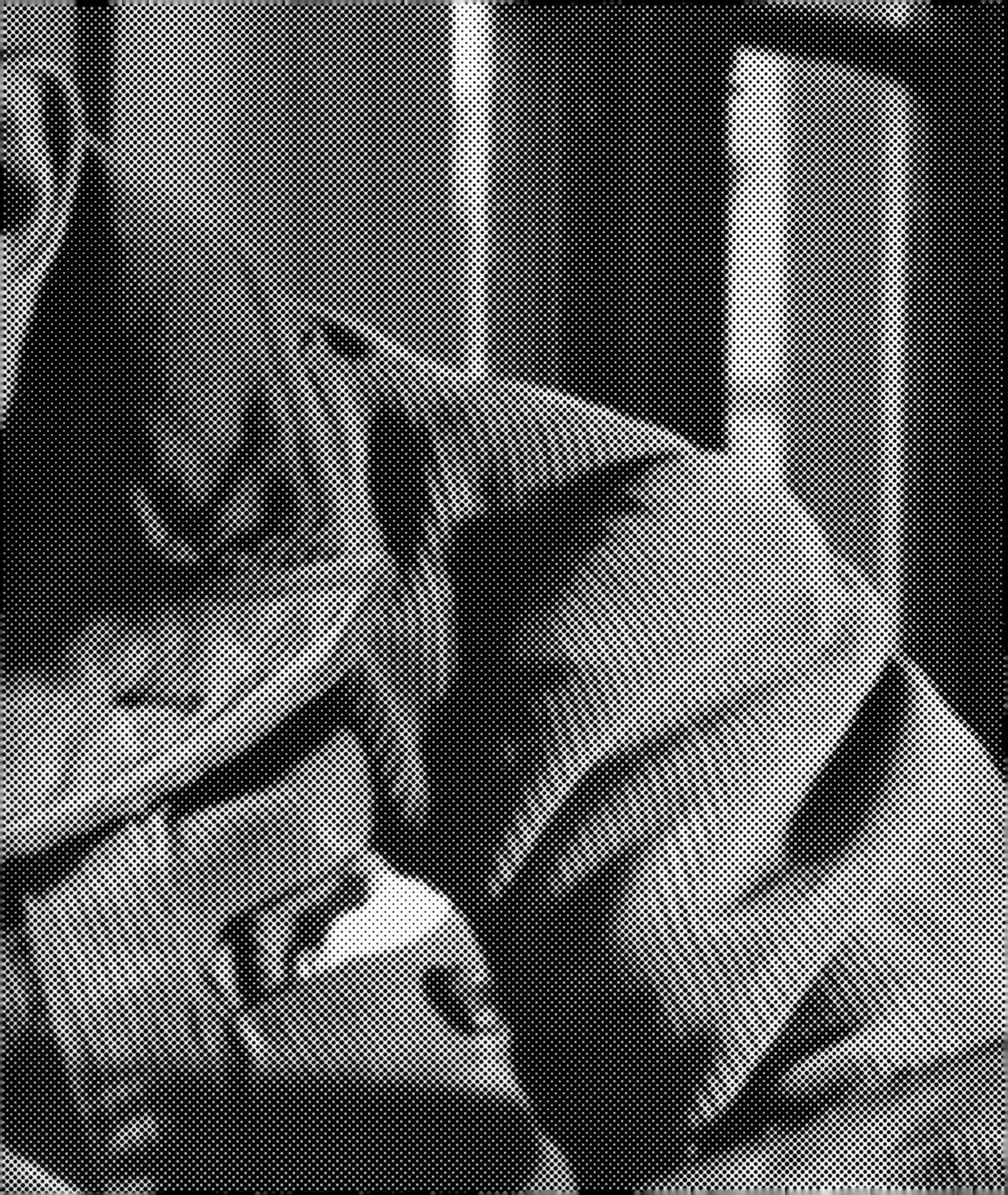

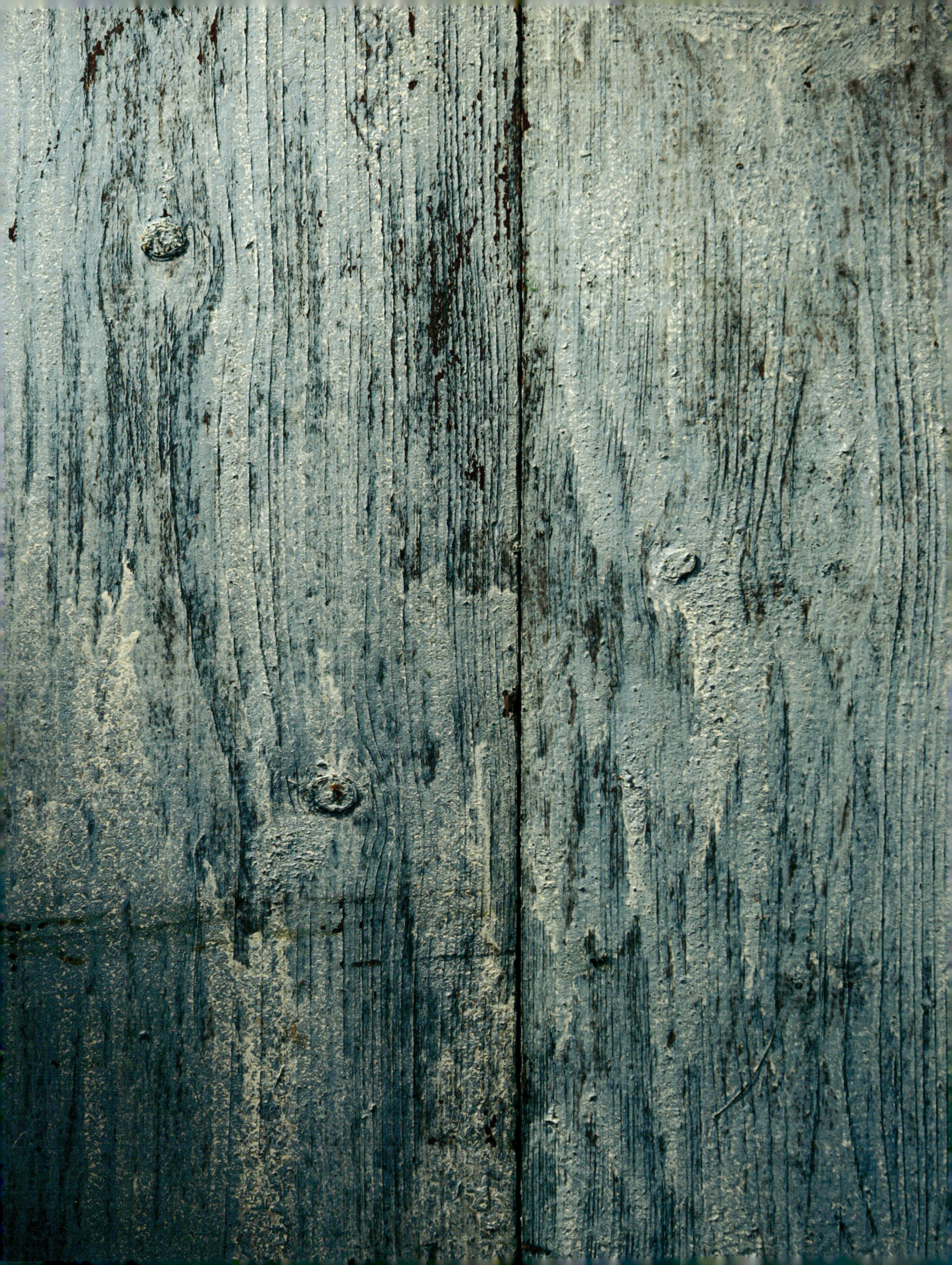